JN336353

新体系看護学全書

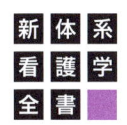

別巻
放射線診療と看護

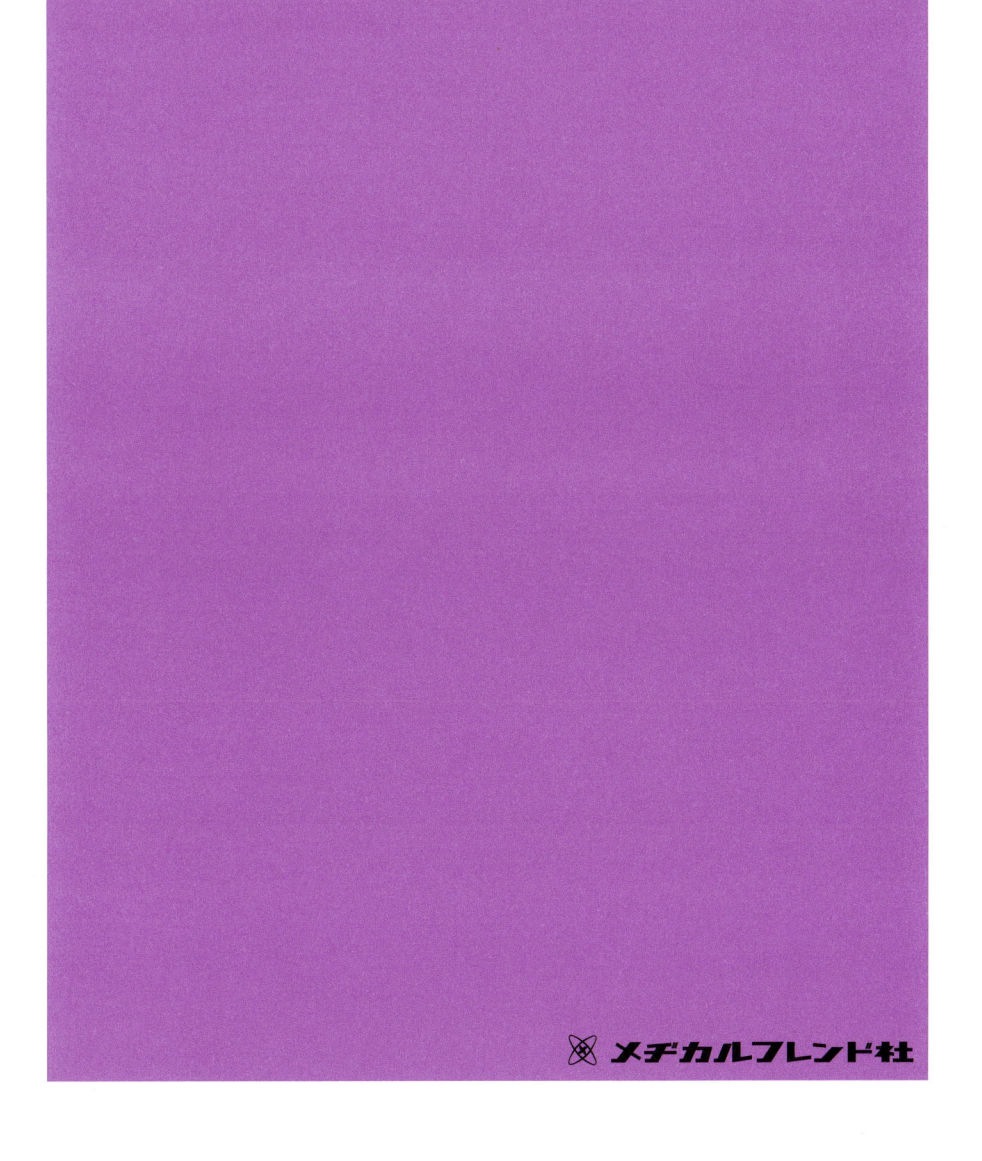

メヂカルフレンド社

◎編集

池田 恢　市立堺病院放射線治療科部長

◎執筆(執筆順)

池田　恢	市立堺病院放射線治療科部長	第1章①, ②-A, B, 付, 第2章①-A～F, H, 第3章①-O, ③-B, 付, 付録1
荒井　保明	国立がん研究センター中央病院院長, 放射線診断科長	第1章②-C, 第4章②-A
小西　恵美子	鹿児島大学医学部客員研究員	第1章③
小林　晶子	国立がん研究センター中央病院看護部	第1章④
阿部　容久	国立がん研究センター中央病院放射線治療科	第2章①-G, ③-C, 第3章③-C, F
馬屋原　博	国立がん研究センター中央病院放射線治療科	第2章②, 第3章②-1
角　美奈子	国立がん研究センター中央病院放射線治療科病棟医長	第2章③-A, 第3章①-A-1, E-1, J-1, L-1, M-1, ③-A
藤本　美生	兵庫県立粒子線医療センター看護科	第2章③-B
末國　千絵	国立がん研究センター中央病院看護部	第2章④, 第3章①A-2, C-3, G-2, H-2, I-2, J-2, K-2, L-2, M-2, N-2
鈴木　茂伸	国立がん研究センター中央病院眼腫瘍科長	第3章①-B
加賀美　芳和	昭和大学医学部放射線医学教授	第3章①-C-1, K-1
大田　洋二郎	元静岡県立静岡がんセンター歯科口腔外科部長	第3章①-C-2
伊藤　芳紀	国立がん研究センター中央病院放射線治療科外来医長	第3章①-D-1, G-1, H-1, N-1
牛島　有実子	国立がん研究センター中央病院看護部	第3章①-D-2, E-2, F-2
今井　敦	住友病院放射線治療科診療部長	第3章①-F-1, I-1
石井　和美	国立がん研究センター中央病院看護部	第3章②-2
青木　学	東京慈恵会医科大学医学部放射線医学准教授	第3章③-D-1
河内山　祐子	地域まるごとケアステーション代表理事	第3章③-D-2
荻野　尚	がん粒子線治療研究センター	第3章③-E
戸谷　美紀	国立がん研究センター中央病院看護部	第3章④-A
梅澤　志乃	国立がん研究センター中央病院看護部	第3章④-B
清水　研	国立がん研究センター中央病院精神腫瘍科長	第3章④-B
井原　完有	国立がん研究センター中央病院放射線診断科	第4章①-A
楠本　昌彦	国立がん研究センター中央病院放射線診断科副科長	第4章①-A
岩本　恵理子	国立がん研究センター中央病院放射線診断科	第4章①-B
岩田　良子	国立がん研究センター中央病院放射線診断科	第4章①-B
永井　優一	国立がん研究センター中央病院放射線診断科	第4章①-C
宮川　国久	国立がん研究センター中央病院放射線診断科	第4章①-C
荒井　保典	聖マリアンナ医科大学医学部医学科放射線医学助教	第4章①-D, ②-B
髙橋　正秀	東京医科大学茨城医療センター准教授	第4章①-D, 付
坂本　憲昭	国立がん研究センター中央病院放射線診断科	第4章①-E, ②-C
竹内　義人	国立がん研究センター中央病院放射線診断科病棟医長	第4章①-E, ②-C
小林　達伺	国立がん研究センター中央病院放射線診断科	第4章②-B
浅井　望美	国立がん研究センター中央病院看護部	第4章②-D
荒木　光子	国立がん研究センター中央病院看護部	第4章②-D
三宅　基隆	国立がん研究センター中央病院放射線診断科	第4章③
前田　哲雄	国立がん研究センター中央病院放射線診断科	第4章③
水口　安則	国立がん研究センター中央病院臨床検査科	第4章④
中谷　穏	国立がん研究センター中央病院臨床検査科	第4章④
立石　宇貴秀	国立がん研究センター中央病院放射線診断科	第5章

まえがき
―放射線医学を学ぶ諸君へ―

　医学は日進月歩しているが，放射線医学はそのなかでも特に進歩の著しい分野である．またこれからは，医師や診療放射線技師，その他の職種の人々と共同で「チーム医療」を実践していく必要性がますます高まっていくであろう．

　これからの看護師に求められることは：
① 看護師は放射線医療の現場では，診療放射線技師と共に，患者と接するのに医師よりもずっと近い位置にいる．そのため患者は医師に聞けない疑問について尋ねてくる．「放射線は見えないから恐い」「物理だからわからない」というイメージを患者はもっている．したがって疑問・質問にはきちんと答えられるようにしてもらいたいものである．
② 放射線の取り扱いは医療法，放射線障害防止法，その他の法律で定められている事柄である．法律に準拠して管理されているので安全なのである．これらを，まず患者に，次いでわれわれ医療従事者に正しく適用するために，種々の工夫がなされていることを学んでほしい．
③ 放射線治療では，癌とその治療に関する，実際に役立つ正しい知識を得るよう心がけてほしい．
④ この分野は日進月歩しているので，看護現場に従事してからも研鑽を怠らないことが必要と思われる．研修や施設の見学には，その目的や得られる成果をあらかじめ明らかにして臨んでほしい．収穫も多いと思われる．

　看護師を志す諸君にとって，放射線医学は，ややとっつきにくいと感じられるかもしれないが，少しだけ，原理を理解するというバリアを越えるよう努めればよいのだと思う．いずれは諸君がうまく患者に放射線医療に関して説明指導できるだけの知識技術を身につけてもらえるように，という願いを込めて本書を編集した．お役に立てれば幸いである．

2007年1月

池田　恢

目次

第1章 放射線の医療への応用　1

1 放射線の種類と性質　2
　1．放射線は体内を突き抜ける性質をもつ
　　（イオン化作用）　2
　2．放射線治療と細胞の増殖死　2

2 放射線の医学利用　4
　A 放射線科学・医学の歴史　4
　B 放射線の治療への応用　5
　C 放射線の診断への応用　6

3 健康影響とその管理　6
　A 放射線はなぜ医療に用いられるか　7
　B 有害要因の一つとしての放射線の特徴　8
　C 放射線の人体への影響　9
　　1．放射線の単位について　9
　　2．放射線の量と影響との関係　10
　　3．放射線被曝と不妊　13
　　4．母親の放射線被曝と胎児への影響　13
　　5．放射線治療と骨髄抑制　15
　D 放射線防護・管理の基本　15
　　1．放射線防護にかかわる病院の義務と
　　　医療従事者の権利・義務　15
　　2．放射線防護の3原則　17
　　3．X線診断における防護　18
　　4．核医学診断における防護　19
　　5．放射線治療における防護　19
　　6．個人被曝線量報告書の理解　21

4 放射線診療と看護師の役割　24
　1．放射線診療とは　24
　2．放射線診療における看護　24
　3．チーム医療における看護師の役割　25
　4．放射線診療に従事する看護師に必要な
　　スキルと今後の展望　27

第2章 癌と放射線診療　29

1 癌の性質とその治療・ケア　30
　A 癌とはどんなものか　30
　B 癌の統計・疫学　31
　C 発癌のメカニズム　35
　D 癌症状の特徴と診断　36
　E 癌の治療とケア　37
　F 癌治療の評価法　38
　G 癌告知とその後のサポート　40
　H 癌治療を取り巻く環境　41

**2 放射線治療：その効果と副作用
　（有害事象）　42**
　A 放射線の細胞障害効果　42
　B 放射線治療の効果と副作用　42
　C 急性反応と遅発性反応　44

3 放射線治療実施までのプロセス　48
　A 放射線治療の適応の決定　48
　　1．治療方針の決定　48
　　2．根治的治療と緩和的治療　48
　B 放射線治療計画とクリニカルパス　49
　　1．診察・検査　49
　　2．治療方針の決定とインフォームド
　　　コンセント　49

3．固定具の準備　50
　　4．治療計画画像の撮影　51
　　5．治療計画　51
　　6．討　議　51
　　7．位置決め　52
　　8．具体的治療方法の説明とオリエンテーション　52
　C　放射線治療の実施（治療装置とＱＡ／ＱＣ）……………………………………53
　　1．体外照射装置　53
　　2．精度管理の重要性　57
　　3．小線源治療装置　58
❹　放射線治療時のケア────────60
　A　不安軽減のための看護介入…………60
　B　副作用の予防法と対処法……………62
　C　治療開始時のオリエンテーション………63
　D　治療中と治療後のケア………………63
　E　主な副作用……………………………64
　　1．全身性の副作用　64
　　2．照射部位別の副作用　65

第3章　放射線治療と看護　77

❶　主な疾患の放射線治療と看護────78
　A　脳腫瘍……………………………78
　　1．治療の実際　78
　　2．看護の要点　81
　B　眼科領域の腫瘍…………………82
　　1．治療の実際　82
　　2．看護の要点　83
　C　頭頸部癌…………………………84
　　1．治療の実際　84
　　2．口腔ケア　87
　　3．看護の要点　94
　D　食道癌……………………………96
　　1．治療の実際　96
　　2．看護の要点　100
　E　肺　癌……………………………100
　　1．治療の実際　100
　　2．看護の要点　104
　F　乳　癌……………………………104
　　1．治療の実際　104
　　2．看護の要点　107
　G　膵　癌……………………………108
　　1．治療の実際　108
　　2．看護の要点　110
　H　直腸癌……………………………111
　　1．治療の実際　111
　　2．看護の要点　113
　I　子宮頸癌…………………………114
　　1．治療の実際　114
　　2．看護の要点　118
　J　前立腺癌…………………………118
　　1．治療の実際　118
　　2．看護の要点　121
　K　悪性リンパ腫……………………121
　　1．治療の実際　121
　　2．看護の要点　124
　L　骨軟部悪性腫瘍…………………124
　　1．治療の実際　124
　　2．看護の要点　127
　M　小児腫瘍…………………………127
　　1．治療の実際　127
　　2．看護の要点　131
　N　転移性骨腫瘍……………………132

1．治療の実際　132
　　2．看護の要点　134
O　良性疾患への適用……………………134
　　1．良性腫瘍ないし前癌状態　135
　　2．非腫瘍性疾患　135
　　3．看護の要点　135
② **放射線化学療法** ───────136
　　1．治療の実際　136
　　2．看護の要点　139
③ **特殊な放射線治療** ───────140
A　ガンマナイフと定位放射線照射…………140
B　全身照射……………………………142
C　術中照射（開創照射）………………143
D　前立腺癌I-125小線源治療……………144
　　1．治療の実際　144
　　2．看護の要点　146
E　粒子線治療…………………………151

　　1．治療の実際　151
　　2．看護の要点　154
F　IMRT………………………………155
④ **緩和医療とターミナルケア** ───156
A　放射線治療を受ける患者への専門看護師のかかわり……………………………156
　　1．緩和ケアと緩和ケアチーム　156
　　2．疼痛マネジメント　157
　　3．放射線治療を受ける患者の看護　160
B　癌患者の心理とサイコオンコロジー……162
　　1．サイコオンコロジーとは　162
　　2．癌患者の危機に対する通常の反応　162
　　3．癌患者にみられる精神症状　163
　　4．癌患者の精神症状の診断と治療　163
　　5．サイコオンコロジーにおける看護師の役割　167
　　6．専門看護師・認定看護師とは　168

第4章　放射線診断と看護　　　171

① **X線診断と看護** ───────172
A　一般撮影（単純撮影）………………172
　　1．原　理　172
　　2．検査時の注意事項　173
　　3．撮影装置　173
B　乳腺撮影（マンモグラフィ）…………176
　　1．乳腺の解剖と放射線検査　176
　　2．乳房撮影-マンモグラフィの撮影方法　176
　　3．マンモグラフィの読影　177
C　消化管造影検査……………………181
D　X線CT……………………………185
　　1．X線CTとは　185
　　2．造影剤とは　185
　　3．X線CTの副作用　187

E　経皮的針生検………………………190
　　1．生検針　190
　　2．肺生検　190
　　3．腹部臓器の生検　191
② **血管撮影・IVRと看護** ──────192
A　腫瘍IVR総論………………………192
B　腫瘍に対するIVR…………………193
　　1．経血管的治療　193
　　2．非経血管的治療　198
C　症状緩和のためのIVR……………199
　　1．緩和医療のIVR　199
　　2．その他の症状緩和のIVR　205
D　IVRにおける看護…………………207
　　1．IVRにおける看護総論　207

2．腫瘍に対するIVRでの看護　208
　　3．症状緩和のためのIVRでの看護　211
③ MRI検査と看護 ───── 213
A　MRI検査とは……………………… 213
　　1．MRIの原理について　213
　　2．装置について　213
　　3．検査について　214
B　MRI検査における看護上の注意点……… 216
　　1．禁忌および注意事項　216
　　2．その他の確認事項　218
C　MRI検査の実際……………………… 218

　　1．頭　　部　218
　　2．頭 頸 部　219
　　3．胸　　部　219
　　4．腹　　部　219
　　5．脊　　椎　221
　　6．四　　肢　221
④ 超音波検査と看護 ───── 223
　　1．超音波とは　223
　　2．超音波の性質　223
　　3．超音波診断とは　223
　　4．看護にあたっての注意事項　229

第5章　核医学と看護　　235

① 核医学とは ───── 236
② 核医学の分類 ───── 236
③ 放射性核種 ───── 236
④ 放射線の特徴 ───── 237
⑤ 核医学で使用する単位 ───── 237
⑥ 半 減 期 ───── 238

⑦ 放射性医薬品 ───── 238
⑧ 核医学体外計測 ───── 240
⑨ シンチグラム検査各論 ───── 243
⑩ PET検査各論 ───── 246
⑪ 治療（内照射療法） ───── 251

付　　録 ───── 252

索　　引 ───── 255

第1章 放射線の医療への応用

1 放射線の種類と性質

1 放射線は体内を突き抜ける性質をもつ（イオン化作用）

　一般成人の1/3は癌にかかる．そして，その治療法の大きな柱の一つが放射線治療であるが，その原理や効果は一般の人にはほとんど知られていない．むしろ，わが国では原爆やビキニ核実験の死の灰のイメージが強いうえ，1999年（平成11年）9月に発生した東海村の臨界事故などから，「放射線は目に見えない，恐ろしいものだ」という意識があるようである．

　しかし，現実には治療の有力な手段として広い範囲で利用されている．全国の癌患者の約20％は放射線治療の恩恵に与かっていると考えられる．組織や臓器の欠損を生じずに，ＱＯＬ（クオリティ・オブ・ライフ＝生活の質）のよい治療が行われている．

　ボールを壁に当てると跳ね返ってくる．これはボールが大きいので，作用・反作用の法則が働くからである．放射線には，ボールと異なり物質内を突き抜ける性質がある．それは，放射線といわれるものが非常に小さいからである．

　放射線にはα線，β線，γ線，X線などの種類がある（図1-1）．詳しくは後述するが，いずれも非常に小さく，そのため，物質を構成している原子の中を通り抜けることができる．この性質を診断学では最大限に利用する．一方で原子の中を通り抜けるときに，相手の原子核や周囲の電子と様々な相互作用を引き起こす．これが，後々に放射線の効果・影響となって現れるのである．

　X線とγ線は質量がなく，光と同じ性質をもつ電磁波で，物質内を突き抜けたときに，相手の原子核や電子と相互に作用してイオン化（電子を跳ね飛ばす）作用を起こす．生体の中では，細胞の中の染色体のDNAに作用する．

2 放射線治療と細胞の増殖死

　DNAは二重らせん構造をもっており，お互いに横糸でつながっているので，そのうち1本が切れても修復する（図1-2）．

　しかし，2本とも切れると修復はできない．その結果，この染色体は通常の細胞分裂によって増えることができなくなり，死に至ることになる．これを増殖死という．この作用は，分裂し，増殖する細胞に働くので，正常細胞であれ，癌細胞であれ，一様に起こる．しかし，組織のなかには絶

図1-1 ● 放射線の種類と性質

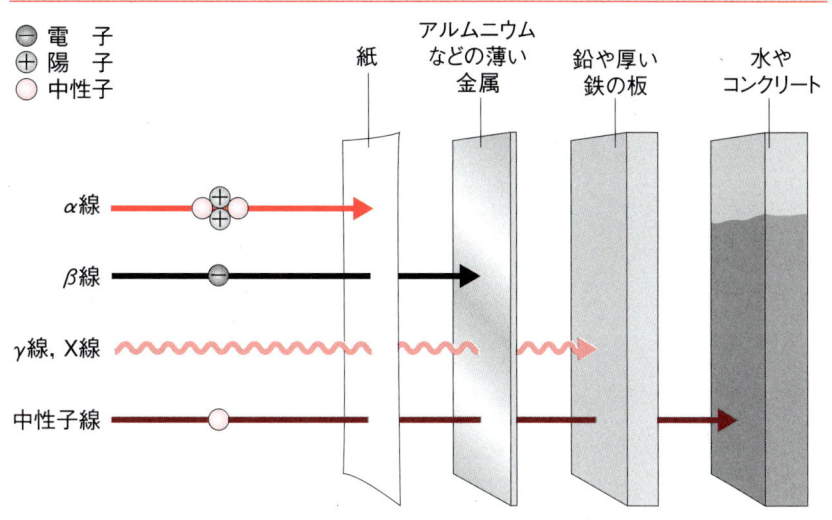

- ⊖ 電子
- ⊕ 陽子
- ◯ 中性子

紙／アルムニウムなどの薄い金属／鉛や厚い鉄の板／水やコンクリート

α線
β線
γ線, X線
中性子線

種類によって透過力は異なる．

図1-2 ● 放射線の細胞に対する作用

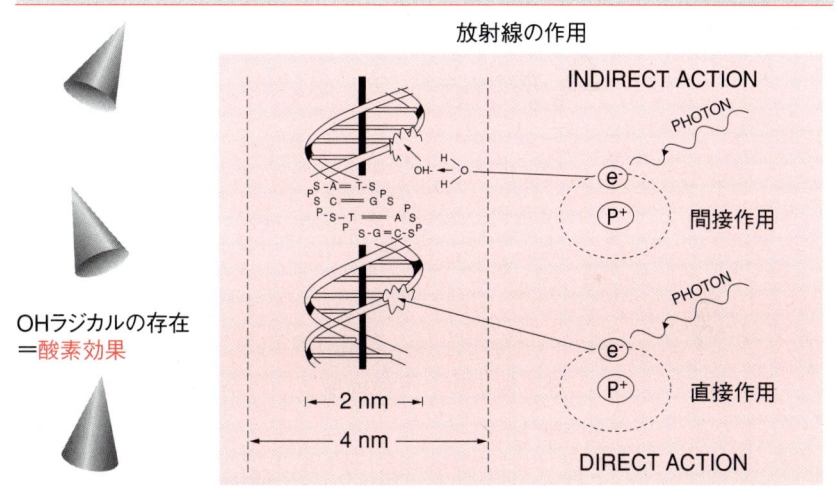

放射線の作用

INDIRECT ACTION
間接作用

DIRECT ACTION
直接作用

OHラジカルの存在
＝酸素効果

実際には間接作用のほうが直接作用よりもずっと関与の割合が大きい．そしてさらに酸素分子が存在するとその影響を固定する．これを酸素効果という．

えず分裂を行っている組織と，ほとんど分裂しない組織の細胞とがあり，増殖死を生じる頻度も違ってくる．

　癌細胞は正常細胞に比べると増殖が速いので，結果として，それだけ分裂期に放射線が働く頻度も高くなる．

　癌細胞のなかでも増殖の速いものとそれほどでないものがある．また，正常組織のなかでも，分裂，増殖を絶えず行っている骨髄，消化管（食道，胃，腸）の上皮細胞，皮膚上皮細胞，角膜上皮細胞，胎児などは放射線の

影響を強く受ける．

　腫瘍細胞はこのような放射線の影響を受けると，それ以上増殖ができなくなり，死に至る．しかし，その周囲の正常組織は，種々の影響は受けながらもその構造は残る．したがって，放射線治療で完治した場合には，正常組織の形や機能は温存できるということになる．これが，同じ局所治療である外科治療との大きな違いである．

　このような放射線治療の特徴は，従来はともすればいつ生じるのかしれない障害の陰にかくれて，あまり認識されてこなかった嫌いがあったが，現代においては癌の治療法を選ぶのは患者である．手術などの治療法に対して，それに代わる治療法との比較を，治療成績や副作用，治療後のQOL，費用や治療期間など，あらゆる面から比較して選択すべきである．また，医師は患者に対して，比較の根拠となりうる資料を十分に提供する必要がある．

2 放射線の医学利用

A 放射線科学・医学の歴史

　放射線の発見は1895年のX線の発見に始まるが，続いて1896年ベクレル（Becquerel）の放射能の発見，1898年キュリー夫妻（Curie, P.とCurie, M.）のラジウム化学分離によって，人類は放射線と意図的にかかわりをもつことになり，以後の医学のみならず，物理化学，ことに原子核物理学と近代科学の進歩を促し，人類の進歩に多大の貢献をした．

　X線を使用すると体内構造がわかるので，すぐに医学医療に用いられた．当時も不治であった癌への治療のほか，診断や他の疾患への治療にも利用された．わが国には1896（明治29）年のX線発見の報はいち早く伝えられ，また1898（明治31）年にはドイツからX線発生装置を購入し，東京帝大理科大学および各地の軍医学校・病院で使われるようになった．急速に進む科学技術を医学がどんどん取り入れたが，一方で2度にわたる世界大戦では核分裂に伴う莫大なエネルギー発生を兵器に取り入れたため，広島・長崎の原爆の悲劇が起こった．

　第2次世界大戦後も科学技術の進歩は著しく，医療面でもラジオアイソトープの普及活用，放射線治療分野でのリニアックとその照射技術の普及，コンピュータ断層装置CTやMRI装置の開発など，今日までの主なものを取り上げても枚挙に暇がないが，またこれらの進歩にわが国の知識・技術が多大な貢献をしていることも認識しておきたい．

わが国では放射線というと一般公衆の受け止め方は原爆のイメージや，ビキニの死の灰，あるいはJCOの事件など，とかくマイナスにとらえる傾向がある．これは放射線に関する知識が正当に行き渡っていないことに由来すると考えられる．こと放射線医学・医療に関しては，機器は法的にも，また機械の維持管理の面からも，他の分野に比べても良好に管理されている．その範囲では放射線の漏洩，被曝，汚染など懸念される事態は通常のルールを守っている限り生じえないことを銘記すべきである．一部の施設で機器の扱いに不具合がみられ，過剰照射事故などが明るみに出たが，これについても迅速に調査がなされ，以後の再発防止に役立っている．

放射線医学・医療は，ハイテク化の著しい領域であって，進歩をどんどん取り入れる必要があるし，そのためには医師，診療放射線技師だけでなく，医学物理士や放射線治療の分野では品質管理士などの多業種からなる人々によるチーム医療が重要である．また一方で現場は撮影にしろ治療にしろ，必ず患者と対面して医療を行わねばならない最前線の環境であり，その意味では看護師も医師，あるいは診療放射線技師と共に患者のニーズに応じた最良の医療を実践・提供せねばならない．癌医療の均てん化が叫ばれているが，放射線医学の面からは，よく管理された設備や人的リソースを，適切かつ効率よく運用することで，これに応えなければならない．

B 放射線の治療への応用

放射線は体内で電離（イオン化）作用を有するので，被曝という観点か

レントゲン博士，X線を発見

ヴィルヘルム・コンラット・レントゲン（Wilhelm Conrad Röntgen）．X線の発見者．1845年ドイツ・レンネップ生まれ．X線が物質を透過するという現象を発見したことは，当時の古典的物理学から，新世紀の科学の発展への重大な足がかりとなりました．その功績により1901年に最初のノーベル物理学賞を受賞しました．

1895年11月8日，真空放電の現象を研究していたとき，彼は，真空度の高いガラス管を黒い紙で覆っていたにもかかわらず，暗室の蛍光板が光を発しているのに気がつきました．この現象は写真乾板を感光させ，蛍光板を光らせました．また，手を蛍光板に重ねると骨の形が見えました．彼はこの不思議な線をX線（エックス線）と名づけて1896年に学会に発表しました．今日，X線の医学への応用がきわめて広範囲であり，科学の進歩と人類の保健衛生に多大に貢献していることは周知の事柄です．

らは極力線量が少ないに越したことはない．しかし，放射線治療の対象はほとんどの場合，癌（悪性腫瘍）であり，標的とされる癌（腫瘍）の部分には，診断の場合とは比較にならない高線量を与えることになる．仮に全身に4Gyという線量を浴びた場合，ヒトの半数は死亡するが，放射線治療の標的（腫瘍）は限局しているので，60Gyなどの高線量まで照射が可能なのである．そのため，周囲の正常組織は極力照射範囲に含まれないように，またその線量を減らすように，正確さ・精密さが要求される．これは個々の患者に照射する場合に心がけ，努力している事柄であるし，また放射線治療の機器開発などの進歩もこの方向に向けられている．

C 放射線の診断への応用

　放射線診断は，放射線の「人のからだの中をまっすぐ，かつ容易に通過する」という特性を利用して体内の状況を知ろうとするものである．いわば，「人のからだを透かして見る」わけであるが，実際には，放射線が体内を通過する際，通過する部位により放射線の弱まり方（減衰）に差が生じるため，からだを通過した後の放射線の強さを利用して画像が作られるのである．

　このため，吸収の程度に差のない場合には，差を強めるために造影剤が使用される．また，ＣＴでは，多方向から測定したわずかな吸収の差をコンピュータを駆使することにより，体内の状況を再現した像を作っている．核医学診断では，一定期間放射線を発生する物質（放射性同位元素）を投与して，これが体内の一部に吸収され，そこから放射される放射線を体外から測定して画像が作られる．現在，放射線診断はあらゆる領域の診断に必要不可欠なものとなっているが，反面，放射線としての有害性を有しているのも事実である．よって，そこから得られる診療上のメリットとデメリットを十分に勘案して活用する必要がある．

3 健康影響とその管理

　放射線診療の部門は病院の中で最も先端的なところである．多くの機械に囲まれ，診療放射線技師がいて，他部門とは雰囲気が随分違う．そのような，どこか機械的で人のぬくもりが少ない環境におかれて，患者は孤独や不安を体験する．そのうえに，放射線に対する不安や自身の病気への心配もある．さらに，放射線治療患者であれば何らかの副作用を経験することもあるだろう[1,2]．看護師の存在と笑顔，専門的知識，そして人間らし

いぬくもりは，放射線診療部門のような環境でこそ大切であることは明らかである．

看護師の多くは，かつては放射線への不安を強くもち，そのことが患者の不安をいっそう大きくし，放射線診療の妨げになっていた．今でも，そのような看護師は少なくないが，最近では，放射線診療における看護の専門性に惹かれ，必要な知識を進んで身につけようとする看護師も増えている．放射線の影響と防護の基本的事項を学ぶことは，看護師自身の放射線に対する不安を克服し，放射線看護の専門性を高めていくために不可欠である．

A 放射線はなぜ医療に用いられるか

放射線はいくつかの性質をもっているが，医療活動との関連では，
①物質や人体を通り抜ける性質（透過作用），
②細胞死を起こす性質，
が重要である．

マリー・キュリー，ラジウムを抽出

マリー・スクロドフスカ・キュリー（Marie Sklodowska Curie）．放射性元素ラジウムの発見者．1867年ポーランド・ワルシャワに生まれ，パリで夫ピエールと共に研究を行い，ウランから出る未知の線の性質や能力を放射能と名づけ，8 t（トン）のピッチブレンドから0.1 gの純粋ラジウム元素を抽出しました．その功績で1903年ノーベル物理学賞を，1911年にはノーベル化学賞を授与されました．しかしその後，白血病に罹患し，1934年に没しました．キュリー夫人は，レントゲンのX線発見とともに，放射線医学のみならず，近代科学を大きく発展させた一人です．ここから原子核物理学，量子化学というまったく未知であった分野が開かれ，20世紀科学発展の端緒となったのです．雨漏りのする実験室で研究を行ったことのほか，女性科学者として当時の苦労は現代と比較にならなかったに違いありませんが，負けずに研究に打ち込みました．さらに第1次世界大戦ではX線発生器を自動車に乗せて負傷者の治療にあたりました．娘イレーヌは人工放射性同位元素の発見で1935年にノーベル化学賞を授与されました．皆さんもぜひ伝記を読んでみてください．

---

1) 大久保いく子，小西恵美子：放射線治療患者の治療体験と願い；パイロットスタディ，Quality Nursing, 7（12）: 11-18, 2001.
2) 小西恵美子：放射線治療における看護；海外の取り組み，Quality Nursing, 7（12）: 24-30, 2001

1）人体を通り抜ける性質を利用した「診断」

　放射線診断は，放射線が人体を通り抜ける性質を利用したものである．そのうちX線検査は，人体を通り抜けたX線を，写真や蛍光板に影絵のように映し出して身体内部の診断をする．

　また，核医学検査は，体内に投与したラジオアイソトープ（RI）が特定の組織に集まり，そこから出る放射線が人体を通り抜けてくるのを，シンチレーション・カメラなどで画像に読み取って診断する．

　これらの放射線診断では，蛍光板やシンチレーション・カメラに放射線を映し出すことができれば十分なので，放射線は少量しか使われない．

2）細胞死を起こす性質を利用した「治療」

　癌細胞のように盛んに分裂を繰り返している細胞は，大量の放射線で破壊されやすいので，放射線治療はこの性質を利用し，放射線照射によって癌細胞を殺し，病巣を破壊，縮小させる．細胞死を起こす作用のためには，診断のときと比べて大量の放射線を必要とする．

B　有害要因の一つとしての放射線の特徴

　職場や生活環境には様々な有害要因がある．医療の場も例外ではない．これらは，騒音や温度のような物理的要因と，薬品類のような化学的要因，そして，有害細菌のような生物的要因に大別される．放射線は物理的要因の一つである．それらの環境要因のなかで，放射線には次のような重要な特徴がある．

1）測定が容易であること

　有害要因のなかで，放射線ほど，きちんと測定できるものはない．それは放射線の測定技術が非常に進んでいるからである．放射線がどこに，どれだけあるかは，サーベイメーターという持ち運び型の測定器によって，手軽にそして正確に測ることができる．また，各個人が受けた放射線の量は，ガラスバッジやポケット線量計などの個人線量計を身につけることによって簡単に知ることができる．放射線は五感に触れず，見ることも聞くこともできないが，測定が容易ということは放射線の管理がしやすいということでもあり，きちんとしたエビデンスに基づいた防護方策をとることができる．

2）人体への影響についての情報源が体系的に整理されていること

　放射線が人間活動に用いられるようになったのは，1895年にレントゲン（Röntgen, W. C.）がX線を発見してからである．当初は，放射線の人体への影響についての知識がないままに放射線が使われ，患者や医療者に多くの放射線障害例が発生した．今では，そのような経験や豊富な研究知見が体系的に整理され，どの程度の線量を受けるとどのような影響が現れるかということがわかるようになった．したがって，放射線防護の法律や方策はきちんとした科学的根拠をもって組み立てられている．

C 放射線の人体への影響

1 放射線の単位について

　放射線の単位は，①放射性物質の量を表す単位，②人間が受けた放射線の量を表す単位，に大別される．

1）放射性物質の量を表す単位：Bq（ベクレル）

　放射性物質の量はg（グラム）ではなく，毎秒当たりの崩壊数Bqで表す．たとえば，人間の体内には，自然放射性物質であるカリウム40（^{40}K）が約3000Bq（3 kBq）含まれている．1 Bqは非常に少ない量なので，その1000倍のk（キロ），kの1000倍のM（メガ），またその1000倍のG（ギガ），さらにその1000倍のT（テラ）をつけた単位が使われることが多い．

　　　1 MBq=1,000,000 Bq

　たとえば，核医学検査の骨シンチグラフィーでは，通常，テクネシウム99m（^{99m}Tc）740MBqを患者に注射する．

2）人間が受けた放射線の量を表す単位：Sv（シーベルト）とGy（グレイ）

①シーベルト（Sv）は，自然放射線による被曝線量や，放射線業務に従事する人の職業上の線量の単位である．1 Svは非常に大きな線量であり，通常の仕事でこれほどの被曝をすることはない．そこで，その1/1000であるm（ミリ），そのまた1/1000であるμ（マイクロ）をつけた単位が使われる．

　　　1 mSv=1/1000Sv，1 μSv=1/1000mSv=1/100万Sv

②グレイ（Gy）は，患者が受ける線量の単位である．医療で用いる放射線では，1 Gyは1 Svである．

2 放射線の量と影響との関係

放射線の影響を考えるときは,放射線を,①どこに受けたか(被曝*部位),②どのくらい受けたか(被曝線量),③どのように受けたか(被曝の形式),の3つを考えることが大切である.

1)放射線をどこに受けたか?(被曝部位)

放射線を受けると不妊や奇形児の誕生,白血病の罹患などを心配する人が多い.しかし,放射線の影響が問題になるのは,放射線を受けた身体部位だけである.筆者は以前,大学の学生が実験中に指先に放射線障害を起こした例を一度ならず経験した.いずれも,X線回折装置という,非常に細くて強いX線を出す装置を使う実験中に起きたもので,いたずらをして指にX線を当てて骨を蛍光板に映し出した,あるいは,装置の留め金をはずしてX線が出ているところに指を入れた,など,放射線の一種であるX線の性質や人体への影響についての知識がないために起きた事故であった.X線を受けた指先には熱傷の症状が現れ,最終的には治癒したが,その間学生たちが心配したのは,自分は将来子どもがつくれないからだになってしまうのではないかということだった.そのような誤解をする例がよくあるが,放射線によって不妊が起こるのは,生殖器官(男性は精巣,女性は卵巣)に大量の放射線を受けた場合である.

また,奇形児が生まれる可能性を考える必要があるのは,妊娠初期の女性が下腹部に多量の放射線を受け,胎児が被曝した場合だけである.ただし,奇形児の発生は動物実験では証明されているが,人間の場合,放射線被曝が原因で奇形児が生まれた例はない.

白血病は,造血作用を活発に行っている赤色骨髄が放射線を受けない限り,発生することはない.赤色骨髄は,成人では,骨盤,胸骨,大腿骨の骨端などに多く,四肢の骨には少ない.

2)放射線をどのくらい受けたか?(被曝線量)

放射線の影響が現れるか否か,どの程度の障害が現れるかなどは受けた放射線の量に関係する.放射線の影響と線量との関係を図1-3に示す.この図のように,放射線の影響は,①しきい線量がある影響,②しきい線量がないと仮定する影響,に分けられる.

(1)しきい線量のある影響

癌と遺伝的影響を除くすべての放射線障害には「しきい線量」というものがある.しきい線量とは,放射線によって人体に障害が現れる最低の線量のことで,被曝した人のうちの1〜5%に影響が現れる線量である.し

「被爆」とは爆弾すなわち原爆に「被爆」した場合のみ使用する.
「被曝」とは管理区域などの被曝を想定される場所で,放射線に曝露した場合.しかし,現在では「被ばく」と表記する場合が多い.放射線障害防止法でも「被ばく」を使用している.

図1-3 ● 放射線の影響と線量との関係

(発生頻度)

しきい線量のある影響
(癌・遺伝的影響を除くすべて)

癌・遺伝的影響
(しきい線量がないと仮定)

(被曝線量)

放射線利用に伴う被曝線量

しきい線量
(影響の種類によって異なる)

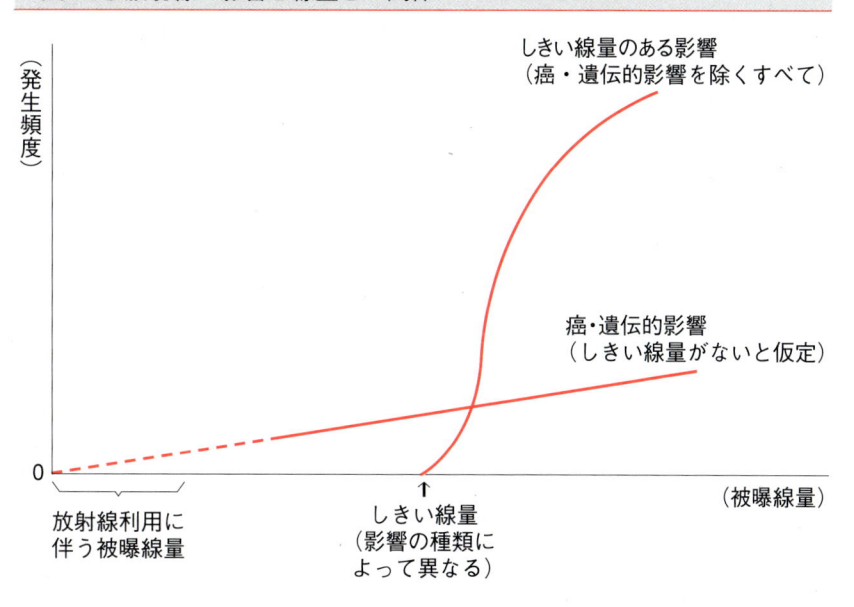

表1-1 ● 臓器・組織の影響としきい線量

臓器・組織	影響	急性被曝のしきい線量 (Gy)
胎児	奇形発生	0.1〜0.2
精巣	一時的不妊	0.15
赤色骨髄	骨髄抑制(白血球減少)	0.5
卵巣	一時的不妊	0.6
全身	60日以内に50％が死亡	3〜5
皮膚	一時的脱毛	3〜5
	紅斑	6〜8

きい線量より少ない量の被曝であれば障害は起こらないので，しきい線量は安全線量ともいわれる．

しきい線量よりも多い線量を受ければ障害が現れる可能性がある．しかし，わずかに超えた程度では障害は一部の人に限られ，線量がもっと多くなると障害が現れる人の割合が増え，また，その程度も重くなる．たとえば，皮膚にしきい線量程度の放射線を受けても熱傷の程度はわずかであるが，線量が高くなるに従ってその程度が高まる．

表1-1に，主な放射線の影響としきい線量を示す．

(2) しきい線量がないと仮定する影響

癌と遺伝的影響の場合は，多くの疫学調査の結果では，線量が100〜200mGy以下では，障害が起こったという確かな証拠はない．しかし，し

表1-2● 放射線作業者の線量限度

実効線量限度	100 mSv/5年間 50 mSv/年 女性*：5 mSv/3か月
水晶体の限度	150 mSv/年
皮膚の限度	500 mSv/年
妊婦	2 mSv（妊娠期間中の外部被曝）

＊妊娠不能と診断された女性，または妊娠の意思のないことを申告した女性を除く．

きい線量が存在するかどうかがはっきりしていないので，わからない部分については放射線防護・安全の観点から安全側の立場をとり，この2つの影響についてはしきい線量はないと仮定することにしている．

大部分の放射線障害についてはしきい線量がある．したがって，しきい線量以下に線量を管理していれば障害は起こらないので絶対に安全であると言うことができる．しかし，癌と遺伝的影響では，しきい線量がないと仮定すると，これ以下であれば絶対に安全であると言える線量がないこととなり，そのために「放射線はどんなに少ない線量でも危険である」という表現で説明される場合がある．しかし，この表現は誤解の原因となり，また，人々に過大な不安を抱かせるという間違った結果を招きがちなので注意しなければならない．

法律に定められている線量限度（表1-2）は，癌と遺伝的影響についてはしきい線量がないという仮定を前提にして，この値を守って正しい放射線防護をしていれば人々に放射線障害が発生することはなく，放射線からの安全を保つことができる，ということで決められている．

3）放射線をどのように受けたか？（被曝の形式）

放射線の受け方と放射線の影響との関係については，次のことが重要である．

（1）部分被曝と全身被曝

放射線の影響の程度は，放射線を受けた範囲が広いほど大きい．したがって，身体の一部だけに放射線を受ける部分被曝では，同じ線量を全身に受けた場合（全身被曝）に比べて影響が小さい．医療における被曝は，作業者の場合も患者の場合も部分被曝がほとんどである．それは，放射線を出す範囲を絞り，患者には必要な部分だけに放射線を当てるようにしているからである．

(2) 急性被曝と慢性被曝

急性被曝とは，短時間に一度に放射線を受けることで，慢性被曝とは，ゆっくりと少しずつ受けることである．同じ量の放射線を受けた場合には，慢性被曝のほうが，急性被曝よりも影響は小さい．それは，人体には回復機能が備わっているからである．放射線治療が何回にも分割して行われるのはそのためである．分割照射の合計線量を一度に照射すると患者に重い副作用が現れるような場合でも，長期間にわたり分割して照射することにより，副作用を最小限にすることができる．放射線に関係する仕事に従事している人の職業上の通常の被曝は，慢性被曝である．

(3) 外部被曝と内部被曝

外部被曝とは，人体の外にある放射線による被曝であり，X線による被曝はその例である．内部被曝とは，人体内に取り込まれた放射性物質によって被曝する場合で，核医学検査やアイソトープの内服治療を受ける患者の被曝がそれにあたる．放射線の量が同じであれば，人体への影響は外部被曝と内部被曝とで違いはない．

3 放射線被曝と不妊

前述したとおり，不妊が問題になるのは，生殖腺，すなわち女性では卵巣，男性では精巣（睾丸）の被曝である．昔，もうこれ以上子どもはいらないという人のために，不妊を目的に生殖腺に放射線照射が行われたことがあり，その結果，不妊と線量との関係が明らかにされている．不妊のしきい線量は，男性は約150mGy，女性は約600mGyである．ただし，これは急性被曝の場合の線量である．慢性被曝の場合のしきい線量はもっと大きな値となる．看護師をはじめとする医療従事者が急性被曝をすることはないので，上述の不妊のしきい線量は，実際の場合よりも低い値を用いていることになる．言い換えると，安全側に見積もっているということである．看護師などの医療従事者が，病院内の仕事でしきい線量以上の被曝をすることはありえない．

4 母親の放射線被曝と胎児への影響

1) 放射線による奇形発生（催奇形）

若い女性が放射線を受けると奇形児が生まれる（催奇形）のではないかと心配する人が多い．催奇形については次のことを知っておく必要がある．
① 人間の放射線被曝で奇形児が生まれた例はない．しかし，動物実験では放射線による催奇形が確認されているので，人間にも催奇形の可能性があるとし，安全側に仮定されている．

②催奇形のしきい線量は約100mGyである．これは動物実験の結果から推定した急性被曝の場合の線量で，慢性被曝の場合のしきい線量はもっと高い．
③催奇形の可能性を考える必要があるのは，女性が妊娠初期（2～8週）に被曝した場合だけである．それ以外の妊娠期間では，催奇形が問題になることはない．

2）妊婦の放射線診断と「10日規則」

　胎児は放射線に限らず，環境中の有害要因に対して感受性が高いとされており，妊娠の可能性のある女性が放射線診断を受ける場合には胎児の被曝に対する配慮が必要である．胎児の被曝を防ぐために，医療では「10日規則」が提案されている．10日規則とは，「子どもをつくる可能性のある女性の下腹部の放射線診断は，特に緊急を要する場合以外は，月経開始日から10日以内に実施すべきである」というものである．排卵の前，すなわち，月経開始日から10日間は，受精卵は存在していないので，胎児が被曝する可能性はまったくない．

　では，妊婦が放射線診断を受けると，子宮の中の胎児はどのくらいの線量の放射線を受けるのだろうか．それについては多くの測定例が報告されており，平均的な線量を**表1-3**に示す．この表からわかるように，胎児の線量が比較的高いのは下腹部の放射線診断の場合に限られる．しかし，そのような場合でも，胎児の線量はしきい線量よりも低く，奇形児が生まれることはない．

　このような事実から，医療関係者の間には10日規則は不必要だという意

表1-3●母親のX線診断時の胎児の被曝線量

検査の種類	胎児線量（mGy）
腰部CT	25
注腸造影	16
腹部CT	8
腎盂造影	3.8
腰椎造影	3.5
腹部単純撮影	2.9
骨盤単純撮影	1.7
胸部CT	0.06
胸部単純撮影	0.01以下

ICRP 84（2000），62（1992）

見もある．しかし，放射線と奇形発生とを結びつけた風評や不安，また，それによる混乱を避けるためには，医療上の緊急度が特に高い場合は別として，10日規則を守ることが望ましい．

3）放射線作業に従事する女性の線量

妊娠の可能性のある女性や妊婦に対しては，胎児の放射線被曝を防ぐため，他の場合よりも厳しい線量限度が設けられている（**表1-2参照**）．放射線作業にあたってはこの限度を守っていれば，胎児の安全は十分に保たれる．

5 放射線治療と骨髄抑制

放射線治療を受けている患者の場合，骨髄抑制が問題になることがある．骨髄抑制について知っておくべき事項は次のとおりである．

①骨髄抑制とは，造血機能を営んでいる赤色骨髄が，大量の放射線を受けて造血機能が障害される現象である．その結果，患者の白血球が減少し，感染への抵抗力が弱まる．

②赤色骨髄は，子どもでは全身の骨に分布しているが，大人では，胸骨，大腿骨，骨盤，頭蓋骨などの平たい骨に分布し，四肢の長い骨には赤色骨髄はほとんどない．

③骨髄抑制が問題になるのは，ⅰ）全身の赤色骨髄の25％以上が照射野に含まれている場合，ⅱ）化学療法を併用している場合，である．

以上のとおり，臨床上，骨髄抑制の可能性を考える必要があるのは，下半身の広い範囲が放射線治療の照射野に含まれる場合，および放射線療法と化学療法を併用している場合に限られる[3]．

D 放射線防護・管理の基本

1 放射線防護にかかわる病院の義務と医療従事者の権利・義務

放射線診療を行う病院は，安全を確保するために多くの法律上の義務を負っている．その主なものを**表1-4**に示すが，病院の義務は裏返せば医療従事者の権利であるということができる．

1）放射線源を管理する

放射線源とは，放射線の発生源のことであり，発生源管理は放射線防護

---

3) Dow, K. H., et al：Nursing Care in Radiation Oncology. 2nd ed, W.B. Saunders Company, Philadelphia, 1997.

表1-4 ● 放射線防護に関する病院の義務と医療従事者の権利

病院の義務[1]	医療従事者の権利
①放射線源を管理する	①安全な環境で働ける
②放射線取扱主任者を選任する	②主任者に気軽に相談できる
③放射線防護・安全の教育訓練を行う	③教育を受ける
④個人被曝線量を評価する[2]	④個人線量計で計測を受け,その結果を知る
⑤健康診断を実施する[3]	⑤健康診断を受け,その結果を知る

注:1) 医療法,人事院規則,電離放射線障害防止規則に基づく義務.
　　2) 常時管理区域で働く人.一時立ち入り者は0.1mSv以上受けるおそれがある場合.
　　3) ①〜④が適切に行われていれば有害な放射線影響は発生しないので,放射線健康診断を行う意味はない.一般的な労働衛生の一環として行うべきである(国際放射線防護委員会1977年勧告).

図1-4 ● 放射線管理区域に掲示される標識

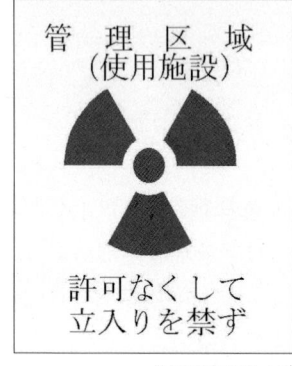

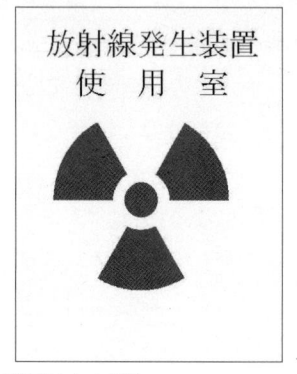

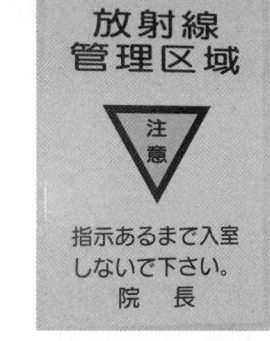

放射線障害防止法で規定された標識　　　　医療法で規定された標識

の基本である.線源を管理するために,施設・設備面や放射線取り扱いの細部にわたり,病院は法律による厳重な規制を受けている.線源が適切に管理されることにより,医療従事者は安全な環境で働くことができる.そのために「放射性同位元素等による放射線障害の防止に関する法律」(放射線障害防止法)および「医療法」による管理区域を設けている(図1-4).

2) 放射線取扱主任者を選任する

　放射線取扱主任者とは,院内の放射線防護上の業務や教育に責任をもつ人のことであり,放射線治療を行う病院は,その選任が義務づけられている.個々の医療従事者は,日常,放射線取扱主任者とのコミュニケーションをよく保ち,放射線の安全についての助言や教育を受けるようにすることが大切である.

3）医療従事者に対して放射線教育を行う

病院は放射線を扱う医療従事者に対し，放射線の影響や防護について教育を受けさせなければならない．すなわち，医療従事者は教育を受ける権利がある．教育の機会としては，医師，看護師，技師などの関係者が一堂に会して共に学ぶ院内研修が最も望ましい．放射線の安全についての院内方針の周知徹底や，関係者の意思疎通が図れるからである．それが難しい場合には，放射線医学総合研究所（巻末参照）の「放射線看護課程」[4],[5]や一部の看護協会が実施している放射線看護教育コース[6]を利用することもできる．いずれにしても，看護師など医療従事者は，放射線教育を受ける権利をもっている，という意識をもつことが大切である．

4）個人の被曝線量を評価する

放射線診療部門の職員など，常時管理区域で働く放射線診療従事者は，ガラスバッジなどの個人線量計により，個人ごとの被曝線量を測定する．これを個人モニタリングという．その目的は，各人の被曝線量が法律で定められた線量限度を超えていないこと，および，放射線管理が適切に行われていることを確認するためである．また，各人が受けた線量は，個人ごとにきちんと知らされなければいけないと定められている（「6　個人被曝線量報告書の理解」参照）．

5）健康診断を実施する

前項の個人モニタリングの対象者は，放射線健康診断の対象者でもある．放射線健康診断の項目と頻度は法律に定められている．しかし，放射線源が厳重に管理されていれば，放射線健康診断によって発見されるような有害な影響が医療従事者に起こることはありえない．そこで，放射線健康診断は，個々の放射線診療従事者の総合的な健康管理の一環として行われる．

2　放射線防護の3原則

放射線防護の基本は，放射線源を厳重に管理することである．そのうえで，放射線を扱う人は次の方針を適切に組み合わせて作業する．

①遮へいする．
②距離をとる．
③被曝時間を短くするように効率的に作業する．

---

[4] 放射線医学総合研究所ホームページ，放射線看護課程研修生，
http://www.nirs.go.jp/information/training/invitation/2015/H27_kango.shtml
[5] 小西恵美子：看護師に対する放射線安全教育，FB News, 314：1-5, 2003.
[6] 小西恵美子：看護師からみた放射線診療，医療放射線防護NEWSLETTER, 42；49-51, 2005.

これらは,「放射線防護の3原則」とよばれている.以下,主な放射線診療業務について,具体的な防護方策を述べる.

3 X線診断における防護

医療に用いられるX線はエネルギーが低いので,エプロンや白衣の形をしたプロテクターによって効果的に遮へいできる.看護業務におけるプロテクター着用についての基本的事項は次のとおりである.

① X線装置から直接出るX線を「直接X線」という.直接X線は患者のからだに当てられ,患者の周りの人が直接X線を受けることはほとんどない(ただし,患者を支えるという例外的な状況については⑤参照).

② なぜプロテクターを着用するかというと,それは主に「散乱線」を防ぐためである.患者に照射された直接線の大部分は患者のからだで吸収されるが,一部は,ゴムまりを壁に当てると跳ね返るように,患者のからだで跳ね返る.これを「散乱線」という.跳ね返った後のゴムまりの勢いは投げたときよりも弱まっているのと同様に,散乱線は直接X線よりもずっと弱まっている.

③ 散乱線は患者のからだから離れるに従って弱まる.移動型X線装置で病室撮影が行われる場合には,X線管球および検査を受ける患者から1.5～2m離れると,線量はほとんど無視できるほどになる.したがってプロテクターの必要はなく,同室患者や家族などに退室してもらう必要もない.そのことは,多くの測定によって証明されている.

④ プロテクターが必要なのは,患者のからだの近くで作業する場合である.それ以外では,プロテクターの重みで疲労し作業能率が落ちる,ということも考えつつ,必要に応じて着用する.

⑤ 小児や不穏患者の撮影の場合,患者を支えなければならないことがあるが,患者の家族が支えるのを原則とする.家族にとっては支えることによる被曝は一時的であるが,医療者の場合は,業務で多数の患者を支えることにより,被曝が特定の人に集中してしまうからである.しかし,家族がいないなどの事情から,例外的に医療者が支えなければならないことがある.その場合は,特定の人に被曝が集中しないよう,医師,技師を含む医療チーム全体で公平に作業を分担する.支えるのはもっぱら看護師の役目とか,支えるのは技師の仕事などという考え方は適切ではない.支える際には,家族,医療者の区別なく,次の防護措置をとる.(i)プロテクターを必ず着ける,(ii)支える腕が直接X線を受ける可能性があるので,丈の長い鉛入りの手袋を着用する,(iii)可能な限り固定具を活用する[7].

---

7) 草間朋子,他:医療のための放射線防護,改訂版,真興交易医書出版部,1992, p.96-98.

4 核医学診断における防護

　核医学診断において看護師の放射線防護が問題になるのは，ラジオアイソトープを患者に注射する場合である．核医学用のラジオアイソトープはエネルギーの高いγ線を出すので，プロテクターによる遮へいは効果的ではない．放射線防護のために次の措置をとる．
　①患者にはあらかじめ注射のラインを確保しておき，ラジオアイソトープを注入する時間を最小限にする．
　②線源にはアダプターをつけ，容器に直接触れないようにする．
　③体幹部の個人線量計以外に，リストバッジまたはリングバッジをつけ，手の被曝線量を確認する．
　④いつも同じ人がラジオアイソトープ注射を担当するという状況を防ぐため，複数の医師と看護師間で作業を公平に分担する．
　⑤定期的に放射線教育を受講する．

5 放射線治療における防護

　放射線治療では患者に大量の放射線が用いられるが，その患者から周りの人が被曝する可能性があるのは次の2つの場合に限られる．

1）密封小線源治療

　密封小線源治療は，管・針・粒状などの形状の密封小線源を癌組織に直接挿入，または病巣の近くに置いて照射する治療法であり，一時刺入と永久刺入がある．
　一時刺入は，線源を一定期間体内に挿入した後，線源を抜き取る．最近は，リモコン操作で線源挿入と照射を行うリモートアフターローディングが主流となり，医療者の被曝はほとんどなくなった．
　永久刺入は，半減期の短い線源を体内に挿入したまま抜去しない方法で，日本では，主に前立腺癌を対象に，ヨード125（^{125}I）の永久刺入治療が始まっている．ヨード125はγ線を出すが，そのエネルギーは非常に低く，プロテクターで十分に遮へいできる．ただし，埋め込み作業中は，挿入カバーで遮へいされ，プロテクターなしでも，医療従事者の被曝はきわめて少ない．また，患者にヨード125を挿入した後は，患者のからだで遮へいされて周りの人が被曝することはなく，実質上，プロテクターはほとんど必要ない．

2）ヨード内服療法

　患者の体内にラジオアイソトープであるヨード131（^{131}I）が投与されて

いるので，微量ながら周囲の線量率が高まる．また，体内に残存しているヨード131は排泄物や唾液などに含まれ，これが汚染源になる．そこで，体内のラジオアイソトープが減り，線量率が基準値以下に下がるまでの数日間，患者は非密封の放射線治療病室で生活する．そのような患者を担当する看護師の安全を確保しつつ，隔離状態にされがちな患者との人間的な接触を保つ必要がある．法律は，①教育訓練を行うこと，②個人モニターをつけて線量を把握すること，を病院に義務づけている．

看護師が放射線を過度に恐れると，患者は隔離状態となり，孤独や拘禁症状などの問題が起こりがちである．看護師の安全を確保しつつ患者との人間的な接触を保つために以下の点に留意する．

（1）訪室時の服装

汚染防止のために，治療病室内の入口のところに専用の白衣とスリッパを置き，それらに着替えて入室する．治療病室専用スリッパを置く場所と室外用の履物の場所はきちんと区分する．

（2）鉛エプロンは着けない

鉛エプロンはX線の遮へいには効果的でも，ヨード131はX線よりもエネルギーの高いγ線を出すので，効果的ではない．

（3）清　　拭

患者が放射線治療病室にいるのは数日以内であり，清拭のように，まとまった時間患者に接触するケアは治療前にすませておくのが基本である．しかし，例外的に必要になった場合の清拭は，原則として投与した翌日以降に行う．ヨード131の体内量は，ラジオアイソトープの半減期と翌日には投与量の半分以下になること，また排泄によって減っていき，ケアによる被曝線量を低くできるからである．

清拭時には，汚染防止のために手袋を着用し，終わったらその手袋を専用のポリ袋に入れて保管する．投与翌日に，20～30分かけて清拭した場合の線量は，最大で30～40μSvである[8]．これは自然放射線1週間分程度の線量で，微量である．しかし，いつも同じ看護師が清拭するのは，放射線防護の基本からすれば望ましいことではない．その方法を家族に指導し，清拭ケアを家族に引き継ぐようにする．

（4）その他のケア

検温や配膳，コミュニケーションなどのケアは，不用意に患者に密着しない限り，通常どおり行ってさしつかえない．

（5）家族や友人の面会

面会を禁止する必要はない．面会者には放射線防護のための注意事項を

---

[8] 医療放射線防護連絡協議会：放射性医薬品を投与された患者の退室に関するQ&Aと解説，日本アイソトープ協会，1998.

十分に伝える．
　①できるだけ何も持たずに入室する．
　②治療病室専用の衣服を着用し，スリッパに履き替える．
　③患者から1mくらい離れた場所に面会用椅子を準備しそこに座る．
　④面会時間は1時間程度とする．
　⑤小さな子どもの面会は最小限にする．

(6) 治療病室のゴミや清掃

ヨード131は排泄物や唾液などに含まれるので，持ち物やゴミに対しても汚染防止の注意が必要である[9]．看護師が清掃をしている施設が多いが，病室の清掃は本来の看護業務ではないので，病院管理者ときちんと話し合う必要がある．ラジオアイソトープ病室の清掃や除染は，専門業者に委託するのも選択肢の一つである．

6　個人被曝線量報告書の理解

1）報告書の読み方

各放射線作業者の個人被曝線量は，毎月，各人に知らせるように法律に定められており，図1-5のような外部被曝線量測定個人報告書を見たことのある人は多いだろう．その内容について十分な理解が必要であり，図1-5をもとに説明する（放射線についての院内研修では，このような身近な資料は非常によい教材となる．このサンプルでは，山田三郎（仮名）という人の2005（平成17）年6月分の個人線量が記載されている．上段は測定の技術的事項の欄で，実際の線量は下段に記載されている）．

(1) バッジタイプ（上段）

個人線量計には，体幹部の線量用のバッジ以外に，指の線量を測るバッジがある．この測定機関は次の2つの記号を使っている．
　　P：体幹部に付ける普通のバッジ
　　W：リストバッジ（手首）

(2) 線量計の装着部位（上段）

　　　1＝胸部，2＝腹部（女子），3＝頭頸部

必ず装着が必要な部位は体幹部であり，女性は腹部，男性は胸部に装着する．プロテクター着用時はその内側に付け，体幹部以外の被曝が多いと予想される場合は，状況に応じて，プロテクターの外側やリストバッジも装着する．

9）小西恵美子，祖父江由紀子：放射線治療で知りたい看護のポイントQ&A，エキスパートナース，20（10）：100-110, 2004.

図1-5 ● 個人被曝線量報告書

外部被曝線量測定個人報告書　事業所番号：90000 AB　確認印

氏名：山田 三郎　着用期間：2005年6月1日～2005年6月30日　個人番号：00004

ノート	バッジタイプ	装着部位	被曝区分	エネルギー	測定値 (mSv)									
					X・γ	β	熱中性子	高速中性子	合計	四半期計	M数	単年度計	M数
	P	1	H1		0.1				0.1	0.1	2	0.1	2
			H7		0.1				0.1	0.1	2	0.1	2
	P	3	H1	L	0.8				0.8	1.0	1	1.0	1
			H7		0.8				0.8	1.0	1	1.0	1

集計項目	実効・等価線量 (mSv)										
	今回	1か月計	M数	四半期計	M数	単年度計	M数	5年累計	M数	累計	M数
実効	0.2			0.2	2	0.2	2	2.4	38	2.4	38
水晶体	0.8			1.0	1	1.0	1				
皮膚	0.8			1.0	1	1.0	1				
腹部											

累計開始日　1992年 4月 1日　'89年3月以前の線量(mSv)とM数　　旧法令実効線量当量(mSv)とM数　13.5　84M

装着部位　1:胸部 2:腹部 3:頭頸部 4:右手指 5:左手指 6:右手首 7:左手首 8:その他体幹部 9:その他末端部　　○○株式会社

資料／個人被曝測定機関長瀬ランダウア株式会社：外部被曝線量測定個人報告書.

(3) 被曝区分（上段）

　この欄には，その月の実際の線量（下段の「今回」の欄）を評価するための各バッジの測定値が記載されている．H1は実効線量に，H7は皮膚や水晶体の線量に関係した測定値である．なお，「実効線量」とは，癌と遺伝的影響を評価するための線量のことである．

(4) M（上・下段）

　Mとは，線量計の検出限界未満のことで，それを理解するには，以下のコントロールバッジと自然放射線について知っておく必要がある．

　①自然放射線：私たちの身の回りには自然放射線が存在している．各個人が自然放射線から被曝する線量は1年間に約2mSvである．個人モニターは，仕事で受ける放射線と自然放射線の両方を区別なく測るので，仕事で受ける放射線の線量だけを知るには，コントロールバッジが必要となる．

②コントロールバッジ：病院には，各作業者が装着するバッジ以外に，コントロールバッジが測定機関から送られてくる．病院の担当者は，コントロールバッジを病院の事務室などの放射線作業に関係ない場所に置いて自然放射線を測り，1か月が経過したら，各人のバッジとともに測定機関に送る．測定機関は各人の線量からコントロールバッジの線量を差し引くことにより，各個人が仕事で受けた線量を求める．個人のバッジとコントロールバッジとで線量に差がないと，その月の線量はMと記録される．

(5) 四半期，単年度（下段）

その月（このサンプルでは6月）の実効線量は「今回」の欄でみる．このサンプルでは，その値は0.2mSvである．「四半期計」の欄には，4月から始まる四半期ごとの合計線量が記載される．Mが2回で，4月と5月の被曝は検出限界未満，すなわち実質ゼロであったために，その四半期の合計線量も0.2mSvとなっている．このようにして，「単年度計」と5年実績をみていく．

2）何を引き合いにして報告された線量を考えるか？

(1) 線量限度の観点から

下段の「今回」の欄に記載された線量が，法律上の限度（表1-2参照）を超えていないことを確認する．超えていなければ，放射線による健康への影響が発生することはない．

(2) 看護師の平均的な線量の観点から

個人被曝線量測定機関が，放射線作業者の被曝線量の全国集計を発表している．**表1-5**は，医療従事者の最近3年間の平均線量である．医療従事者の線量は，法律上の限度よりもはるかに低く保たれていることがわかる．看護師の線量は医療従事者のなかで最も低い．

表1-5 ● 医療者の年平均線量（mSv）

	法律上の限度	2013(平成25) 看護師	医師	技師	2014(平成26) 看護師	医師	技師	2015(平成27) 看護師	医師	技師
実効線量	50mSv/年	0.15	0.30	0.83	0.16	0.35	0.88	0.13	0.30	0.80
皮膚線量	500mSv/年	0.64	0.97	1.47	0.65	1.07	1.56	0.56	0.96	1.42
水晶体線量	150mSv/年	0.57	0.76	1.27	0.61	0.91	1.39	0.53	0.82	1.27

出典／千代田テクノル：平成25年度個人線量の実態，FB News，(453)：7-15，2014．
　　　千代田テクノル：平成26年度個人線量の実態，FB News，(465)：7-15，2015．
　　　千代田テクノル：平成27年度個人線量の実態，FB News，(477)：9-17，2016．

(3) 他の月との比較

他の月と比較して特に高いようであれば，自身の作業状況が適切だったか，プロテクターの内側に付けるべきバッジを外側に付けたことはなかったか，バッジを放射線の管理区域の中に置き忘れるようなことはなかったか，などを点検する．

4 放射線診療と看護師の役割

1 放射線診療とは

現代医療において，放射線診療は不可欠である．

診断領域では，医療機器と診断技術の進歩により，患者の病巣の形状と活動性を把握することができるようになった．特に癌治療においては，病期診断や治療効果の評価は重要である．画像診断は，その他の検査データと併せて，客観的データによる判定のために必要である．また，診断しつつ局所に治療をすることができるのがインターベンショナルラジオロジー（IVR）である．たとえば，肝臓癌における肝動脈塞栓術などでは，放射線診断と局所化学療法が同時進行している．これによって，病巣へ確実に薬物を投与でき，腫瘍の全身への侵襲を最小限に抑えることができる．

一方，放射線による治療には，外部照射，腔内照射，小線源照射などいろいろな手法を用いた局所療法がある．治療技術が進歩し続けるなかで，治療効果を上げることだけでなく，正常組織へのダメージを少なくし機能温存を図ることを重視し，患者のQOLを高める医療を目指している．癌治療における放射線療法は，手術療法，化学療法と並ぶ3大治療法の一つである．今後も，癌の集学的治療において他の治療と密接に連携しながら，さらにその活躍の範囲を広げていくと考えられる．

2 放射線診療における看護

患者の診療上，一生をとおして活用されるのが放射線である．対象となる患者は，各種疾患の診断から治療まで，様々な目的をもっており，その病変部位は全身に及ぶ．そのため，患者の看護には，幅広い知識が求められる．また，放射線が用いられる医療現場での患者は，医療機器への抵抗感，未知なる放射線への不安をもっている場合が多い．そのうえ，疾患に関係した思いとして，自覚症状が意味するものへの疑念，診断結果への恐怖感，医療者とのコミュニケーション不足による心細さなど，様々な心情を抱えている．したがって，私たち看護師は患者の複雑な心情を理解し，

不安を解消して，むしろ積極的に診療に参加できるように支援する必要がある．

しかし，看護教育において放射線診療に関する単元は少なく，知識が不足していることから，看護師自身も放射線への偏見や脅威を感じている場合がある．放射線診療にかかわる患者が外来・病棟に関係なく存在することを考えれば，看護師が放射線診療に関する基本的な知識をもつことは必須である．なかでも放射線防護のための3原則（距離，時間，遮へい）やCTとMRIの違い，「放射線と放射能や原爆の違い」などは知っておきたい．

放射線診療における看護の3つの要素として，①安全・安楽な環境の提供（放射線防護を含む），②正しい知識の提供と患者の意思決定への支援，③放射線による副反応のマネジメントと個別に応じた患者指導，がある．これには，放射線診療にかかわる看護師が，放射線に関する専門的知識を習得する必要がある．そして，患者が継続的に看護を受けられるように，他部門で活躍する看護師との連携も大切である．また，他のコメディカルと協働する際に，互いの立場や役割を理解し現場の流れをスムーズにするためにも，専門的知識をもつことは重要である．臨床の現場では，医療スタッフの連携のよさが，常に患者にとっての安心につながることを認識しておく必要がある．

3 チーム医療における看護師の役割

現代医療における患者を取り巻くチーム医療の状況を図1-6に示す．患者を真ん中に据えて，その周囲の医療チームが患者を支援する．医療チームメンバーのそれぞれが，患者のためによりよい対応を心がけ，選択肢を提示し，必要な情報を伝え，患者の意志を尊重し，方向性を決定しようという形態である．これが，患者中心の医療として考えられている．

しかし，患者参画型医療として考えた場合は，患者も医療者と同じ目標の下，チームメンバーの一員となることが可能であることを図1-7に示す．この場合の患者には，チームメンバーとして果たすべき役割がある．それは，自らの症状を訴え，質問をし，自らの見解を述べ，情報を分析したうえで，自らの価値観との妥協点を見つけて意思決定していくということである．この場合の看護師は，目標達成までの経緯において，患者自身がどうありたいのかを表現し，それをどう解決していくかを共に検討し，実現のために調整していくことが責務となる．医療者へお任せの医療ではなく，患者の価値観や個別性に応じたオーダーメード医療を確立するためには，このようなことが必要である．

患者・家族への教育，必要な情報の伝達により，患者・家族がこのような医療を求めた場合の看護師は，他部門との連携や，相互関係の調整など

図1-6 ● 患者を取り巻く医療チームの状況

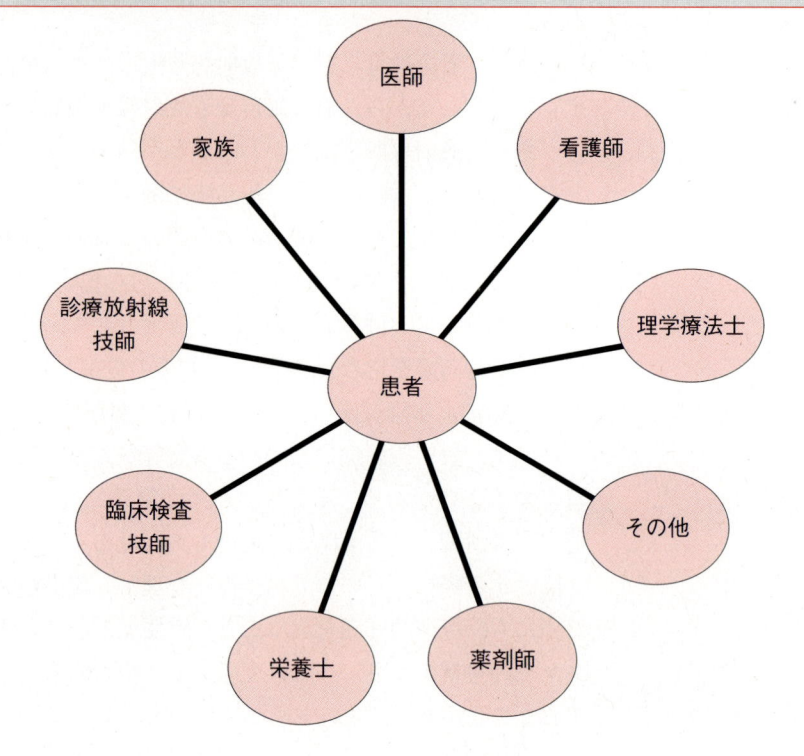

図1-7 ● 看護師がすべての橋渡し（コーディネート）をする

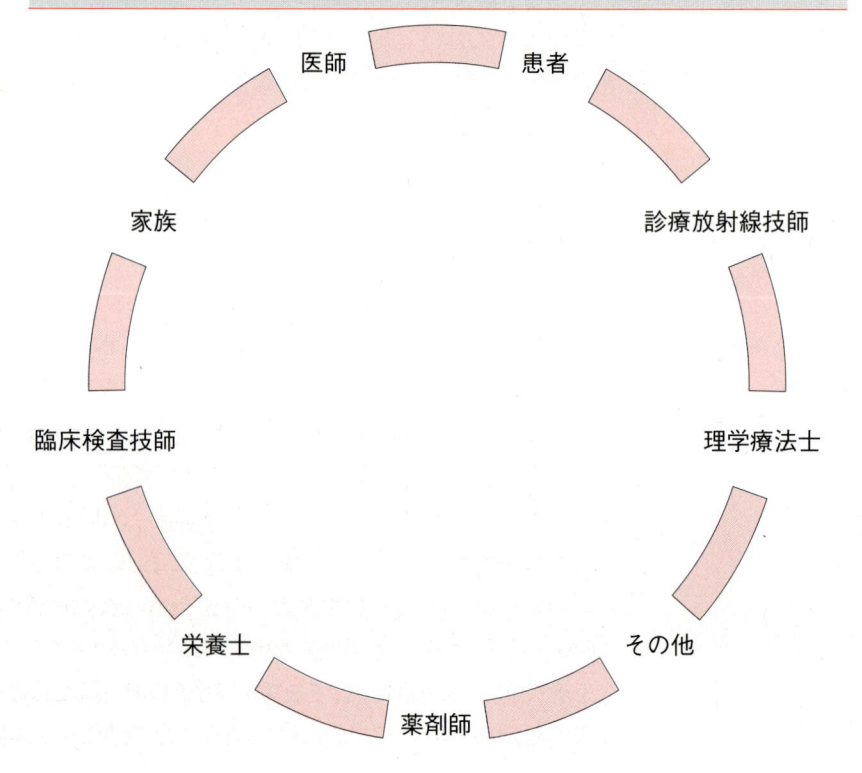

に努める．つまり，看護師が患者の望む医療を進めるために，チームメンバー間の橋渡しをし，コーディネーターという役割を担うのである．いずれにせよ，チーム医療における看護師の役割は，患者に関する情報を把握し，きちんと整理しておくことである．

4 放射線診療に従事する看護師に必要なスキルと今後の展望

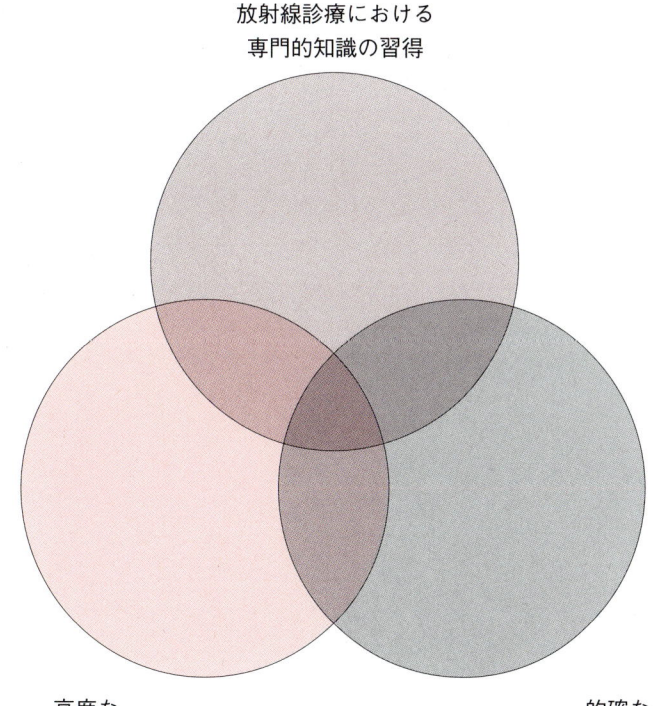

　放射線診療に従事する看護師には，放射線診療に関する専門的知識の活用によって，患者・家族への情報提供や指導，意思決定への支援以外にも，他部門の看護師や後続者への教育が期待される．放射線診療に従事する看護師の多くは，検査室や放射線治療室に在籍する．そこは，入院病棟の看護師のように，同じメンバーが継続して24時間看護する場合とは違い，その場で看護を完結しなければならない場合が多く，その場での臨機応変な対応が迫られる．したがって，個々の患者に適切に対応するためには，状態をいち早くキャッチし，的確にアセスメントする必要がある．多くの患者が，緊張と不安の状態にあることを踏まえ，心情を汲んだうえで看護介入するには，高度なコミュニケーションスキルも重要となる．今後，放射線診療に従事する看護師には，他の分野における認定看護師や専門看護師

図1-8● 放射線診療に従事する看護師に必要なスキル

放射線診療における
専門的知識の習得

高度な
コミュニケーションスキル

的確な
アセスメントスキル

のように，その専門性を示す立場が必要となるだろう（図1-8，がん看護専門看護師は1996年6月から，がん放射線療法看護認定看護師は2010年6月から認定が開始された）．

〈付：放射線医学領域の名称について〉

　放射線医学 radiology
　放射線診断学 diagnostic radiology
　放射線治療学（放射線腫瘍学） therapeutic radiology（radiation oncology）
　核医学 nuclear medicine
　超音波や磁力（紫外線も）は放射線ではないため，「画像医学科」などを標榜する場合も増えている．しかし，もともと「放射する（radiate）」という動詞から「放射線（radiation）」が生じているので，広義では電磁波や音波などの「波」全般を放射線とよぶことも許される，とする意見がある．

第2章

癌と放射線診療

1 癌の性質とその治療・ケア

A 癌とはどんなものか

　本書の多くを占める放射線治療に関する解説では，放射線治療とは癌（悪性腫瘍）に対する治療であることを理解していただく．この節ではまず「癌」の医学・医療のなかでの種々の面からの位置づけについて，次いでその診断，治療，予防，これらを取り巻くわが国の環境などについて概説する．

　腫瘍とはどんなものか．腫瘍とは宿主となる生体(患者)自身に由来する細胞の増殖異常である．正常部分に新たに発生するので**新生物**（neoplasm）ともよばれる．良性と悪性に分けられる．良性腫瘍は一定限で発育が止まるのに対し，悪性腫瘍は無制限に発育するのが大きな違いである（**表2-1**）．そして，「癌」とは悪性腫瘍の総称である．悪性腫瘍は病理学的には上皮に属する表皮や粘膜上皮などから由来する癌腫（carcinoma）と，上皮性由来でない肉腫（sarcoma）とに分類される．本書では，悪性腫瘍の総称として「癌」を用い，領域別には胃癌，骨肉腫などの呼称とする．

　癌はどうしてできるのか．癌とは，体内のある細胞の遺伝子が何らかの原因でダメージを受けて異常をきたし，無制限に増殖する状態の組織をいう．その結果，周囲の臓器にも増殖し（浸潤），細胞の一部がはがれてリンパ液・血液の流れに乗って飛び火し（転移），それぞれがどんどん増殖して，ついには宿主である患者を死に至らしめる．発癌自体も多段階で進行するとされ，さらに浸潤・転移までの過程には複雑で多様な因子が関与するとされる．

表2-1 ●良性腫瘍と悪性腫瘍との差異

	良性	悪性
組織の構造	正常組織に近い	正常とは異なる 異常の程度（分化度）は様々
発育の速度	遅い，時がたてば止まる	速い
発育の形態	膨大性	浸潤性
被包	被包がある	ないことが多い
周囲組織との関係	障害しない	破壊する
転移の有無	ない	ある
宿主との関係	致死的でない	致死的である

「癌」とは「岩」に通じ，岩のように硬い組織をいう．またギリシャ語のcarcinoma，英語のcancer，ドイツ語のKrebsはそれぞれ「カニ」を意味し，突起状に浸潤する様子をカニの足に見立てている．

〈癌腫と肉腫〉癌は外的原因で生じる感染と異なり，生体の正常組織から新たに発生する．病理学的には上皮性由来の癌腫と非上皮性由来の肉腫（あるいはその混合）とに大きく分類され，さらに細胞・組織の特徴に応じて細分類される．それぞれ母地である正常組織の性質を継承するが，正常な分化（高分化）までたどりつかない状態が癌であるので，その度合いによって低分化，中分化，あるいは高分化などに分けられる．分化度の低いものほど転移しやすく，悪性度は高いと判断される．

多重癌（多発，重複癌）とは，第1癌とは別の場所で発癌すること，またその状態をいう．近年，治療により長期生存が得られ，第2癌・第3癌の発生が確認される場合が多くなった．通常，それぞれの癌の原因は特定できないが，たとえば，頭頸部癌といわれる首から上の部位の癌の患者では，他の頭頸部の部位や食道，胃，肺にも癌が発生しやすく，広域発癌といわれる．誘因として，喫煙と過度の飲酒とがかかわっているとされる．

再発という言葉は，原発巣の治療後，一定期間経過して腫瘍が同じ場所，あるいは異なった場所に再び出現する場合に使われる．治療・ケアを要する場合に便宜的に用いられるが，実は腫瘍は初回治療後もミクロの段階では残存しているのであって，それが臨床的に問題となるほど増殖した状態が「再発」（または再燃）である．

B 癌の統計・疫学

わが国では癌は1981（昭和56）年以来，死亡原因の第1位である．以前は多かった胃癌，子宮頸癌などは，食物や衛生，生活習慣の変化などもあって減少し，肺癌や大腸癌（結腸癌と直腸癌）が増加している．男性の肺癌による死亡は1993（平成5）年から胃癌に代わって第1位となり，次いで胃癌，大腸癌となっている．女性も同じく以前は胃癌が最も多かったが，今日では大腸癌，乳癌，肺癌による死亡が多く，この3者が拮抗している（図2-1, 2）．男女別では男性のほうが罹患数・率とも高い．平均罹患年齢は男女とも60～70歳と高齢者が多いが，乳癌，子宮頸癌などの罹患年齢は40～50歳代と若く，女性の癌罹患平均年齢を著しく押し下げている．外国と比べ，男女とも胃癌，肝癌が多い．

癌の治療・予防には癌発生（罹患）の実態を把握することがより重要である．地域癌登録を積極的に行っている15府県の集計による年齢調整罹患率を示す（図2-3, 4）．罹患率からみると肺癌は胃癌を大きく下回っている．

図2-1 ● 部位別癌年齢調整死亡率の推移(男性)

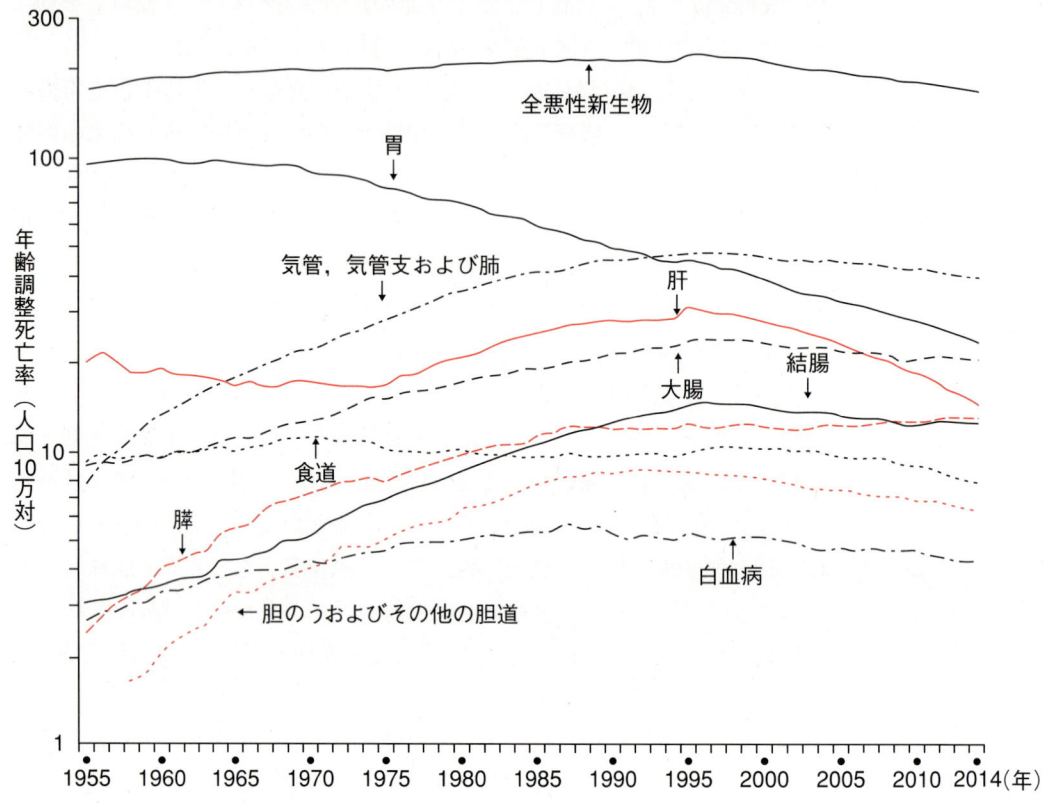

注　1)　大腸は，結腸と直腸S状結腸移行部および直腸とを示す．ただし，昭和40年までは直腸肛門部を含む．
　　2)　結腸は，大腸の再掲である．
　　3)　肝は，肝および肝内胆管で示す．
　　4)　年齢調整死亡率の基準人口は「昭和60年モデル人口」である．
資料／厚生労働省「人口動態統計」．

　　　　　　　　　　　　　癌の登録による実態の把握が必要であるが，全国データは詳細な腫瘍登録がなお整備されていないため，正確には把握できていない．
　　　　　癌登録には3種類，すなわち院内癌登録，地域癌登録および臓器癌登録がある．従来わが国の癌登録は院内癌登録がきわめて不十分で普及していなかった．後述のがん対策基本法には癌登録の充実が必要なことが謳われ，癌診療連携拠点病院では必須項目となったので，腫瘍登録士の増加とともに今後は各施設における癌の実態がより正確に把握され，政策にも反映されると思われる．地域癌登録とは限られた地域（県など）でのすべての癌発生を把握する（悉皆性）ことで癌発生の全貌を把握する．臓器癌登録は各臓器での癌の特徴を疫学，診断，治療などすべての面から分析するためのデータベースとなる．後2者はいずれも今後は院内癌登録とより密接にリンクして作業が進められると考える．

第2章　癌と放射線診療

図2-2 ● 部位別癌年齢調整死亡率の推移（女性）

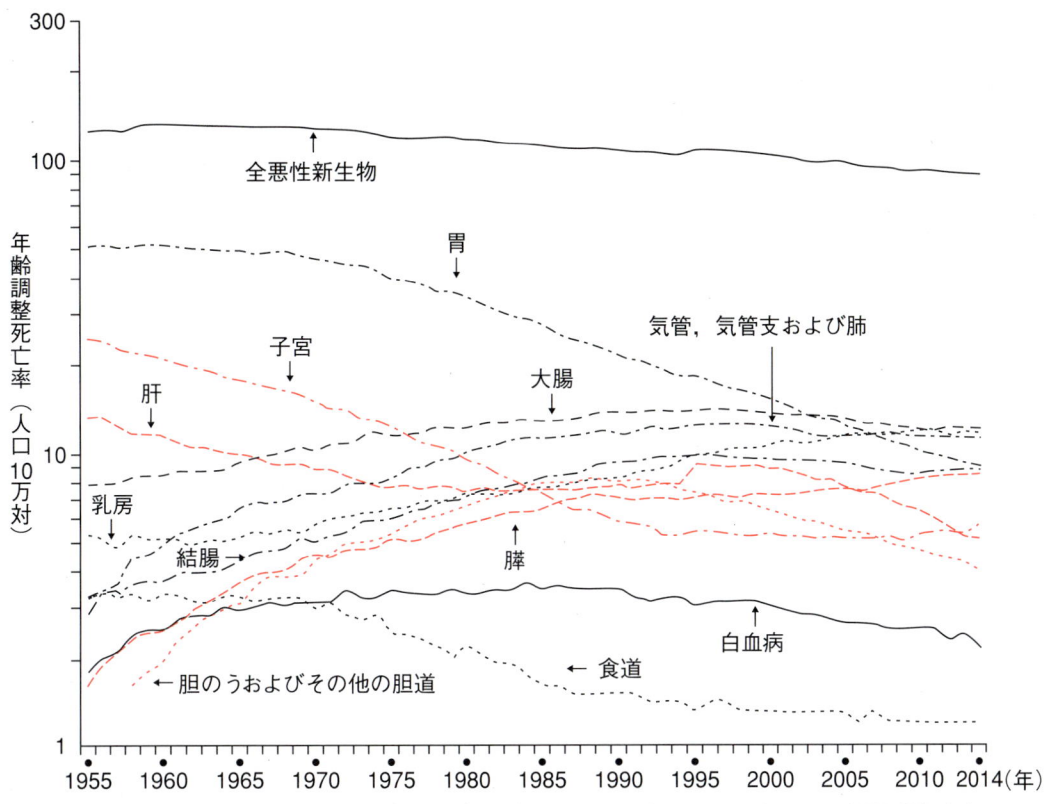

注 1) 大腸は，結腸と直腸S状結腸移行部および直腸とを示す．ただし，昭和40年までは直腸肛門部を含む．
  2) 結腸は，大腸の再掲である．
  3) 肝は，肝および肝内胆管で示す．
  4) 年齢調整死亡率の基準人口は「昭和60年モデル人口」である．

資料／厚生労働省「人口動態統計」．

　わが国は世界に冠たる長寿国である．しかし，長寿が達成できたのは周産期医療の向上，感染症死亡の低下などによるのであって，癌，ことに高齢者癌の治療成績向上によって達成されたものではない．むしろ長寿社会となって加齢による癌患者の増加が顕在化してきたといえる．

　多くの癌は予防可能な疾患である．予防の概念には1次予防，すなわち癌罹患の予防，罹患年齢の大幅遅延を目指すものと，2次予防，すなわち癌の早期発見による死亡の予防という概念があるが，狭義には予防というと癌の早期発見・治療を指す．米国では年次ごとの肺癌の死亡が顕著に下降しているが，これは多様な禁煙運動の成果とされている（ちなみに3次予防とは癌罹患者の，それ以上の拡大の予防で，転移などの予防を意味する）．癌検診が推奨され，胃癌，子宮頸癌，肺末梢型癌その他で有用である．

図2-3 ● 15府県の部位別年齢調整罹患率（平均・男性）

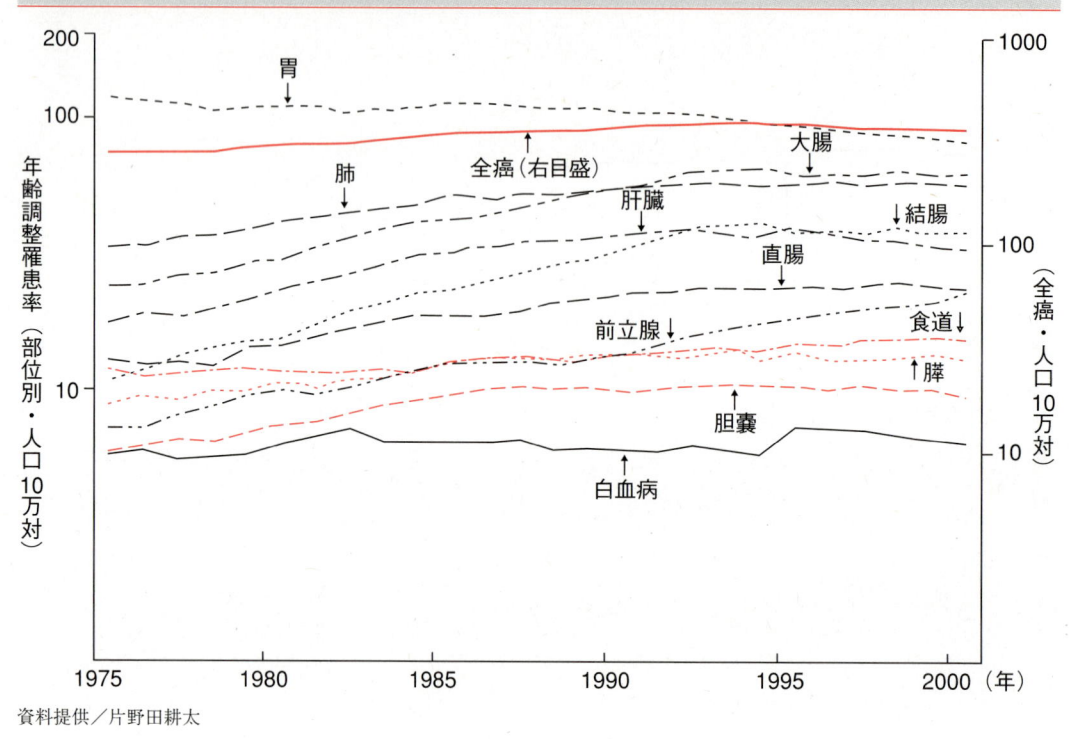

資料提供／片野田耕太

図2-4 ● 15府県の部位別年齢調整罹患率（平均・女性）

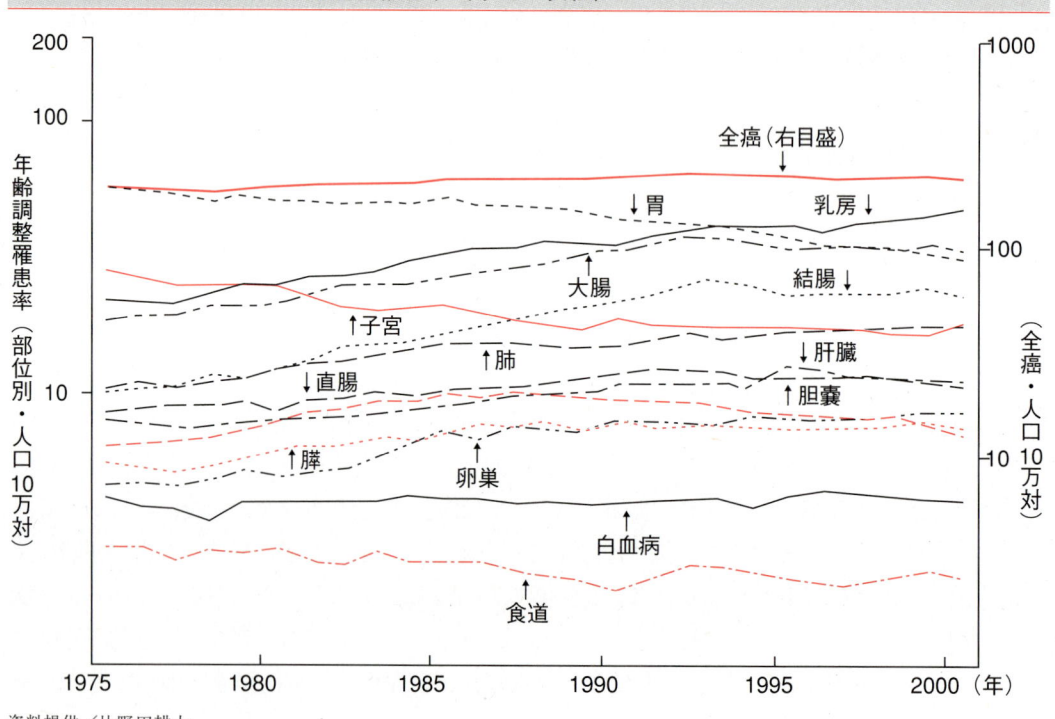

資料提供／片野田耕太

C 発癌のメカニズム

　発癌とは，上記のように細胞の遺伝子が何らかの原因でダメージを受けて異常をきたし，無制限に増殖をきたした状態である．様々な原因があり，またそれらが何段階にも作用して発癌に至る（多段階発癌）．
　①細胞の分裂には多くの遺伝子が関係し，癌遺伝子は癌の発生に働く，癌抑制遺伝子は逆に癌にならないよう抑制しているので，異常が起こるとその抑制が効かなくなるため発癌になる．
　②突然変異で発癌する．
　③遺伝子以外のところで変異が生じて，それが発癌に響く（エピジェネティックな変異）．
などが原因である．

　山極・市川はウサギの耳にタールを塗り続け，1915（大正4）年に初めて実験で扁平上皮癌の発生に成功した．発癌物質に長期間さらされると遺伝子に変化が起こり，持続的な刺激が発癌の原因となることが証明された．たばこには多種類の発癌物質が含まれ，発癌要因の第1位であり，肺癌のみならず食道癌，口腔・咽頭・喉頭癌などの頭頸部癌，さらには膀胱癌の誘因として注目される．わが国で胃癌が減り，大腸癌が増えたのは食生活の欧米化による．これらから，多くの癌は現在では糖尿病，高血圧などと

図2-5● 癌の発生原因

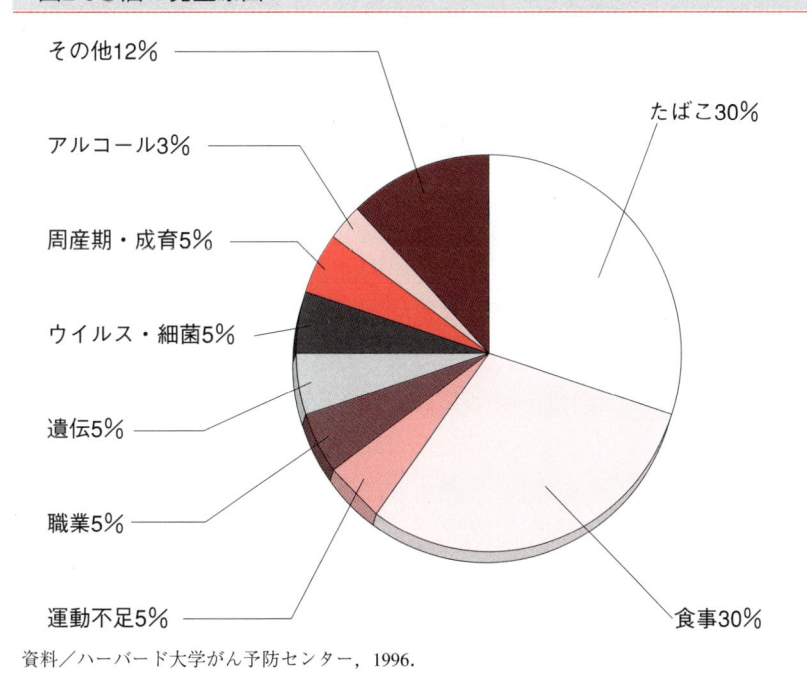

- たばこ30%
- 食事30%
- その他12%
- アルコール3%
- 周産期・成育5%
- ウイルス・細菌5%
- 遺伝5%
- 職業5%
- 運動不足5%

資料／ハーバード大学がん予防センター，1996.

ともに生活習慣病の一つとされている（**図2-5**）．

　発癌に関する疑問として，遺伝するのか，感染するのか，放射線が影響するのか，がある．癌は遺伝するのか．ある種の癌は遺伝するが，知られているのは少ない．癌は他人に感染するのか．感染しない．しかし，肝細胞癌，成人T細胞リンパ腫など一部の癌は肝炎ウイルス，HTLウイルス感染などが誘因で発生している．放射線は発癌に影響するのか．放射線は細胞の遺伝子に働くので発癌の原因となりうるが，その頻度は1％以下とされる．また通常は多段階の発癌要因のごく一部と考えられ，放射線のみに原因を求めることはできない．

　発癌しても臨床的に症状が現れるまで，通常は年単位の時間がかかる．癌細胞が分裂してから次に分裂するまでの期間を100日とすると，直径10ミクロン（μ）の細胞が直径1cmになるには10年かかる計算になる．しかし，この1cmの癌組織は次の1年では直径2.5cmに成長する．

D 癌症状の特徴と診断

　早期の間は症状がなく，ある程度大きくなった時点で発見される．また症状はある程度進行した段階で出現する．多くの臓器癌で，症状に癌特有のものはない．特徴は，症状が進行性であることで，たとえば1か月以上持続し，徐々に増強する症状であれば改めて癌を疑ってよい．また通常は起こりえない症状が出現した（異常な出血など）場合も癌を疑うが，なお他の原因との鑑別を必要とする．深部臓器の癌は往々にして症状が出てからでは根治的治療が間に合わない場合がある．早期発見のための予防検診が謳われる理由である．

　癌診断の過程は癌であることを確定し，その広がり（原発巣の大きさや深達の度合い，リンパ節や遠隔転移の有無と部位など）を見極めることである．癌診断と分化度の確定は病理診断による．腫瘍とされる組織を採取する必要がある．手術によれば多くの組織が採取できるが，術前に生検により組織の一部を採取する場合もある．癌の広がり診断は総合診断による．大きさだけでなく転移と深達度の判断が重要で，視診，触診だけでなく画像診断，内視鏡診断，超音波，PET，などの手段で総合的に判断する．広がり診断が重要なのは，リンパ節や遠隔臓器に転移を生じている場合にはそれに応じて治療方針が異なってくるからである．また深達度診断が重要なのは，上皮にできた癌がその下の血管層や漿膜に浸潤していると，それに応じて血管内や胸膜・腹膜内に転移・播種を生じるからである．

　癌は限局していて局所治療（手術や放射線）により根治可能な場合を早期癌，領域リンパ節や遠隔臓器に転移している場合を進行癌という．進行

度を表すには病期が領域別に決められているが，おおむね，Ⅰ期は小さな局所腫瘍だけで転移なし，Ⅱ期はやや大きいが転移なし，Ⅲ期は局所腫瘍が大きいか，リンパ節転移がある，Ⅳ期は他臓器に浸潤または遠隔臓器に転移している場合をいう．ただし，あくまで目安であって一部の癌（食道癌では表在癌という）ではこの分類は該当しない．またこの病期の判断の目安はTNM分類などのコードで表される．T（原発巣primary tumor），N（リンパ節regional lymphnode），M（遠隔転移distant metastasis）の組み合わせによる．T2N0M0であれば手術できるが，T3N2M1であれば，たとえば，化学療法とか緩和ケアの選択になる，などである．

　種々の腫瘍マーカーが活用されている．前立腺癌でのPSA，肝細胞癌でのAFPなどである．しかし腫瘍マーカーを分泌生産しない腫瘍もあるので，手掛かりになるのは陽性を示す場合である．また，たとえばPSAは前立腺に特異的な非常に鋭敏なマーカーであるが，炎症の場合にも上昇するので，決め手にはなりえない．

E　癌の治療とケア

　癌の治療目標は，まずその時点で根治か延命・症状緩和のいずれを目指すかである．

　根治を目指す場合は，治療後にある程度の不自由さや代償が残ってもやむを得ないとして，治療中の苦痛や，手術後の臓器の欠損，放射線治療後の臓器の萎縮，化学療法後の末梢神経障害などを甘受する．しかし，仮にそのような積極的な治療が根治に結びつかない場合は積極的治療に伴う有害事象は，かえって患者のその後の生活にとって負担になる．QOLを維持し，低下させない治療・ケアが望まれる理由である．

　ただし，実施したある治療が根治に結びつくか否かは，往々にしてその時点では判定できない．一見手術で腫瘍のすべてを取り去ったように見えても，ミクロの段階で腫瘍細胞が残存しているかもしれず，その場合はいずれ再増大するが，それは手術直後には判断できない．

　治療法の種類には，大きく分けると，手術，放射線治療，化学療法（抗癌薬治療）の3つがある．そのほかにも内分泌（ホルモン）療法，免疫療法，電磁波焼灼療法，血栓塞栓療法などがある．また集学的治療とは文字どおり異なるタイプのいくつかの治療，たとえば，放射線治療と化学療法とを組み合わせて治療する方法である．

　近年はより侵襲の少ない治療に向かっている．すなわち分子標的薬剤などの開発である．また内視鏡手術（粘膜切除など）や体腔鏡手術によって，従来は大きく切開線を開けて手術していたものが，ごく小さな手術で済ま

表2-2●米国臨床腫瘍試験グループ（ECOG）の全身状態の分類

グレード	全身状態
0	無症状で社会活動ができ，制限を受けることなく発病前と同等に振舞える
1	軽度の症状があり，肉体労働は制限を受けるが，歩行，軽労働や座業はできる．たとえば，軽い家事，事務など
2	歩行や身の回りのことはできるが，時に少し介助がいることもある．軽労働はできないが，日中の50％以上は起居している
3	身の回りのある程度のことはできるが，しばしば介助がいり，日中の50％以上は就床している
4	身の回りのこともできず，常に介助がいり，終日就床を必要としている

注：この規準は全身状態の指標であり，局所症状のために活動性が制限されている場合は，臨床的に判断する．

せられるような場合もある．

　その治療が可能か否かの判断には，根治を目指す積極的な治療のみならず緩和ケアであっても患者の全身状態を判断する必要がある．よく用いられる評価規準にはZubrodが提案し米国臨床腫瘍試験グループ（Eastern Cooperative Oncology Group；ECOG）の採用している全身状態（performance status；PS）の分類（**表2-2**），あるいはKarnofsky分類があり，ことに前者が頻用される．Zubrod/ECOGのPSは最もよい状態を0，最も悪い状態を4とする5段階評価，Karnofsky分類は最もよい状態を100，最も悪い状態を0とする11段階評価である．一般にどんな治療でも受けられる状態はECOG-PSが0から2までであり，それ以上では治療遂行により慎重な対応が必要となる．

　近年，根拠に基づく治療（Evidence-Based Medicine；EBM）が叫ばれている．多くの患者の実績のある治療法が薦められる．このような立場で各疾患領域では，学会などで病期その他に応じた診療・治療のガイドラインを作成している．

F 癌治療の評価法

　癌治療を行うと，その効果とともに副作用が出る．治療効果の評価に関していくつかの面からの評価基準が定められている．

1）生存率

　ある時限での生存の割合をいい，疫学統計や治療法の評価などに使われる．単純にある時点での生存者数を観察対象者数で割った値が直接法によ

る粗生存率である．各部位の癌の治療結果の比較評価には5年生存率などが使われる．実際の少数例での治療法の評価の際には個々の患者で観察期間が異なり，打ち切り例もあるので，累積生存率が使用される場合が多い．たとえば，50例以下の患者数での評価にはKaplan-Meier法が使われる．

2）副作用・有害事象とその重症度

　薬剤の主作用以外の作用を副作用（side effects）という．現実には「好ましくない作用」として使われ，本書でも踏襲しているが，正確な使い方ではない．有害事象（adverse events；AE）とは治療との因果関係を問わないあらゆる好ましくない出来事をいう．有害反応（adverse reaction；AR）とは，有害事象のうち，治療との因果関係が否定できないもの，また薬物有害反応（adverse drug reaction；ADR）とは，有害事象のうち薬剤との因果関係が否定できないものをいう．

　またAEの重症度に関してはNCI-CTCAE version 3.0日本語訳JCOG/JSCO版によるグレードでの評価が用いられている．グレード1～5まで，以下の原則に従って各部位のAEを個別に規定している．すなわちグレード1は軽度のAE，グレード2は中等度，グレード3は高度，グレード4は生命を脅かすまたは活動不能とするAE，グレード5はAEによる死亡である．急性期ARでは一般にグレード2（血液所見に関してはグレード3）までは許容できるが，グレード3（血液所見に関してはグレード4）以上では治療の中止・休止を考慮すべきである．

3）治療効果の判定

　癌治療を実施すると，その効果を判定せねばならない．治療による病変の効果に関して，現在ではWHOハンドブック（1979年）の判定規準が多少変更されながら使用されている．すなわち，現在ではRECISTガイドライン（2000年）として用いられ，完全奏効（complete response；CR）とはすべての（標的）病変の消失，部分奏効（partial response；PR）とは病変の長径（多数病変の場合，その和）が30％以上減少，進行（progressive disease；PD）とは病変の長径（の和）が20％以上増加，安定（stable disease；SD）とはCR，PR，PDのいずれでもない場合を指す．そしてこの評価には標的病変を決めて，その推移をみることとなっており，その他（非標的病変）に対してはCR，PDのほか，不完全奏効／安定（incomplete response/stable disease；IR/SD）という判定を適用する．

　個々の病変のほかに，全身的，総合的な効果判定も必要である．個々の病変の評価と総合評価の関係についてRECISTガイドラインでは表2-3のように決められている．

表2-3 ● 標的病変と非標的病変の腫瘍縮小効果の組み合わせによる総合効果

標的病変	非標的病変	新病変	総合効果
完全奏効	完全奏効	なし	完全奏効
完全奏効	不完全奏効/安定	なし	部分奏効
部分奏効	進行	なし	部分奏効
安定	進行	なし	安定
進行	いずれでもよい	いずれでもよい	進行
いずれでもよい	進行	いずれでもよい	進行
いずれでもよい	いずれでもよい	あり	進行

〈治療薬剤の開発試験〉

　新しい薬剤は，薬剤の開発に関する段階の第1相から第3相までの過程を経て標準治療に組み込まれる．第1相（phase I）とは安全性の確認と使用量の決定，第2相（phase II）とは有効性の判定で，この段階で薬剤として認められるが，それまでの標準治療薬剤に代わって標準治療薬になるには第3相（phase III）試験（標準治療とのランダム化比較）が必要である．またこれらの試験で客観的に効果を判定するために，上記の種々の尺度が使用される．

G 癌告知とその後のサポート

　当然であるが，患者も個性をもった一人の人格である．その生きざまは本人が決めるべき事柄である．したがって，今日では治療の前提として癌告知と治療内容の説明を行うことは必須であり，初回治療時，あるいは再発治療時などに状況に応じて行う．ただし，告知は患者本人にとっては衝撃的事件であるので，告知には，その後の経過や治療後の肉体的変化への対応のみならず精神的サポートや介助・医療面での連携，経済面の介助を含めた患者を全面的に支援する体制が整っていなければならない．

　患者は癌の告知を死の迫った状況として受け止める．現実の否認から始まり，怒り，うつ，取り引きなどの過程を経て受容に至る．精神的影響も考慮すると状況の告知・説明には段階を要し，技術を要するかもしれないが，結局は正確な状況説明が患者の生き方を決定し，また医療が信頼を勝ち得ることに繋がる．わが国では1990年代以降，告知が一般化したものの，支援体制の具体的な構築はなお今後の問題といえる．医療者としては，このような体制を整え，できるだけ多くの患者を「癌治療生還者cancer survivor」として迎えられるようにしなければならない．

H 癌治療を取り巻く環境

　医療環境は，癌の告知はここ10年の間に一般化し，医師が事実上決定していたパターナリズムから患者本位の治療へと変貌を遂げた．また癌治療の進歩は主として侵襲の少ない治療（拡大手術から縮小手術）へ，外来治療へという方向で，化学療法は通院治療センターなどの外来部門で実施する場合が増えた．

　今日では癌患者の約半数は治癒（根治）するとされるが，換言すれば残りの半数は治癒しないで，やがては不幸な転帰をとる．多くの患者はなお「癌」の宣告・告知はほとんど「死」を意味すると考えている．患者の病期，あるいは転移・再発などの状況に応じて，告知や病状説明の後の精神面でのサポートが必要となる．緩和ケアにはホスピスケア，在宅医療など様々な様態がある．患者の半数は在宅での看取りを希望する．

　一方で個人負担医療費の高騰も目立ち始めている．併用化学療法や，分子標的薬剤の開発と標準治療化（保険への採用）などで，進行癌治療が飛躍的な変化を遂げているが，その患者層の治療では主として延命が目的である．延命は根治とは異なるので，「金の切れ目が命の切れ目」となりかねない状況が生じ始めている．

　癌医療では異なる専門職種が協力し合うチーム医療が叫ばれている．一方で人的資源（リソース）の不足が叫ばれている．癌治療あるいは放射線治療に精通した看護師が少なく，放射線治療に関与する認定看護師の制度確立が期待される．そのほか癌治療に携わる医師，ことに放射線治療医，薬物療法医が少ない．臨床試験に携わる治験コーディネーター（CRC），放射線治療などの医療に携わる専門診療放射線技師や医学物理士，癌登録に携わる腫瘍登録士，ケースワーカーなども少ない．地域の医療施設間の連携には連携パスなどの強化が必要で，整備が望まれている．

　がん対策基本法の制定：癌医療には21世紀初頭のわが国の現状では地域格差があるとされ，その解消，均てん化を目指すことが患者層である一般大衆から望まれるようになった．2006（平成18）年，がん対策基本法が制定され，わが国の癌の予防，診断，治療，医療連携などに関する方向性が示された．「癌登録から癌対策へ」の方向性が示されている．全国の2次医療圏を単位としてがん診療連携拠点病院が制定されつつあり，その施設では院内癌登録が義務づけられ，また「相談支援センター」で地域での癌に関する問い合わせに対応することになっている．国立がんセンターには「がん対策情報センター」が設立され，一般者・医療者などに癌に関する情報の収集と発信を行っている．

IT化に伴い各病院で資格や実績に関する情報公開が行われるようになった．今後はますますこの傾向が助長されるであろう．これらは癌患者のみならず，治療を行う者にとっても有益な情報となる．

2 放射線治療：その効果と副作用（有害事象）

A 放射線の細胞障害効果

　医療用放射線は一般にからだを突き抜ける働きが強い．放射線治療に用いられる高エネルギー放射線がからだを構成する原子にぶつかるとエネルギーが吸収され，原子は電子を放出することで荷電し，周囲と反応する性質の強いイオンとなる（電離作用）．このイオンが瞬間的に細胞の中に存在する遺伝子（DNA）を中心に損傷を与えることで細胞障害効果を生ずる．放射線による細胞障害効果の主なターゲットは細胞核中に存在するDNAの二重鎖切断であり，この二重鎖切断が生じると腫瘍細胞においては修復が起こりにくく，DNA複製ができなくなり細胞増殖能力が失われると考えられている．細胞の分裂サイクル（細胞周期）のうちでは細胞分裂が休止している細胞よりも，細胞分裂前のDNA合成期や分裂中の細胞が最も放射線治療によるDNA損傷を生じやすい．腫瘍組織は一般的な正常組織よりも増殖が速く，DNA合成や分裂中にあたる時期が多いために，放射線治療を行った場合に正常組織よりも腫瘍細胞のほうがより障害されやすいと理解されている．これが放射線治療を行う原理である．

B 放射線治療の効果と副作用

　放射線による細胞障害効果が腫瘍細胞に対して生ずれば抗腫瘍効果として望ましい治療効果となるが，正常組織に生じた場合には副作用（有害事象）の原因となる．放射線治療を行う場合，照射範囲内でのDNA損傷は腫瘍細胞，正常組織のいずれにも生じるが，分裂中の細胞が多い腫瘍組織に対し，より休止中の細胞が多い正常組織内ではDNA修復酵素が効率的に働くため，少量ずつの放射線治療による正常組織のDNA損傷は翌日までにその多くが修復されると考えられている．正常組織に対して遺伝的に欠陥を有する腫瘍細胞内ではDNA損傷のチェック機構が十分に働かず，DNA修復が完了する前に細胞分裂が起きるなど，放射線治療によるDNA損傷は毎日蓄積していくことになる．

表2-4 ● 腫瘍の放射線感受性

高感受性（20～45Gy）

　白血病，精上皮腫と卵巣精上皮腫，髄芽細胞腫・網膜芽細胞腫・神経芽細胞腫，ウィルムス腫瘍，リンパ上皮腫，ホジキン病・悪性リンパ腫，多発性骨髄腫・形質細胞腫

中等度の感受性（45～70Gy）

　胸腺腫，基底細胞癌，扁平上皮癌（皮膚，頭頸部，子宮頸部，その他），子宮体部（内膜）癌，乳癌，ユーイング腫瘍，肺癌，甲状腺癌，卵巣癌

低感受性（70Gy以上）

　唾液腺癌，奇形腫，悪性黒色腫，神経膠腫，胃癌・大腸癌・直腸癌，腎癌，骨肉腫・線維肉腫

注：数字は通常の分割照射で80～90％以上，肉眼的に腫瘍消失のみられる線量を表す．

　腫瘍の種類・部位による放射線感受性の違いを表2-4に示す．正常組織中にも一部，活発に分裂を続ける細胞が存在し，照射により損傷を受け，脱落する細胞が生じる．これは残存する正常細胞により修復されるが，その過程で生じる炎症が急性期有害事象（副作用）の原因となる．たとえば，皮膚細胞の炎症や一部脱落により放射線皮膚炎が生じ，食道や口腔・胃腸の粘膜細胞の炎症や脱落が放射線粘膜炎の原因となり，毛包細胞の増殖抑制により脱毛が生じ，骨髄細胞の増殖抑制により血球減少が生じたりする．

　通常の放射線治療では1回当たり2～3Gyの放射線を毎日，週5回繰り返し，2～6週間で総線量30～60Gy程度の照射を行うことが多い．毎日少量の照射の繰り返しで腫瘍細胞と正常組織の修復速度の差を利用し，正常組織の損傷を最小限に抑えつつ，腫瘍細胞に対しては高線量を投与することで大きな損傷を与え，癌の治癒を目指していく（図2-6）．有害事象は放射線治療を行う範囲や線量に大きく左右されるため，放射線治療を行う対象となる腫瘍の病理組織型，進行期や治療の目的により異なってくる．

　一般に総線量が多く，短期間に治療する（1回線量が多い）ほど，治療効果は高まると同時に副作用も強くなる．実際の治療ではその対象と目的から照射範囲と最適な総線量，1回線量を設定する．腫瘍が照射範囲内に限局し，根治を目的とした治療の場合には照射範囲は比較的大きく，総線量も高く設定することが多く，有害事象を生ずる可能性がより高まる．根治を目的としない，緩和治療である場合には総線量は比較的低く設定されるため，大きな副作用を生じる可能性はより少なくなる．

図2-6 ● 分割照射の原理

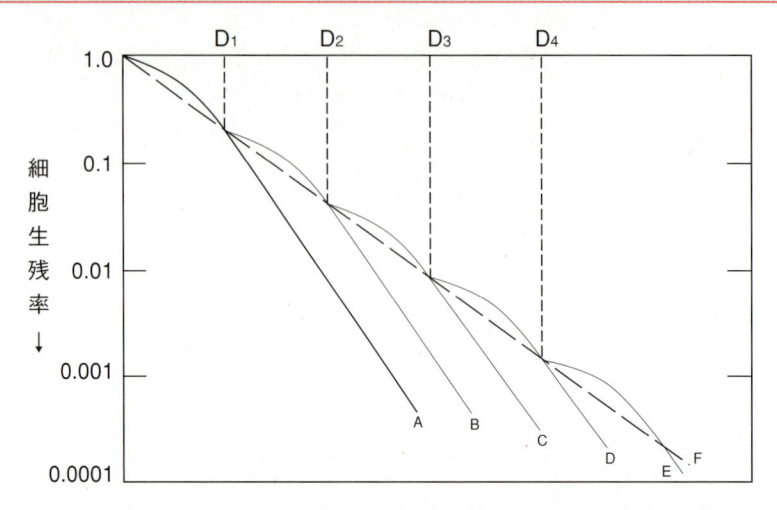

注：少量の分割照射の繰り返しにより正常細胞の損傷を抑えながら腫瘍に大線量を投与できる．

C 急性反応と遅発性反応

　放射線治療期間中から直後に生じ，通常一過性であるものを急性反応もしくは急性期有害事象とよぶ．それに対して照射開始後数か月から数年以降に遅れて出現し，長期間持続する可能性のあるものを遅発性反応または慢性期有害事象とよぶ．症状の出現時期によって急性反応と遅発性反応を便宜上区別するが，照射開始後90日を急性と遅発性のおおむねの境界とすることが多い．

　限局腫瘍に根治目的の治療を行う場合には，腫瘍の組織型によっては高線量の治療を行うことが多い．この場合，たとえ治療中に皮膚炎・粘膜炎など一過性の急性反応がやや強く出現した場合でも，治療効果の低下を避けるために，なるべく休止せずに照射を続けることが基本となる．照射続行を最優先した症状や治療目的に応じた対症療法・生活指導が重要となる．一方で根治が期待できず，疼痛などの症状に対する治療の場合には照射野が限定され，総線量も一般に低いため急性反応は軽度にとどまり，特別な注意は要さない場合が多い．

　急性反応の特徴としては通常照射開始後1～3週間で生じ，線量増加とともに症状が増強する．急性反応は基本的に照射期間中は持続する．照射野縮小に伴い照射後半に症状が軽快することもある．急性反応は治療終了数週間で自然軽快することが多く，適切な対症療法や生活指導を行えば症状を緩和させられる．逆に，不適切に対処すると急性反応をかえって増強

させてしまうことがある．患者に対して照射部位と線量に応じた処置を行うとともに生活上の注意点を守るよう指導していく必要がある．

　化学療法の後に放射線治療を行う，もしくは同時併用の場合には副作用も増強することが多く，かつ治癒が遷延しやすいため治療経過には細心の注意を必要とする．特に広汎な造血骨髄への照射と化学療法の同時併用の場合には，顕著な好中球減少が生じやすく，採血結果と併せて熱型や感染徴候の有無に厳重な注意が必要である．そのほか，放射線治療の影響が修飾されるものとして，疾患では膠原病（強皮症など）および糖尿病，ある種の遺伝性疾患のほか，ある種の併用のサプリメントなどがある．糖尿病は近年，成人の10人に1人の割合にまで増加しているので配慮が必要である．

　重度の遅発性反応が生じた場合には自然軽快が期待できない場合があるため，特に長期間の予後が期待できる根治治療の場合に，放射線治療医は正常組織の耐容限度に細心の注意を払って治療計画を行う必要がある．

　根治的放射線治療の適応となる代表的な疾患に対して放射線治療を行った場合に生ずる可能性のある急性・遅発性の有害事象について**図2-7**に示す．進行期・再発症例が放射線治療の対象とされることも多い．放射線治療の有害事象と鑑別を要する腫瘍関連症状について**表2-5**に示す．正常組織の遅発性有害反応と耐容線量について**表2-6**に示す．

　放射線治療の有害事象を予測するには，まず照射野の3次元的な広がりと線量を確認することが重要である．線量分布図が作成されている場合に

図2-7● 急性・遅発性の有害事象

頭頸部腫瘍

肺癌：
放射線食道炎，放射線肺臓炎，
放射線皮膚炎，骨髄抑制

食道癌：
放射線食道炎，放射線皮膚炎，
骨髄抑制，放射線肺臓炎

膵癌
急性期：放射線宿酔，放射線胃炎，
放射線腸炎，肝・腎機能障害

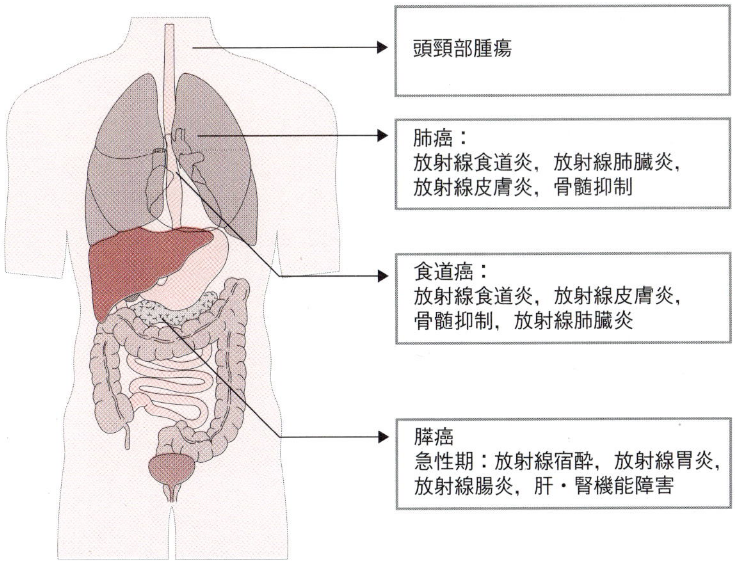

表2-5 ● 代表的な放射線治療部位と急性・遅発性反応

放射線治療部位	急性	遅発性	鑑別を要する腫瘍関連症状
脳（原発性・転移性）	脳浮腫（頭痛，悪心，めまい），放射線宿酔（悪心，全身倦怠感），脱毛，頭皮皮膚炎（発赤～色素沈着），中耳炎（聴力低下・耳違和感，耳漏），結膜炎	放射線脳壊死（頭痛，悪心，痙攣発作，部位に応じた神経症状，精神活動の低下，精神発達遅延〔小児〕），視神経障害（視力低下，視野障害，失明），中耳・聴神経障害（聴力低下），白内障（視力低下），網膜症（視力低下），下垂体機能低下（甲状腺機能低下などホルモン欠乏症状），成長障害〔小児〕	腫瘍増大による頭蓋内圧亢進，髄膜播種，腫瘍内出血，それらに伴う脳浮腫
頭頸部	全般：放射線皮膚炎，放射線粘膜炎（粘膜痛，嚥下時痛，嗄声，味覚低下，粘膜浮腫，鼻閉，粘膜出血） 唾液腺：口腔乾燥（唾液分泌低下） 眼球：結膜炎・角膜炎（充血，眼痛，ドライアイ） 鼻涙管炎：流涙・眼脂 聴器：中耳炎（聴力低下・耳違和感，耳鳴，耳漏），外耳道炎（聴力低下，耳漏）	皮膚萎縮，皮下組織線維化，口腔乾燥，歯肉萎縮，う歯，歯牙脱落，嚥下時違和感，嗄声，白内障（視力低下），顎骨壊死，開口障害，顎関節症	癌性疼痛，腫瘍出血，腫瘍縮小に伴う潰瘍・疼痛，局所の感染
肺	放射線食道炎（嚥下時痛，嚥下困難），放射線皮膚炎，放射線肺臓炎（微熱・空咳，呼吸困難），骨髄抑制（白血球・血小板低下，貧血）	放射線肺線維症，心膜炎（心嚢水，胸水），胸膜炎（胸水），肋骨骨折	腫瘍増大に伴う肺炎，気道狭窄，無気肺
食道	放射線食道炎（嚥下時痛，嚥下困難），放射線皮膚炎，骨髄抑制（白血球・血小板低下，貧血），放射線肺臓炎（微熱・空咳，呼吸困難）	放射線肺線維症，心膜炎（心嚢水，胸水），胸膜炎（胸水），心筋梗塞，肋骨骨折	食道狭窄，食道潰瘍，食道穿孔，誤嚥性肺炎，食道気管支瘻に伴う肺炎
乳腺	放射線皮膚炎，乳房浮腫，放射線肺臓炎（症状を伴うものはまれ）	上肢のリンパ浮腫（腋窩が照射された場合），乳房線維化，放射線肺線維症，心膜炎・心筋梗塞（左側乳癌），肋骨骨折	胸壁再発，温存乳房の炎症性乳癌様再発，術後創感染
膵	放射線宿酔（倦怠感，食欲低下，悪心），放射線腸炎（下痢，腹痛），放射線胃炎（腹痛，膨満感，悪心）	胃・十二指腸潰瘍（腹痛，出血），消化管出血（下血）	癌性疼痛，腫瘍増大に伴う十二指腸狭窄，閉塞性黄疸，消化不良症（膵液分泌障害）
子宮	放射線宿酔，放射線腸炎（下痢，腹痛，食欲低下），放射線膀胱炎（頻尿・排尿時痛），肛門粘膜炎（排便時痛・出血）	直腸出血，膀胱出血，放射線腸炎（下痢），小腸狭窄・イレウス，骨盤骨折，下肢リンパ浮腫	腫瘍出血，リンパ節への再発に伴う下肢リンパ浮腫
前立腺	放射線尿道炎・膀胱炎（排尿時痛，尿線細小・頻尿・尿意逼迫），放射線腸炎（下痢），肛門粘膜炎（排便時痛・出血）	直腸出血，膀胱出血，尿道狭窄，膀胱萎縮（頻尿）	血尿，尿閉，尿道出血
直腸・肛門	肛門粘膜炎（排便時痛・出血），放射線宿酔（倦怠感，食欲低下，悪心），放射線腸炎（下痢），放射線膀胱炎（頻尿・尿意逼迫），放射線皮膚炎	直腸出血，膀胱出血，小腸狭窄，イレウス，骨盤骨折	直腸出血，直腸・肛門狭窄症状
骨（転移性）	放射線皮膚炎，放射線食道炎（嚥下時痛／胸部），放射線腸炎（下痢／腹部）	骨粗鬆症・病的骨折	急性期浮腫に伴う疼痛増悪，病的骨折，腫瘍の脊髄圧迫に伴う疼痛・麻痺

表2-6 ● 正常組織の遅発性有害反応と耐容線量

器官	有害反応	最小耐容線量(Gy)[1]	最大耐容線量(Gy)[2]	照射範囲
皮膚	皮膚炎，線維化	55	70	100cm²
		70	—	10cm²
頭頸部				
口腔・咽頭	粘膜炎，潰瘍	60	75	50cm²
唾液腺	口内乾燥	32	46	50cm²
眼　網膜	網膜炎，失明	45	65	全体
角膜	角膜炎	50	60	全体
水晶体	白内障	10	60	全体，一部
耳　中耳	慢性中耳炎	55	18	全体
内耳	メニエール症状	60	65	全体
下垂体	機能低下	45	70	全体
甲状腺	機能低下	45	200	全体
脳	梗塞，壊死	45	150	全体
		60	75	1/3
脊髄	梗塞，壊死	50	70	10cm
			70	
胸部				
食道	食道炎，潰瘍	55	68	75cm²
心	心膜炎，汎心炎	45	55	60%
肺	放射線肺炎	30	40	100cm²
		17.5	24.5	全体
乳腺（小児）	発育停止	10	15	全体
（成人）	萎縮，壊死	>50	>100	全体
腹部				
胃	潰瘍，出血	45	55	100cm²
小腸	潰瘍，出血	45	55	400cm²
結腸	潰瘍，狭窄，孔	55	65	100cm²
直腸	潰瘍，狭窄	60	80	100cm²
肝	放射線肝炎	30	40	全体
腎	放射線腎炎	23	28	全体
		30	40	2/3
膀胱	萎縮	65	80	全体
尿管	狭窄	75	180	5〜10cm²
精巣	不妊	1	2	全体
卵巣	不妊	2〜3	6.25〜12	全体
胎児	死	2	4	全体
子宮	壊死	>100	>200	全体
腟	潰瘍	>100	>200	全体
その他				
末梢神経	神経炎	60	100	10cm
下顎骨関節部	開口障害	60	72	
肋骨	病的骨折	50	65	
大腿骨頭	壊死	52	65	
骨，軟骨（小児）	発育停止	10	30	全体，一部
骨髄	無形成，機能低下	2.5	4.5	全骨髄
		30	40	部分的
筋肉（小児）	萎縮	20〜30	40〜50	全体
筋肉（成人）	線維化	60	80	全体
関節軟骨	変性	>500	>500	関節腔
大血管	硬化	>80	>100	10cm²
リンパ節，リンパ管	萎縮，硬化	50	>70	全リンパ節

注：1) 5年以内に2〜5％の頻度で障害が起こる線量（TD5/5）
　　2) 5年以内に25〜50％の頻度で障害が起こる線量（TD50/5）

(Emamiによる)

は確認して，特に高線量域の広がりに注意する．原則的に放射線の副作用は，照射範囲以外には生じることはない．例外的には広範囲の照射で，やや顕著な宿酔や倦怠感を生じる場合があるほか，広範囲の骨髄照射により血球減少をきたす場合がある．

3 放射線治療実施までのプロセス

A 放射線治療の適応の決定

1 治療方針の決定

治療方針を決定するには，原発巣や病理学的診断，進行期（ステージ）の診断，患者の身体的状況（年齢，全身状態，臓器機能）および合併症や既往症が考慮される．腫瘍そのものは早期で手術可能であっても，合併症により臓器機能が十分でなければ手術は困難であり，放射線治療が選択されることはしばしばある．

そして何よりも重要とされるのが本人の希望であり，そのためにもインフォームドコンセントが十分に行われる必要がある．その際に，医療者は患者の気持ちを理解しようとする姿勢をもち，必要に応じ患者の質問に答える時間を配慮する．患者が病気とからだの状況を把握し受容したうえで，自らが納得できる選択を行えるような環境を整えることも医療者の役割である．

2 根治的治療と緩和的治療

放射線治療には根治的治療と緩和的治療がある．わが国で悪性腫瘍の治療に放射線治療が関与する割合は2～3割とされるが，米国では6割を超える．放射線治療は，①臓器の"働き"や"かたち"を保ちつつ局所制御が可能である，②手術や化学療法の併用でよりよい治療効果が得られる可能性を有する，③副作用の少ない癌治療として手術や化学療法が困難な症例でも実施可能である，④根治的治療より緩和的治療まで幅広い応用範囲を有する，⑤経済的な癌治療である，という特徴をもつ．

治療の選択において，根治的治療は転移のない悪性腫瘍に対し局所を制御することにより根治を目指すことを目的にしている．腫瘍の組織型や大きさおよび環境（酸素化の状況など）により根治照射に必要な線量が影響を受けるが，一方で患者の身体的状況（年齢，全身状態，臓器機能）および合併症や既往症および病巣と周囲の正常組織との関係で使用できる放射

線治療の治療方法や総線量が影響を受けるため，根治照射の可能性については個々の症例での検討が必要となる．

緩和的治療においては，様々な症状や状態に対し放射線治療は有効である．代表的な緩和的放射線治療の例は，頭頸部腫瘍（疼痛，嚥下困難，出血），食道癌（嚥下困難），肺癌（咳嗽，血痰，呼吸困難，疼痛），直腸癌（疼痛，下血），子宮頸癌・体癌（疼痛，下血），転移性骨腫瘍（疼痛，骨折，神経症状），転移性脳腫瘍（神経症状，脳圧亢進症状）と，すべての悪性腫瘍でその適応があり，良性腫瘍でも同様に治療の可能性を有する．

緩和的放射線治療では，短期間での効果を期待するshort term palliationが代表的であり，迅速かつ効果的な治療を目指し，急性有害事象は最小限となるよう工夫する．転移性骨腫瘍に対する1回照射に代表される短期治療スケジュールが計画される．しかし，緩和的放射線治療であっても長期的な効果を期待するradical palliationという考え方も存在する．たとえば，経過が長い甲状腺癌の骨転移に対する緩和的放射線治療では，より持続的な効果が必要となる．より高い総線量を通常分割照射により根治的治療同様の期間にわたり照射するような放射線治療が計画される．さらに，病巣の出現や症状を予防する目的で実施するprophylactic palliationという治療選択も存在する．

このように，放射線治療においても治療の適応は様々であり，根治目的，緩和目的ともに状況により，放射線治療方法や総線量，治療期間，有害事象など考慮すべき項目が多く存在する．放射線治療にかかわる医療者は，これらの適応の決定にかかわる因子をよく理解しておく必要がある．

B 放射線治療計画とクリニカルパス

治療決定から治療開始までに，数日から1週間かけて，一人ひとりの患者の治療を進めるための準備をしていく．以下に外部照射法の一般的な治療計画を示す．

1 診察・検査

検査結果をもとに放射線治療の適応を判断する．また実際の治療の場面では，一定の安静体位が求められるため，毎日同じ体位ができるか身体状況の確認も行う．

2 治療方針の決定とインフォームドコンセント

治療目的を確認し，放射線単独か，手術や化学療法を併用するのかを決定する．患者・家族に治療の目的や期待できる効果，予測される有害反応

(副作用)の説明を行う．

3 固定具の準備

部位によっては（特に頭頸部），からだの微妙なずれが治療効果に影響を与えるため，固定具（シェル*）を作製し体動を制限することがある．固定具は，照射中にからだが動かないようベッドや椅子などに患者のからだを固定するための装具で，主に診療放射線技師が様々な道具（**図2-8, 9**）を用い体位を工夫する．医師が腫瘍の位置と合わせ，全体的な体位の確認が必要なこともある．固定具は，単に頭部の枕をテープやベルトで固定した簡単なものから，ガンマナイフの頭部固定のように頭蓋骨にビスでフレームを外固定する侵襲的なものまで，照射方法や腫瘍の位置，施設によって様々である．看護師は，固定具による患者の苦痛を和らげたり，保温とプライバシーに配慮しながら確実かつ安楽な体位の工夫（抱え枕やタオル類の利用など）を行う（**図2-10**）．

> シェル：合成樹脂製で，加熱して軟らかい状態で体部に密着させ，冷まして形成する．照射の再現性を確保するために毎回装着する．

図2-8●頭頸部の固定具（シェル）

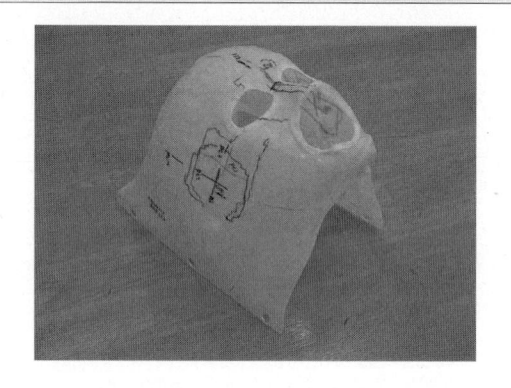

図2-9●道　具

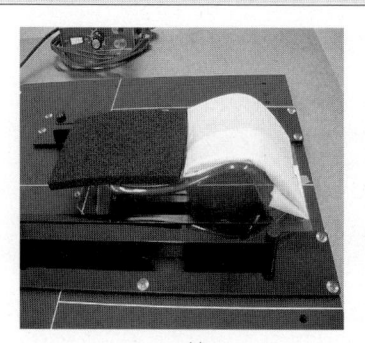

a　枕 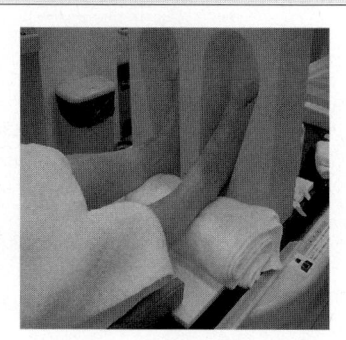　　　　　　b　足置き

図2-10●照射時の固定

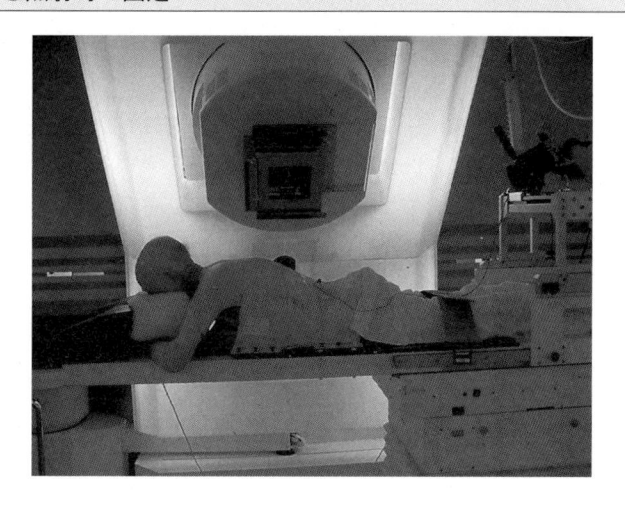

4 治療計画画像の撮影

　治療計画装置で照射線量の計算を行うため，CTあるいはX線透視装置で基本画像の撮影を行う．治療体位での画像が必要なため，固定具を装着し治療時と同様のベッドで同じ姿勢をしての撮影となる．

5 治療計画

　腫瘍と腫瘍以外の正常組織を区別し，腫瘍に投与すべき線量と正常組織に照射される線量を2次元的あるいは最近では3次元的に専用コンピュータを用いてシミュレーションする．腫瘍に十分な線量が照射され，かつ周囲の正常組織には影響が最小限になるように線質（X線，電子線，粒子線など）や照射方法（門数，総線量，分割回数など）を決定する．計画は医師または医学物理士，線量計算士により作成され，看護師は直接的には関与していないが，治療計画画像撮影以降に患者の状態が異なるようなことがあれば再度治療計画画像の撮り直しをする必要があるため，患者の身体状況変化の観察が必要となる．

6 討　　議

　医師，放射線技師，看護師，物理技師でカンファレンスを行い，いくつかの治療計画を比較し，患者の治療方針に最も適した治療計画を採用する．どの部位にどれだけの線量が照射されるのか，等高線を示した線量分布（**図2-11**）を用いて検討する．その際，患者の既往歴，現病歴に注意し，また，無理な姿勢を強いていないか，期待される効果と有害事象を各職種の立場から検討し，安全・確実な治療計画をチーム医療の成果として採用

図2-11● CTとMRIの合成画像による頭頸部の線量分布

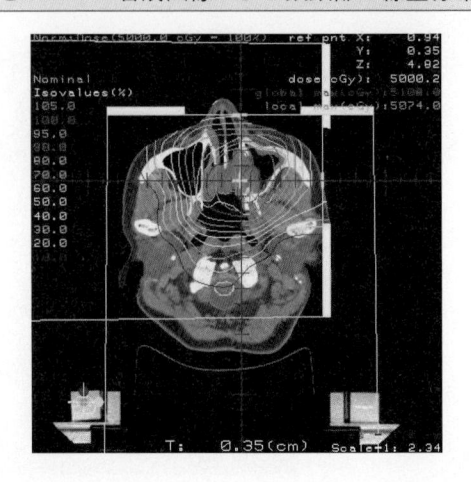

する．

7 位置決め

　治療計画をもとに治療と同じ体位をとり，固定具や皮膚に直接マーキングして，毎回同じ位置に照射できるように目印をつける（**図2-12**）．

8 具体的治療方法の説明とオリエンテーション

　放射線治療では，有害反応（副作用）を最小限にして，決められた治療を最後まで受けることが目標となる．そのため患者には，検査・治療の必要性を理解し，セルフケアを最大限に発揮しながら主体的に治療に取り組

図2-12● 位置決め

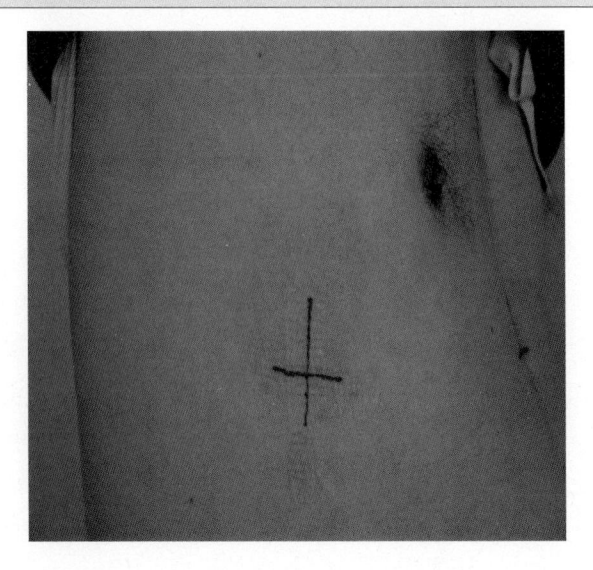

むことが必要となる．また医師，看護師，薬剤師，放射線技師など治療にかかわる医療者は，同じ目標に向かってより安全で円滑に検査・治療を実施していくことが求められる．

　放射線治療の現場では，検査や治療行為の全体像が把握でき，患者自身が心の準備や注意点，実行しなければならないセルフケアを把握しながら検査・治療を受けられるようクリニカルパスを使用している施設が増えてきた．兵庫県立粒子線医療センターで用いられているクリニカルパスを紹介する（**図2-13**）．

C 放射線治療の実施（治療装置とQA/QC）

　実際の治療を行うにあたり，照射（治療）装置および照射方法の違いと，その精度管理（quality assurance；QA／quality control；QC）の必要性について述べる．

1 体外照射装置

　体外照射装置（external beam radiation therapy；EBRT）とは，からだの外側から体内の腫瘍に向けて照射する装置の総称で，現在，最も多く使用されているのはリニアック（lineac：linear accelerator．ライナックともいう）である．このリニアック（**図2-14**）から照射される放射線は，超高エネルギーのX線と電子線である．

　近年の高エネルギー照射装置にはマルチリーフコリメータ（**図2-15**）が装着され，標的である腫瘍の形にトリミングできるようになっている．また装置本体はあらゆる方向から体軸に垂直にビームが入射できるよう回転する．

　照射法は，放射線が出ているときに装置本体が固定されているか，動いているかによって固定照射，運動照射に分けられる．固定照射として，1門照射は1方向からのみの照射で，表在性腫瘍や骨（脊椎）に適用されるほか，術中照射では1門で電子線の大線量を投与することになる．そのほか，深部腫瘍に対しては，周囲の正常組織の線量を低減するため，できるだけ多くの方向（多門）から照射するよう治療計画者は心がけている．近年の技術の進歩により，種々の高精度放射線治療が開発されている．

　治療開始までに，患者の照射位置を決める必要がある．位置決め装置（シミュレータ）により行う．X線透視によるものとCTによるものがある（**図2-16**）．次いで，放射線治療計画装置（**図2-17**）とよばれるコンピュータで演算を行い，ビームの方向や適切な線量分布かどうかを決める．

図2-13 ● 兵庫県立粒子線医療センターにおけるクリニカルパス（肺癌の炭素線治療用）

		当日	1日後	2日後	3日後	
照射治療		□パス開始				
検査		□動脈血ガス　□採血	□胸部X線			
		□肺機能　□心電図	□肺CTS □肺透視			
		□肺単純CT　□固定具作成				
医師						
投薬						
注射						
処置						
カルテ						
経過一覧表						
医療者による説明		□治療スケジュールの説明（医師）			□治療についての説明（医師）	
その他		□皮膚写真撮影			□同意書受け取り	
看護		治療への準備が順調に進められるようにお手伝いさせていただきます． 検査の目的や注意点を説明させていただきます．わからないことはお尋ねください．				
目標		治療の流れについてわかる	→	→	→	
		治療を受ける準備ができる	→	→	→	
		気になることは何らかの形で解決できる	→	→	→	
測定	体温					
	脈拍					
	血圧					
症状に気をつけてください	咳が出る					
	安静時息切れ					
	動くと息切れ					
	痰が出る					
	皮膚が赤い					
	皮膚がかゆい					
	他症状記入					
日常生活の注意点		・手洗い・うがいを励行し，風邪などひかないように注意してください． ・バランスのよい食事を心がけてください． ・たばこやお酒は控えましょう． ・十分に睡眠をとって体調を整えておきましょう．				

4日後	5日後	6日後	7日後	8日後	9日後
□リハーサル（位置決め）	□照射1	□照射2	□照射3	□照射4終了	退院
	□PET	□PET		□肺単純CT	
				□採血	
□治療棟の説明（放射線技師）					□治療終了時説明（医師）
□同意書提出					
□予測される副作用と予防の説明					□看護師による退院指導
→	順調に治療を受けることができる	→	→	→	・退院後しばらくは症状の観察を続けてください． ・退院後も感染予防のため，うがい・手洗いを励行しましょう． ・現在の症状は次第に軽減していきますが，しばらくは観察を続けてください． ・咳，痰，発熱などの症状があれば受診してください．
→	身体の変化を観察でき，医療者に報告できる	→	→	→	
→	指導を受けたことを行うことができる	→	→	→	
	気になることは何らかの形で解決できる	→	→	→	
	体温				
	脈拍				
	血圧				
	咳が出る				
	安静時息切れ				
	動くと息切れ				
	痰が出る				
	皮膚が赤い				
	皮膚がかゆい				
	他症状記入				
	・入浴やシャワーは可能です． ・照射部の皮膚はこすらないでください．（マーキングは消さないでください） ・生活上の制限はありません．				

3 放射線治療実施までのプロセス

図2-14●リニアック

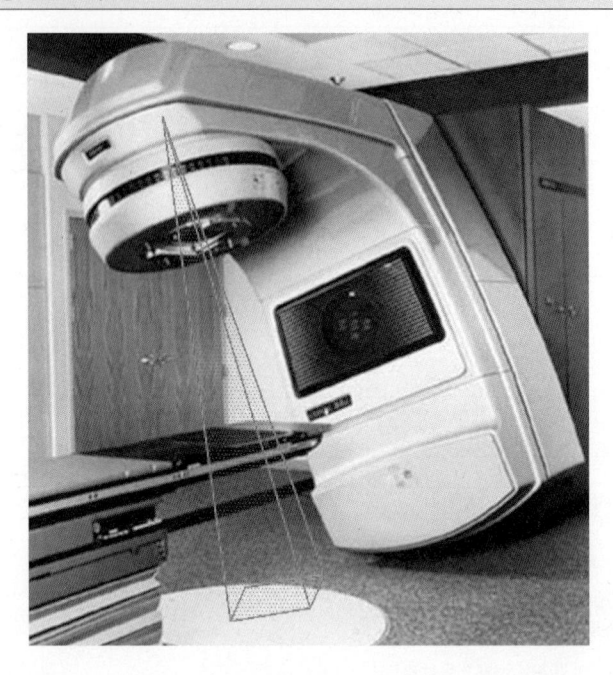

図2-15●マルチリーフコリメータ

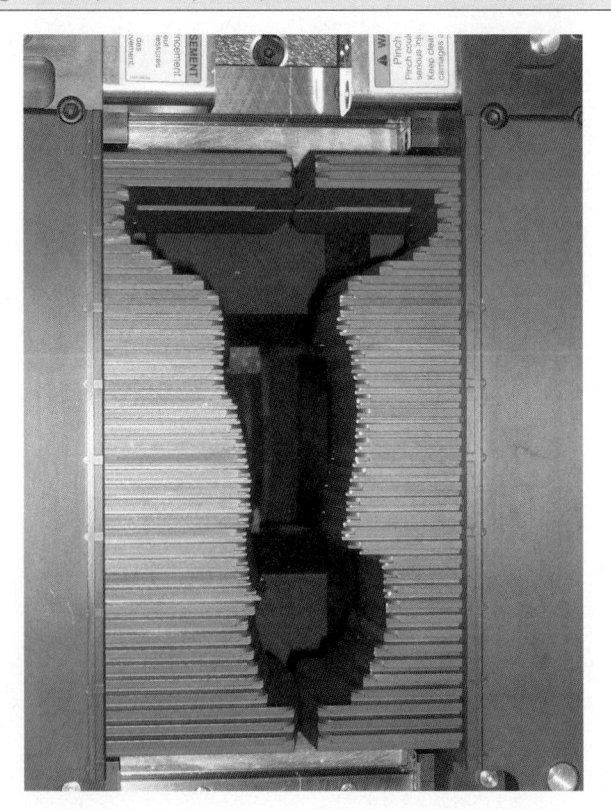

図2-16 ● CTシミュレータ

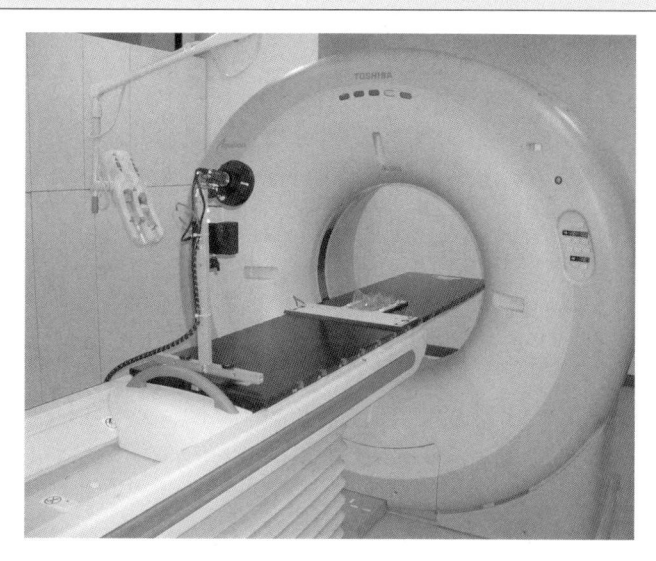

図2-17 ● 放射線治療計画装置

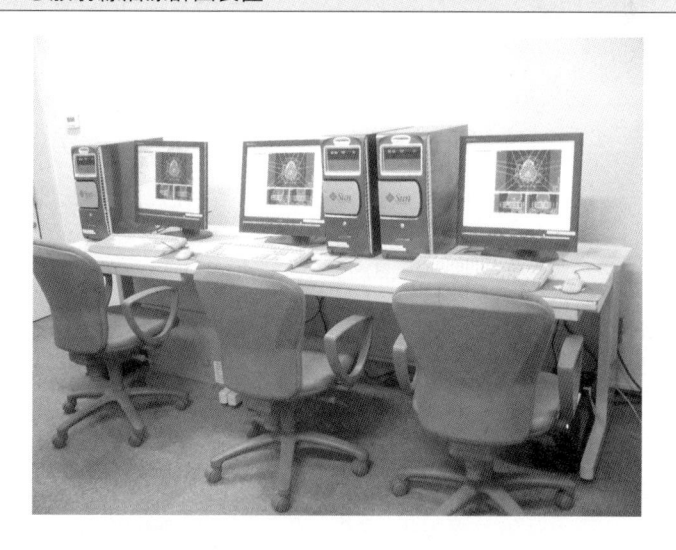

2 精度管理の重要性

　放射線治療の原則は，腫瘍部に線量をできるだけ均一に集中させ，周囲の正常組織にはできる限り照射されないような照射方法を選択することである．一般的には±5％以内の精度で照射するのが望ましいといわれており，国内外で指標が定められている．

　体外照射の位置確認手段として，初回治療時あるいは直近のそれ以前に，治療計画部位との整合を確認するためのポータルグラフィー（portal graphy　照準撮影）が撮影され，フィルムカンファレンスなどにより放射

線腫瘍医，治療専門技師，医学物理士らで幾何学的検証がなされる．これ以降の治療時間は毎回，ほぼ10～15分程度であるが，初回治療時間は30～60分程度かかる．

1）装置出力管理

体外照射は評価点に指示されたとおりの線量が照射されている必要がある．どの治療においても±5％の範囲に収まっている必要がある．

リニアックは装置の構造上，2系統の線量計による出力制御機構をもっている．これらの正確性を毎週確認し，±2％（X線）・±3％（電子線）以内にないときには校正するよう，各指標により推奨されている．なお，確認用の線量計システムは本邦のトレーサビリティー（追跡可能性）にて校正された絶対測定が可能であるシステムの使用が必須である．

2）幾何学的管理

リニアックなどにおける体外照射の場合，体内の腫瘍に対し位置設定のための指標は体表面につけたマークのみで，患者自体の臓器の動き，呼吸による移動，毎回の設定時の誤差など様々な要素で2％程度の抑制不可能な誤差が内在する．そのため，ガントリー，治療寝台など装置本体に関連する幾何学的誤差を可能な限り抑制しなければならない．

3 小線源治療装置

密封小線源治療（brachytherapy）は1919年にルゴー（Regaud, C.）によってその基礎が築かれ，1932年，パターソン（Paterson, R.）によって，ラジウム^{226}Raを用いた放射線治療は実用化された．リニアックなどの高エネルギー放射線治療の普及により，密封小線源による治療は一時減少したが，安全性と術者の被曝を減少させるために，1963年，ヘンシュケ（Henschke, U.K., 米国）による線源の後充填法の考案，さらに，翌1964年，遠隔操作式高線量率腔内照射法（remote controlled afterloading system；RALS）が考案されたことにより，現在も多くの施設で利用されている．照射法として，表面照射法（モールド照射法），組織内照射法，腔内照射法の3つの方法がある．

1）表在治療

表在治療（surface）とは，腫瘍の表面に小線源を密着して照射する方法であり，1mm以下の表在性の病変に対しては，^{90}Sr-^{90}Yの平板状β線源が用いられる．また皮膚癌，口唇癌，歯肉や硬口蓋などの部位で5mm程度の腫瘍に対しては歯科用コンパウンドなどを利用してモールドを作り，そ

の内部や表面に，^{198}Au，^{192}Irなどの線源を配置し，γ線を利用して治療が行われる．

2）腔内照射

腔内照射（intracavitary radiation therapy；ICRT）とは，体腔内にアプリケータを挿入して行う治療法で，低線量率（low dose rate；LDR；約1 cGy/秒）と高線量率（high dose rate；HDR：約10～100cGy/秒）腔内照射に分けられる．子宮頸部，子宮体部，腟部，直腸，肛門，上顎洞，食道などがその対象部位であり，特に子宮頸癌への利用頻度が高く治療法も標準化されている．現在，多くの施設にて使用されているのは^{192}IrのHDR装置（図2-18）である．

3）組織内照射

腫瘍部に線源を直接刺入し照射する組織内照射（interstitial radiation therapy；ISRT）には，γ線源の^{226}Ra針が最も多く用いられていたが，最近では，^{137}Cs針が多く利用されるようになった．また後充填法の線源とし

図2-18●HDR装置

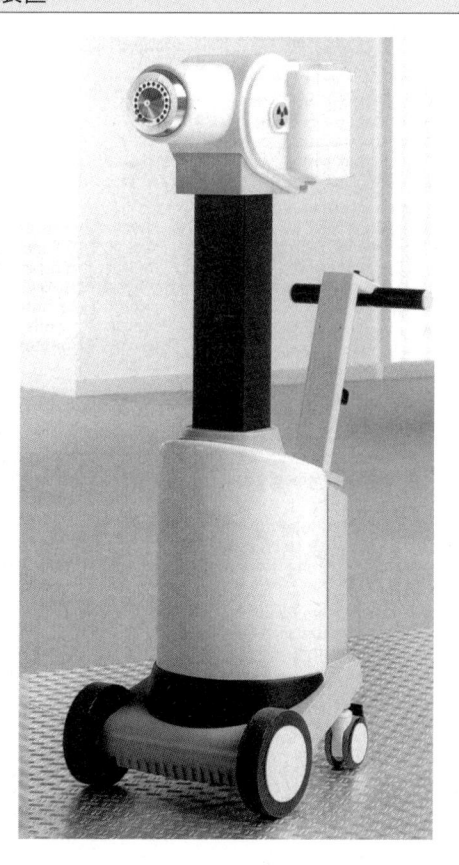

ては，^{192}Ir針金状シードアセンブリが用いられている．その他の線源としては60Co，198Au，125Iなどが利用されているが，半減期の短いものは永久刺入法，また半減期の長いものは，一時的刺入法による治療が一般的である．線源の形は長さ2～6 cmの針状のものが基本であるが，柔軟性のあるもの，粒状線源で用いられるものなど様々あり，それぞれに適した挿入用の器具なども工夫され，舌，口腔底などの腔内の癌に多く利用されている．腫瘍に直接小線源を刺入するために確実に高線量が与えられ，周囲の健常組織への被曝が少ないなどの利点があるが，組織内照射は高度な技術を必要とし，術者，介護者の被曝の問題，治療中の患者の専用病棟での管理の必要などもあり，最近では行う病院が減少している．

4）小線源治療の精度管理

小線源治療においても線量・幾何学条件の精度管理は必要である．RALSにおいても線源強度測定にて2％以下の精度確認が必要である．HDR装置では滞留時間で0.1 sec単位の精度が要求さる．RALSにおいても幾何学条件は0.1 mm単位での精度が要求される．最低3か月ごとの線源交換時に，出力線量管理とともに実施されるべきである．

4 放射線治療時のケア

放射線治療は，適応疾患も多岐にわたり，治療目的も根治，再発予防，対症療法と幅広い．それぞれにおいて，患者自身の病状や，家族を含む環境や，心理的問題は様々である．看護師は，これらを踏まえたうえで，放射線治療を受ける患者をサポートしていく必要がある．そして，患者の照射部位と照射方法，さらに患者の個別性に合わせたケアが求められる．以下に患者ケアに必要な知識と具体的な看護介入について述べる．

A 不安軽減のための看護介入

看護師は，患者が放射線治療に対しどのような不安を抱いているのかモニターし，介入していく必要がある．

放射線治療を受ける患者の不安（癌という病気そのものに対する不安だけではない）には，
　①放射線に対する知識不足がもたらす不安
　②治療装置に対する不安，照射中の孤独感
　③副作用に対する不安

などがあげられる.

　被爆国であるため,放射線治療に対し原爆と同じイメージを抱き,漠然とした不安をもつ患者も多い.放射線治療の特徴(**表2-7**)を説明し,放射線治療に対する誤解(**表2-8**)を解くことも必要である.

　治療環境に対する不安(**表2-9, 10**)は,患者自身が日々の照射経験を重ねることと,医療スタッフとのラポール*を構築することで,早期に解決することが多いが,どれだけ早期に不安から回避できるかは,かかわる看護師のコミュニケーション技術とコーディネート能力が大きく影響する.

　副作用に対する不安に対しても看護師の積極的な介入(**表2-11**)により

ラポール:医療スタッフと患者や家族間での良好な意思の疎通

表2-7 ● 放射線治療の特徴

①腫瘍に対する優れた効果
②侵襲が小さく治療適応の制限が少ない
③機能と形態の温存
④放射線治療は歴史も長く確立された治療である
⑤治療で用いられる放射線の多くは,診断でも用いられているX線である
⑥治療機器の進歩とともに物理工学やコンピュータ技術の飛躍的進歩が照射に導入され,腫瘍に限局し,正常組織へのダメージを最小限にするための工夫がなされている

＊わかりやすい言葉で説明することが必要である.

表2-8 ● 放射線治療に対する誤解

①熱い,焼けるといった誤ったイメージ
②自分が放射線治療を受けることで,周囲の家族なども被曝する
　(孫を抱けない.洗濯物は分けて洗うなど)

＊正しい知識の提供が不安の軽減につながる.

表2-9 ● 治療環境に対する不安

①約10トンの巨大な装置
②治療台が高くなること
③治療室が暗くなること
④ガントリーの回転や装置の音
⑤照射中一人になる孤独感

＊恐怖感を抱かせぬよう事前の説明が必要である.

表2-10 ● 治療環境についての不安が,説明後も強い患者への対応

①治療風景を写真やスライドで見せる.治療室の見学
②治療室担当技師へ状況を申し送る
②看護師も治療に付き添う

4 放射線治療時のケア

表2-11 ● 副作用に対する不安への対応

①放射線治療の急性期の副作用の多くは，一時的で回復可能なものが多い
②日常生活を注意して過ごすことにより，副作用の出現を減少させたり，症状を緩和したりすることを伝えたうえで，照射部位に合わせた患者指導
③副作用症状には個人差があり，起こりうる副作用のすべてが，患者自身に出現するとは限らないことも付け加えておく
④治療開始後も，副作用症状と患者の精神状態をモニターし，予定どおり治療が終えられるようサポートしていく

不安が緩和されることが多い．

患者の不安への介入は，治療開始時のみならず，治療期間中から終了時，その後の経過観察中に至るまで継続的に行われなければならない．長い治療期間が終わると，患者はほっとするであろうととらえがちであるが，この時期に再発や死に対する不安を抱き，抑うつ状態となる患者が多いという．これは治療を受けているという安心感や治療部門スタッフとの間に構築された信頼関係，そして綿密な観察による安堵感などを放射線治療終了とともに失ってしまうと感じる患者が多いためかもしれない．看護師はこのような患者の複雑な心情をくみ取り，患者のメンタルケアを怠ってはならないと考える（**表2-11**）．

B 副作用の予防法と対処法

放射線治療の副作用のなかには，発生する前からの予防的ケアにより，未然に防いだり，症状を軽度に抑えることが可能なものがある．これらに対し看護師が正しい知識をもち，患者に理解を促すことで副作用の軽減につながる．すなわち，適切な指導が行われないと，予防可能な副作用が予防できなかったり，不必要に症状が悪化してしまい，患者に不利益が生ずる．かかわる看護師の予防や対処法についての知識の深さにより，患者の副作用の出現頻度や程度が変わってくるのである．重篤な副作用が出現すると，照射を中断もしくは中止せざるを得ない場合もある．治療効果の面からも，副作用に対する看護師の積極的な介入が不可欠である．

このように，患者の予後へも影響しかねない副作用の予防と適切なケアにおいて，看護師の果たす役割は大きい．たとえば，照射部位および副作用の症状別に作成したパンフレットを使用し，個別のオリエンテーションを施行するなどもその一つである．また，治療開始後は診察や治療の介助とともに，副作用のモニタリングや症状に応じた看護介入を行い，放射線治療を完遂できるようにサポートすることも大切である．

C 治療開始時のオリエンテーション

インフォームドコンセント（IC）後，治療計画する前後で，治療開始時オリエンテーションが行われる．これは，患者が，治療を受けるに際しての注意事項と副作用症状に関する知識を得て，予防的ケアの必要性を理解したうえで，治療に積極的に参加することを主な目的としている．外来・入院に共通するのは，インフォームドコンセント時にくみ上げきれなかった患者・家族の疑問や不安に応え，今回の治療の目的や，治療選択の意思決定を再確認することも目的の一つである．オリエンテーションを行う際の注意事項は，患者や家族の理解度に合わせて進める必要があるということである．患者の個別性に合わせてどのレベルまで教育可能か判断し，場合によっては1回の説明で終えるのではなく数回に分けて説明したほうがよい場合もある．また，口頭の説明だけでは時間の経過とともに指導された内容が薄れてしまう場合もあるため，パンフレットの使用が効果的である．たとえば，現在照射部位および副作用の種類別に作成されたパンフレットを用意し，患者の照射部位に合わせて選択し，活用するという方法もある．

放射線治療の急性期の副作用の多くは一時的で回復可能なものが多い．日常生活を注意して過ごすことにより，副作用の出現を減少させたり，症状を緩和したりすることができる．副作用症状には個人差があり，起こりうる副作用のすべてが，患者自身に出現するとは限らないことも付け加えておく．また，円滑に治療を施行するために，からだに付けたマーキングを，消さないよう指導することが重要である．さらに，治療室の照射台上で患者が体動することは，計画に沿った治療を困難にするのみでなく，治療台から落下するなどの危険に直結するため，患者本人の協力が必要であると説明する．

D 治療中と治療後のケア

治療中は，治療を完遂できるよう積極的な介入が求められる．副作用の症状に合わせたケアを提供し症状軽減に努めるが，照射が続くため症状悪化がやむを得ない場合もある．患者には，症状は治療終了後2〜4週間程度で自然に改善することを説明したうえで，引き続き日常生活の注意事項を守って生活することが症状悪化の予防につながることを指導する．

外来通院で行われている場合は，患者が最後まで通院できるようなサポートも必要である．副作用の程度を予測し，通院が困難となりそうな患者

の場合は，早めの対応が求められる．放射線治療の副作用は，治療の回数が増すにつれゆっくりと出現，次第に増強するのが特徴である．そのため，治療の内容により副作用の出現時期と程度を予測したうえで，通院のサポートが必要になるかどうかの見通しを早めにつけなければならない．治療開始早期までに，患者の通院距離や仕事の有無，家族環境（通院時のサポートが可能か）などについてモニタリングする．サポートが必要になることが予想される場合は，早めにソーシャルワーカーに相談したり，家族への協力を要請しておく．

このような看護師のコーディネート能力が患者の治療完遂の鍵となることも多い．公的援助は年齢や居住地によっても大きく異なる．また，民間のサービスも役立つことが多い．食事や通院のサポートなど，患者の状態に合わせて利用できるサービスを最大限活用し，治療完遂を支えていかなければならない．

治療終了後も2～4週間程度は，副作用を悪化させないように注意しながら生活することが重要となる．したがって，治療終了後も定期的に外来受診し，経過観察を行う必要があることを説明しておかなくてはならない．

E 主な副作用

1 全身性の副作用

1）放射線宿酔

この放射性宿酔は，高エネルギー放射線が人体に照射されることによって起こる．治療開始から2～3日で症状が消失することが多い．だるさ，胸焼け，食欲不振，悪心などを感じて，二日酔い，乗り物酔い，などと表現される．日内変動，週内変動がある．症状は自然に解消されることが多いが，患者のイメージや放射線に対する漠然とした不安が影響している場合もある．特に治療を必要としないことが多いことも含め，患者への十分な説明が重要である．

2）疲労感

疲労感は，放射線宿酔の症状として感じる場合もあるが，治療回数が進んで週の終わり，あるいは終了が近くなった頃に感じる．通院治療患者の場合は通院によるもの，仕事や精神的な疲れ，季節的な要素が含まれて「疲労」として実感することもある．患者へは休息と気分転換の必要性を

説明し，可能ならば，夜間の睡眠の妨げにならない程度の午睡を勧める．

2 照射部位別の副作用

外照射の副作用は照射範囲に含まれる臓器によって出現する症状は異なる．患者に説明する場合には患者が理解しやすい言葉で説明することが重要となる．

1）放射線皮膚炎

(1) 放射線皮膚炎出現の関連因子

放射線皮膚炎の症状は，用いられる放射線の種類とエネルギー，門数，照射部位，照射面積，照射方法，総線量などにより異なる．看護師は，これら関連因子を把握し，起こりうる皮膚炎の程度を予測したうえで患者指導にあたる必要がある．

① 放射線の線種とエネルギー

現在，外照射で多く用いられているのは，X線と電子線（electron）である．

a　X線の特徴

X線はからだを透過し，エネルギーに応じて体表面より数cm深い所で線量が最大となる効果（ビルドアップ効果）が働く（図2-19）．ピークを過ぎた深さでは，吸収は指数的に減退する．さらに，エネルギーが高くなると，ビルドアップ領域は深くなり，皮膚表面の線量は少なくてすむ．一方，エネルギーが低いと，皮膚表面の線量は高くなる．放射線治療を行う

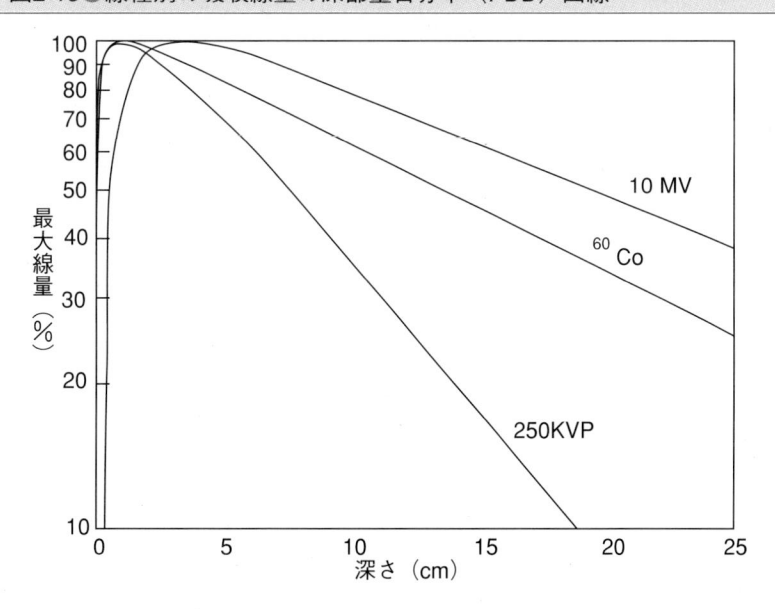

図2-19●線種別の吸収線量の深部量百分率（PDD）曲線

図2-20 ● 電子線の吸収線量の深部量百分率曲線

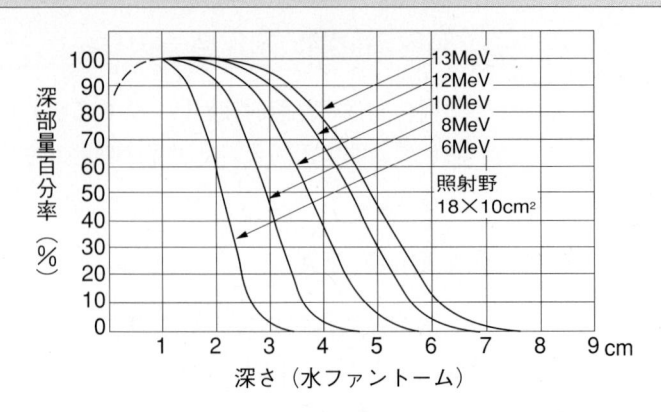

場合，どこに（腫瘍が表在か深在か）治療するかによって，使用するエネルギーを使い分けている．低いエネルギーを用いて治療が行われている場合（表在腫瘍）は，皮膚炎出現リスクが高まるため，注意が必要である．

b 電子線の特徴

電子線はそのエネルギーに従って，到達距離が定まり，それ以上の深さには達しないため，体表面の照射に用いられる．低いエネルギーの電子線は，深部への透過性は低いが皮膚表面での線量が増すため，X線よりも皮膚炎が出現しやすい（図2-20）．

② 門　数

門数とは，何方向から照射を行うのかを表したものである．門数が多くなると，1か所の皮膚の線量は分散されるため，皮膚炎の出現リスクは低くなる．

③ 照射部位

照射部位により，皮膚炎出現リスクは異なる．

擦れやすいため，皮膚炎が起こりやすい部位は，前頸部，肘前面，腋窩部，会陰部である．

衣服による刺激が起こりやすい部位は，頸部，胸部，会陰部である．

④ 照射面積

照射面積が広くなるに従って，皮膚炎の症状は重症化しやすい．

⑤ 照射方法

照射の際用いられるボーラス（組織等価物質）やシェルにて，皮膚炎のリスクは高まるため，注意が必要である．

a ボーラス

ビルドアップ効果により，皮膚表面の線量はピーク部位より低いので，表皮に近い所を治療ターゲットにする際，組織等価の吸収体を皮膚表面に

置く．皮膚線量が高くなるため，皮膚炎が出現しやすい．

　　b　シェル

　頭頸部は患者が無意識に動いてしまいやすい場所であり，固定による治療中の動きの抑制が必要である．また，あごの角度が少し違うだけで頭の位置が容易にずれるため，毎回同じ姿勢を維持することが難しい．これらの理由により，治療体位の固定と再現性の向上を目的とし，頭頸部などの照射の際，シェルを用いている（図2-8参照）．シェルを用いることにより，顔や首など目立つ部位にマーキングしなくてすむというメリットがある．しかし，その反面，シェルがボーラスの作用をするためビルドアップ効果により，皮膚線量が増す．また，シェル自体から散乱線が出るため皮膚線量が増加し，皮膚炎出現リスクが高まる．

　⑥　総線量

　腫瘍の種類や組織型により，治癒可能な線量は異なる．また，正常組織の耐えられる線量は決まっているため，腫瘍の位置（周りの正常組織との位置関係）により，総線量は決められている．さらに，治療目的が根治であるか姑息であるかによっても，総線量は異なる．一般的に，総線量が多いほど，皮膚炎の出現リスクは高くなるため，総線量と門数などを把握し，起こりうる皮膚炎の程度を予測してケアする必要がある．

　⑦　その他

　患者側の関連因子としては，糖尿病や膠原病の既往，抗癌薬の併用，代替療法の併用があげられる．代替療法については，放射線治療の副作用を軽減すると謳われているものも多いが，実際には想定外の強い皮膚炎・粘膜炎の発症の報告もあるので，申告してもらったうえで中止を促す．

(2) 放射線皮膚炎の予防法

　放射線皮膚炎のケアは，何も症状が現れていないうちから予防的に行うことが重要である．予防的ケアの多くは，患者の日常生活の過ごし方に即したものであるため，患者への生活指導は必須である．患者自身が刺激（物理的，化学的）を取り除くことで，皮膚炎症状の程度と進行を最小限にできることを伝え，予防の必要性を理解させる．特に，皮膚炎出現リスクが高い患者については，患者の照射部位とライフスタイルに合わせた細やかな指導を行わねばならない．

　①　皮膚炎出現部位の把握

　マーキング部位にだけ皮膚炎が出現すると考えている患者は非常に多い．X線はからだを透過するため，ビームの出口になっている（背部などの）皮膚にも皮膚炎出現リスクがあることを，患者に理解させる必要がある．さらに多門照射の場合，すべての射入部にマーキングされているわけではないため，どの部位にどの方向から照射されているのかを説明し，照

射野（皮膚炎出現が想定されるところ）の理解を促す．

② **照射部位の保護**
- さわらない．こすらない．爪は短く切っておく．
- テープや湿布など，何も貼らない．高エネルギー輸液（IVH）など照射野内には挿入しない．どうしてもテープを貼用せざるを得ない場合は，剥離時慎重に行う．フィルムドレッシングは手前に引っ張らず，外側に向かって皮膚と平行に引っ張りながら少しずつ剥がす．パッド付きドレッシングなど，紙タイプのテープの場合は，湿らせて粘着力を弱めてから剥がす．ハイドロコロイド剤は厚みがボーラスとなるため，照射部位には使用しない．
- 何も塗らない（塗ることが刺激になったり，散乱線により，皮膚炎の出現リスクが高まるため）．
- 照射野内にアクセサリーをつけない（照射時だけでなく，日常生活においても使用しない）．
- 強い直射日光に当たり過ぎない．

③ **入浴方法**
- お湯の温度は熱過ぎないようにする．
- 長湯，サウナは禁止する（マーキング保護のためにも）．
- 刺激の強い入浴剤の使用は禁止する．
- スキンケアに適した弱酸性の石鹸をよく泡立て，泡を載せたら流す．こすらない．
- からだを拭く際は，優しく押さえて拭く．

④ **衣服，シーツによる刺激の回避**
- 綿やシルク素材の柔らかいものを選ぶ．新品や糊が効き過ぎているものは避ける．
- ガードルやボディスーツ，下着のゴム，ベルトなどは締めつけ過ぎないよう気をつける．
- 縫い目が擦れる場合は，裏返しての使用を勧める．

⑤ **症状出現時の対処法**

ほてりや熱感，かゆみを感じるときは，クーリングを施行してもよいが，保冷剤が物理的刺激とならないよう，柔らかくしたものを使用する（予防効果は明らかでなく，照射野の皮膚は温度刺激に弱いため，熱感やかゆみがある場合のみとする）．クーリングにて症状が軽減しない場合は，放射線治療担当医師・看護師に相談する．

(3) **放射線皮膚炎の出現時のケア**

放射線皮膚炎は，放射線による皮膚障害に加え，日常生活における様々な外的刺激によって起こる．照射が終了すれば時間経過とともに自然に改

善するのが特徴であるが，症状の程度により処置が必要となる場合もある．その際，処置の開始が原因で症状が悪化してしまう場合もあるので，注意が必要である．

看護師は，処置による皮膚への効果と，処置に伴う皮膚への新たな刺激を総合的に判断し，ケア方法を検討しなければならない．症状が出現したからといって，安易に処置を開始すべきではなく，まず皮膚炎悪化要因になっているもの（衣服の刺激など）を除去することが最優先である．次に，処置方法を検討するが，処置開始により症状が悪化する可能性があれば，無処置で経過を見ることも選択肢の一つである．

患者には治療開始前に，症状が出現してもすぐに処置を開始するわけではなく，処置のメリット，デメリットを十分検討したうえで開始する旨を説明しておく．症状が出現したら早期に処置を行ったほうが，治癒に効果的だと考えている患者が多いからである．あらかじめ説明しておくことで，「症状があるのに何もしてもらえない」という不信感や不安の回避が可能である．

以下に処置方法について述べるが，ケアの指針は照射部位や患者の個性によっても異なるため，看護師は知識習得と経験を重ねるだけでなく，ケアの評価を行いながら次回のケアへ導く必要がある．皮膚の経過観察時は，写真を用いたデータ保存が評価も容易であり，多数の医療者がケアにかかわる際も詳細を把握しやすく便利である．

また，放射線治療終了後抗癌薬治療などをきっかけに，照射部位の皮膚炎や粘膜炎，肺の障害などにおいて，放射線照射の影響が呼び戻され障害を引き起こす現象（リコール現象，p.170参照）の可能性についても，医療者は認識しておく必要がある．

① **主な薬剤，ドレッシング材など**
- アズノール®軟膏：抗炎症作用，通常の乾性皮膚炎
- リンデロン®アズノール®軟膏：瘙痒感が強く，著明な発赤がみられる場合
- アクロマイシン®入りアズノール®軟膏（院内製剤）：表皮剥離，びらんがあり湿性皮膚炎の場合
- トプシム®スプレー：ステロイド入りの噴霧剤，瘙痒感軽減目的．石油類，アルコール成分配合のため，炎症が悪化する可能性あり
- 保護オイルスプレー：会陰部など，軟膏貼用が困難かつ汚れが付着しやすい部位へ使用

② **軟膏開始時のチェックポイント**
a　本当に軟膏処置が必要か？
クーリングで症状が緩和することも多い．軟膏処置が物理的刺激になる

ことも多いため，クーリングで症状が緩和する場合は，処置を開始しない．乾性皮膚炎の場合は，軟膏塗布により湿性皮膚炎に変化し，湿性皮膚炎のほうが表皮剝離しやすいためさらなる悪化を招きやすい．そのため，小範囲の湿潤部位が生じても軟膏処置を開始しないことが望ましい．軟膏塗布により剝離部が拡大したり，リント布使用による再生上皮の損傷が多いことを忘れてはならない．

b 現在の照射部位，処置を行うタイミング

照射時に軟膏が厚く残っていると，軟膏がボーラスとなり，ビルドアップ効果により皮膚線量が増加し，皮膚炎は悪化する．そのため，照射の時間を考慮し処置を行う時間を決定する必要がある．また，軟膏を照射前に拭き取ると，物理的刺激となり皮膚炎が悪化するため禁忌である．さらに，マーキングの保存も重要である．通常の軟膏は油に弱いため，軟膏類の油によってマーキングが消えないよう注意が必要である．

c 処置方法は適切か？

症状により，適切な軟膏を選択する．また，直に軟膏を塗布するのか，リント布に塗布したものを貼用するのか，検討が必要である．一般的にリント布を使用したほうが，軟膏塗布時の物理的刺激は軽減されるが，リント布を貼用するとずれやすい部位の場合は，リント布の使用を避ける．このような場合，軟膏を擦り込まずに，直にたっぷりと皮膚に載せるように塗布するか，ラップ使用（ラップに軟膏をたっぷり載せ，炎症部位に貼用後，ラップのみを除去する方法）により皮膚への摩擦を軽減できる．リント布を使用する場合は，繊維が皮膚に付着すると物理的刺激となるため，織り目側に軟膏を塗る．また，繊維が軟膏成分を吸収しやすく，軟膏が少ないと乾いて硬くなり皮膚の刺激となるため，たっぷり厚めに塗布する．リント布を使用する場合は，固定方法も検討しなければならない．リント布がずれてしわになると表皮剝離の要因となるため，しわやずれが生じないよう工夫して，患部に固定する．テープでの固定が困難な部位の場合は，ストッキネットや，包帯，胸帯，スカーフなどを使用し，テープ貼用による刺激やリント布のしわやずれによる皮膚炎の悪化を防ぐ．

d 軟膏以外の処置方法はないか？

処置を行う場合，軟膏を使用するケースが多いが，軟膏以外の処置方法について紹介する．

〈トプシム®スプレー〉

スプレータイプのステロイド薬なので，摩擦による皮膚炎悪化の心配がない．瘙痒感軽減目的で使用する．アルコールや石油類が成分に含まれているため，化学的刺激となって炎症が悪化する場合もあり，要観察である．噴霧後ひりひり感や痛みが出現しているにもかかわらず，薬効だと判断し

継続使用した結果，炎症が悪化してしまうケースもある．しみたり，痛みが出現する場合は直ちに使用を中止するよう，事前の説明を忘れてはならない．

〈保護オイルスプレー〉

オイルスプレーのため，摩擦による皮膚刺激の心配がない．リント布貼用が困難な部位や排泄物などの刺激から保護可能なため，会陰部などへの使用に適している．油性でありながら皮膚表面からの水蒸気の透過性に優れているため，汗などによる蒸れを防ぎつつも湿潤環境を保つことが可能．表皮剥離部を油性ベールで保護することにより，疼痛緩和効果も期待できる．

e　セルフケアが可能か？

通院患者の場合，適切な軟膏処置が患者自身もしくは家族によって施行可能かどうかの判断も重要である．処置開始においては，注意事項が数多くあり，正しく処置が行われないと症状は必ず悪化する．適切な処置が行えそうにない場合は，無処置で経過を見守ったほうが早期治癒を期待できる場合も多い．処置方法を患者や家族に指導する場合は，理解度に合わせ個別の指導が必要であり，正しく施行できているかの観察も必要である．入院患者の場合，より高度なケアの提供が可能であるが，複数の医療者がかかわるため一貫したケアの提供が求められる．

2）口腔・咽頭・食道粘膜炎

頭頸部癌や食道癌だけでなく，縦隔が含まれる肺癌や一部の骨転移への照射においても粘膜炎出現の可能性がある．消化器官の粘膜は，食事をするという生活に欠かせない行為が刺激となりうるため，早期からの予防が重要である．

（1）粘膜炎出現の関連因子

粘膜への総線量が粘膜炎発症に関与していることは言うまでもないが，患者側の関連因子も重要である．摂食・飲水時の刺激の度合いや，飲酒・喫煙などの化学的刺激も大きな要因である．また，抗癌薬の併用と代替療法の併用も粘膜炎出現リスクを高める．

（2）粘膜炎の予防法

粘膜炎の予防は，症状が出現する前から行うことが重要である．食事や水分摂取の刺激が誘発・悪化の原因となることを説明したうえで，具体的な生活指導を行う．照射中に症状が出現すると治癒能力が低下しているため，回復に時間がかかることも説明し，予防の重要性について理解を促す．

① 摂取時の注意

食事の際は，まずしっかりとよくかむことが大事である．咀嚼により，食べ物は細かく柔らかくなるため粘膜への刺激を軽減できる．また，咀嚼により唾液の分泌が促進されるため，消化の促進にもつながる．さらに，嚥下の際は一度に多くを飲み込まないことが非常に重要である．照射により粘膜は弾力を失っているため，嚥下の1回量が多いと粘膜内腔に圧がかかり過ぎて，粘膜に負担が生じる．同じ理由で水分もがぶがぶ飲まず，少量ずつ嚥下する必要がある．一番理想的な食べ方は，ごくんと飲み込まず辛抱強く咀嚼する食べ方である．咀嚼の際，自然にごく少量ずつ胃袋へ落下する量であれば，粘膜への刺激が少ない．通過障害や粘膜炎による嚥下痛出現時，粥などを流し込み摂取する患者もいるが，軟食であっても圧がかかると粘膜を刺激することを指導する．そして，腫瘍により通過障害が出現している場合，よくかんで少しづつ嚥下する習慣が身についている場合が多いが，治療効果により通過が改善されると，蓄積した食への欲求からよくかまずに食べてしまう患者も多いため，注意が必要である．腫瘍の縮小とは別に，放射線による粘膜炎のリスクがあることをあらかじめ認識させ注意を促す．

② 避けたほうがよい食べ物

熱過ぎるものや冷た過ぎるもの，激辛のものは禁止する．基本的にはよくかんで摂取することを条件に大きく制限はしないが，摂取して痛かったり，しみるものは控えるよう指導する．

③ 禁酒・禁煙

飲酒・喫煙による化学的刺激は，重篤な粘膜炎発症の要因となり，治療中断や中止を招きかねない．放射線治療は，予定量完遂することに意義があり，本人が努力できるように家族へも禁酒・禁煙の必要性を説明する．特に，頭頸部癌や食道癌患者の多くは飲酒や喫煙の習慣があり，止めたいと思いながらも続けていた人たちで，治療終了後しばらくすると再開している．しかしながら癌に対する治療を行うことは，患者にとって，この習慣を止める絶好の機会でもあるので，この機会をとらえて止めさせる．たとえば家族を禁酒・禁煙の説明の際に同席させたうえ，家庭内での監視役を努めてもらう，などである．

(3) 粘膜炎出現時のケア

頭頸部癌や食道癌患者の場合，粘膜炎出現により病気が進行したのではないかと心配する患者も多いため，放射線治療の一時的な副作用であり，治療終了後2週間程度で症状は軽減することを説明する．

① 粘膜保護薬，鎮痛薬の投与

症状に応じて，食前に粘膜保護薬や鎮痛薬を使用する．治療開始前にも粘膜炎出現時の対処法としてこれらの薬剤の使用が可能である旨を説明す

るが，粘膜炎発症の予防効果はないため，摂取法に留意し自らが予防に努めるよう指導する．

② 摂取しやすいメニューの紹介

スープや粥など水分の多いものは摂取しやすい．また，柔らかくて通過のスムーズなヨーグルトやバナナ，つるんとした豆腐やプリン，ゼリー，よく煮た餅や油でコーティングされたチャーハンなども食べやすい．栄養バランスにこだわり過ぎず，喉ごしのよいものを積極的に摂取するよう勧める．患者にどんなものを摂取できているかをインタビューすると，とても参考になる．「ステーキは食べられないが，ハンバーグは食べられる」「パンは駄目だが，カステラは食べられる」「孫の離乳食を食べている」など，患者の声に耳を傾け得た情報は，他の患者の指導に応用できる．また，患者や家族が希望した場合，栄養士による栄養指導を受けることも可能である．さらに，栄養補助飲料の処方以外に，様々な形態のレトルト食品を掲載した通販カタログを配布するのも一つである．特に患者自身が料理を作る立場である場合，通院治療に加えての食事の準備は困難を要する場合も多く，手軽に利用できるという利点がある．

3）腹部症状

出現する症状は照射範囲に含まれる臓器によって異なる．照射範囲に含まれるのが，胃であれば悪心・嘔吐や食欲不振，腸であれば下痢もしくは便秘，膀胱・直腸・肛門・会陰部はそれぞれの炎症症状が出現する可能性がある．

(1) 悪心・嘔吐と食欲不振

胃が照射範囲に含まれた場合に起こる悪心・嘔吐は，初期から治療終了まで続くことがある．症状に合わせ，制吐薬を使用する．食事は，消化のよいものを中心に本人の嗜好を重視した食事が好ましい．副作用は一時的なものであるため，バランスにこだわり過ぎず，食べやすいものを少量ずつ摂取するようアドバイスする．また，食事量に合わせ，栄養補助食品などの併用や補液などを検討する．食事量の低下がストレスとならないよう，家族も含めた配慮が必要である．

(2) 下　痢

下痢は治療開始3～4週間後に出現し，治療が終了して2～4週間後まで続くことが多い．もともと便秘症の患者には症状出現まで必要に応じて緩下剤を使用する．また，下痢になると水分の排泄が促進され脱水に傾くので飲水を勧める．食品は刺激の少ない，消化のよいものを選択するよう説明する．症状に合わせ，整腸薬や止痢薬を使用する．

(3) 便　秘

腸が照射範囲に入る場合は，下痢になることが多いが，便秘になる患者もいる．特に，肛門を含む範囲に照射を行っている場合は硬便により肛門の炎症の症状を悪化させることもあるので，排便コントロールは重要となる．

繊維質で水分の多い食品を摂取し，可能であれば運動を勧める．また，水分摂取も促す．必要に応じて緩下薬を使用する．

便通を気にし過ぎると，さらに便秘が悪化することもあるので，患者の精神面にも配慮し，適宜，気分転換を勧める．

(4) 直腸炎，膀胱炎

治療開始から2～3週間後頃より出現してくる．症状としては，便意や尿意が頻回になり，排泄後もすっきりしないと感じる．特に尿意に関しては，頻尿になると尿回数を減らそうと無意識に飲水を控える傾向にある．しかし，尿量が減少すると膀胱炎症状が増悪するので，飲水を勧める．血尿や血便は患者を不安にさせるが，可能性について治療開始前より説明し，出現時は医師や看護師に伝えるよう指導する．

(5) 肛門・会陰部の粘膜炎

肛門や会陰部が照射野に含まれる場合は，前述の直腸炎，膀胱炎の症状と合わせて考えなければならない．頻便・頻尿になると肛門や会陰部を拭き取る回数が増加することによって，刺激されて症状が増悪する．拭くときは押え拭きとし，トイレットペーパーは繊維が残存し刺激となりうるため，医療用不織布などを使用することが望ましい．また，拭き取る刺激を避けるために，トイレに設置されている洗浄機能を使用すると，洗浄の水圧で炎症を起こした表皮が剥離することもある．そのため，洗浄機能の水圧は弱めて使用すること，熱いお湯・乾燥機能は使用しないことなど具体的に指導し，しみたり，痛みを伴う場合は直ちに使用を中止する．弱めのシャワーや座浴のほうが刺激となりにくい．下着は締めつけ過ぎないものを選択するよう指導する．女性の場合は，大きいサイズの下着（フレアパンツや男性用トランクスなど股間にゆとりがあるもの）をゆったり着用するよう説明する．男性の場合は，陰嚢と陰茎が歩行などにより擦れるのを避けるため，ブリーフタイプの下着が好ましいが，締めつけ過ぎるのもよくない．出血や浸出液などにより，パッドが必要な場合は，かぶれにくいパッドを使用しこまめに交換する．パッドがずれて刺激となる場合は，コストは割り高だが，紙パンツの使用が好ましい．出血や浸出液が少量の場合は，パッドを使用せず，下着をこまめに替えたほうが刺激となりにくく望ましい．歩行により陰部がこすれないように，がにまた歩き（股間をこぶし程度広げて歩く）を推奨する．陰部の粘膜炎が出現すると痛みのためがにまたでしか歩けなくなるので，予防の段階から粘膜を刺激しにくいが

にまた歩きを勧める．粘膜炎出現後は，極力歩行を減らすことも悪化予防のために必要である．症状に合わせ，ネリプロクト®軟膏や保護オイルなどを使用する．ネリプロクト®軟膏使用時は，チューブで粘膜を刺激しないよう軟膏をチューブ周囲に出してから挿肛する．

　羞恥心を伴う部位であるが，患者の理解度と個別性に合わせた具体的な生活指導と，症状出現時は初発段階から相談するように指導することが重要である．

《参考文献》
・日野原重明特別編集：よくわかるよくできるクリティカル・パス，照林社，1999，p.4.
・戎谷明日香，他：頭頸部腫瘍に対する炭素イオン線治療の電子クリニカルパス作成，日放腫会誌，J Jpn Soc Ther Radiol Oncol，17:1-8，2005.

第3章 放射線治療と看護

1 主な疾患の放射線治療と看護

A 脳腫瘍

1 治療の実際

脳腫瘍には**原発性脳腫瘍**と**転移性脳腫瘍**があり，いずれも放射線治療の適応がある．脳腫瘍の治療では，腫瘍の存在部位により神経症状への影響が大きく異なることが重要である．

1）悪性神経膠腫の放射線治療

悪性神経膠腫には**膠芽腫**と**退形成性星細胞腫**がある．成人に最も多い脳腫瘍である悪性神経膠腫の治療の主体は手術であるが，腫瘍のび漫性の浸潤が特徴の一つであることや機能温存を考慮した場合に摘出範囲が制限されるため腫瘍が残存することは避けられず，この制御を目的として放射線療法や化学療法が行われる．支持療法のみでは平均予後は6か月以内であるが，術後照射を行うことによって10か月以上に延長する．化学療法への感受性も低いが，若干の予後への寄与が複数のメタアナリシスで証明されており，術後に放射線療法と化学療法を行うことが標準治療として推奨されている．

原発性脳腫瘍の放射線治療には6～10MV X線を用いることが多く，CTを応用した治療計画が推奨されている．

（1）肉眼的腫瘍体積（gross tumor volume；GTV）

MRIやCT上で同定される腫瘍である．ほぼ全摘出されている場合は，いわゆる腫瘍床が相当する．

（2）臨床標的体積（clinical target volume；CTV）

拡大局所照射では，腫瘍周囲の浮腫領域から2cm前後の領域である．**局所照射**では，腫瘍周囲の浮腫領域または造影範囲から2cm前後の領域である．

（3）計画標的体積（planning target volume；PTV）

臨床標的体積に5mmほどのマージンをつける．臨床試験の結果を反映して**全脳照射**を用いないことが推奨されており，拡大局所照射で開始し40～50Gyの段階で局所照射に縮小する．視交叉や脳幹などのリスク組織への線量の低減のためにCT画像を用いた3次元治療計画が原則である．通常分割照射の60Gy/30回/6週が推奨されている．

化学療法は複数のメタアナリシスで予後の改善が報告されており，脳血液関門を通過するニトロソウレア系（塩酸ニムスチンACNUなど）が使用されてきた．最近はテモゾロマイドの有効性が第Ⅲ相試験で示されており，臨床応用されている．

治療成績としては，膠芽腫では中間生存期間は12か月前後，1年・2年・5年生存率で，それぞれ約50％，10～20％，約5％であり，退形成性星細胞腫では，中間生存期間は18～24か月，1年・2年・5年生存率で，それぞれ約70％，40～50％，約20％である．

2）低悪性度神経膠腫の放射線治療

低悪性度神経膠腫においても，術後に顕微鏡レベルの腫瘍が残存している可能性が高く，この制御を目的として放射線療法が行われる．ランダム化比較試験により，生存率では有意差がないものの局所制御率で有意差が示されており，54Gy/30回/6週程度の術後照射が推奨されているが，照射の時期や化学療法の意義は確立していない．

3）脳胚芽腫の放射線治療

脳胚芽腫は若年者に好発する．化学療法，放射線療法ともに非常に良好な1次抗腫瘍効果を得ることが可能であるが，化学療法単独治療では高率に再発することが知られており，放射線治療が必要とされている．照射方法を決めるにあたり，①他の胚細胞腫成分混入の有無，②髄膜播種の有無，が重要である．髄膜播種の有無は照射野決定に不可欠である．髄膜播種がない場合は全脳室照射以上の照射が基本であるが，**拡大局所照射**という概念で，必ずしも全脳室を含まないとする治療法もある．髄膜播種がある場合の臨床標的体積は全脳全脊髄である．

腫瘍巣に対しては40～45Gyの照射が推奨される．1回線量は1.5～2.0Gyとし，週5回照射が基本である．全脳全脊髄照射の線量は播種のない場合は20～24Gy，播種のある場合は24～30Gy程度が一般的である．化学療法との併用により拡大局所線量を24Gy程度まで減らす試みがなされている．プラチナ製剤やエトポシドを中心とした化学療法が高い1次抗腫瘍効果を示すことが知られており，化学療法を放射線治療に先行して行う．

適切に治療されれば10年生存率で90～95％程度は望める．治療後5年から10年後に再発する症例もあるため，長期フォローが大切である．

4）髄芽腫の放射線治療

髄芽腫は小児脳腫瘍のなかで最も多い．手術のみでは治癒不能であり術後放射線治療によって60％前後の治癒が得られること，髄膜播種を起こす

確率が40％前後はあることから，放射線治療の絶対的適応であり，全脳脊髄照射が標準と考えられている．総線量については，全脳脊髄に36Gy，後頭蓋窩（原発部位）に54Gyが標準と考えられてきたが，5歳以下の年少者では，年齢に応じて減量を考えざるをえない場合もある．なお全脳脊髄照射は同日に行うべきであり，その後原発部位に追加照射を行う．全脳脊髄23.4Gyに化学療法を併用した第Ⅱ相試験において良好な成績が得られ，化学療法を併用する場合はこの線量が使用されることがある．また，3歳未満の場合は化学療法を行って，放射線治療を開始する時期を遅らせるという考え方もある．

5）転移性脳腫瘍の放射線治療

転移性脳腫瘍の治療目的は，脳神経症状や頭蓋内圧亢進症状を改善し，患者の生活レベルを維持ないし改善することにある．

米国のRPA（recursive partitioning analysis）を用いた予後因子による分類では，予後良好群は年齢65歳未満の全身状態良好（Karnofsky performance status ≧ 70）かつ頭蓋外活動性病変がない症例，予後不良群は全身状態不良例，中間群はその他の症例に分類される．従来，全脳照射が標準治療として用いられてきたが，各群の中間生存期間はそれぞれ7.1か月，2.3か月，4.2か月である．予後良好群に対しては，脳転移の積極的な治療が予後を改善する可能性がある．単発性脳転移に対する手術は有用であり，術後全脳照射は中枢神経死を減少させるとされる．定位放射線照射は手術による切除と同等の効果が期待できる．最近では3cm以下の脳転移病変に対して定位放射線照射が応用されているが，適応の標準化は今後の課題である．単発性脳転移では，全脳照射と定位放射線照射の併用が全脳照射単独と比較して生存期間を延長すると報告されている（本章3-A「ガンマナイフと定位放射線照射」参照）．

全脳照射では，1回3Gy週5回法で30Gy/10回/2週が標準的である．長期予後が期待される場合には，37.5Gy/15回/3週ないし40Gy/20回/4週とする．

神経症状や頭蓋内圧亢進症状があれば，ステロイド薬やグリセオール®などの浸透圧性利尿薬を併用する．照射中は継続し，症状の増悪がなければ漸減していく．

放射線治療による症状改善率は60〜80％である．定位放射線照射では局所制御が80〜90％に得られる．中間生存期間は無治療で1〜2か月，放射線治療により3〜6か月，予後良好群に積極的な治療を行う場合には，6〜12か月の生存が期待される．

通常の全脳照射のみでは脳壊死は生じないが，定位放射線照射では脳壊

死を生じる可能性があり再発と鑑別する必要がある．1回で照射する定位手術的照射の場合には，照射後12～24時間に3％の頻度で痙攣発作を起こす可能性があり，治療前に抗痙攣薬の血中濃度を適切にしておくことが大切である．

6）治療の副作用

脳腫瘍に対する放射線治療の急性期有害事象としては，重篤なものはほとんど認めない．放射線宿酔として，頭痛，悪心・嘔吐，めまい，全身倦怠感などをみることがある．副作用が生じる可能性は，照射野内に含まれる正常組織となる．照射野内に含まれる照射部位に一致した脱毛は必発であり，中耳炎もしばしばみられる．

遅発性放射線反応としては，放射線脳壊死が最も問題となる．照射部位に応じた神経症状（片麻痺，失語，半盲など）を伴う．ただし，グレード3以上となるのは数％である．その他，視交叉に50Gy以上照射されると，視力・視野障害（含失明）の可能性がある．眼球が照射野内に含まれれば，白内障，角膜炎，網膜炎がみられ，中耳への照射では聴力低下を認めることがある．視床下部から下垂体が照射野内であればホルモン分泌低下をきたすことがある．若年者では，学習能力の低下，間脳下垂体機能不全（低身長，不妊，低知能など），聴力障害（蝸牛での障害），2次癌，脳基幹動脈閉塞が起こることがある．

2 看護の要点

1）脱　毛

全脳，もしくは部分照射の場合，照射の範囲のみに脱毛が起こる．しかし，定位放射線治療は，部位により脱毛が起こらない場合もある．

脱毛は，放射線治療が始まって2～4週間後くらいから徐々に出現する．多くの脱毛は一時的であるが，再び髪が生えてくるまでに数か月かかる．再び髪が生えてきたとき，色や手触りが以前とは違っていることもある．

頭皮や髪は清潔を保つことが望ましいが，頭皮は皮膚炎症状の出現を最小限とするため刺激を抑える．患者へは，「ごしごしと地肌を強くこすって洗わない」「ブラシで地肌をとかさない」「地肌にドライヤーの熱風を当てない」など具体的に説明する．脱毛の処理は短髪のほうが容易であるが，脱毛する前にバリカンなどで極端な短髪にすると，脱毛時に枕などに付着して痛く感じる場合もある．また，シェル作成後の散髪はシェルの固定精度が低くなるため禁止する．

脱毛は患者の心配や不安の原因となる場合がある．患者の精神面を考慮

しながら，かつらや帽子，スカーフなどの準備を促す．

2）脳浮腫

　脳に放射線治療を受けた場合，脳浮腫が起きやすい．照射開始後，初期に起こることがほとんどである．特に開始後2～3日は注意が必要となる．自覚症状としては，頭痛，悪心・嘔吐，ふらつきである．このような症状は放射線のみでなく，腫瘍自体や手術後の血流の低下や循環不全でも起こりうる．

　この症状が出現した場合には，副作用か否かにかかわらず，近くの医療者に伝えるよう指導する．症状に合わせステロイド薬やグリセオール®などを使用する．テレビを観たり，読書をすることなどによる目の疲労を避ける．また，努責を避けるため，排便コントロールが必要である．

B 眼科領域の腫瘍

1 治療の実際

　眼部腫瘍は頻度が少ないが，放射線治療の対象となる疾患は，小児では網膜芽細胞腫，成人では眼内腫瘍（脈絡膜悪性黒色腫・転移性腫瘍），眼瞼腫瘍，眼窩腫瘍など多岐にわたる．また，眼科領域の悪性リンパ腫も治療対象になる．

　眼部の放射線治療で問題となる合併症は，組織－病態－症状の関係で現すと以下のものなどがあげられ，腫瘍に対する線量を確保しつつ障害を減らす照射法が選択されている．

　　　　水晶体　－白内障　　　　　　－視力低下
　　　　網膜　　－網膜症（眼底出血）－視力低下
　　　　視神経　－視神経症（虚血）　－視野狭窄，視力低下
　　　　涙腺　　－涙液減少　　　　　－眼乾燥感，異物感
　　　　眼表面　－角膜上皮障害　　　－異物感，疼痛
　　　　眼瞼　　－眼瞼皮膚炎　　　　－発赤，腫脹

　眼瞼腫瘍では眼窩深部への放射線被曝を避けるため電子線を選択し，水晶体や網膜の被曝を軽減するために鉛コンタクトレンズを使用する．60Gy程度の照射を行う．

　眼窩腫瘍では可能な限り眼球を避けるよう照射方向を分割しガンマ線の多門照射を行う．線量分布，十分な腫瘍線量を確保することが困難な場合，定位放射線治療や粒子線治療も検討される．

　眼内腫瘍に対しては，ガンマ線の外照射が基本であるが，限局した腫瘍

図3-1●眼内腫瘍に対する小線源治療

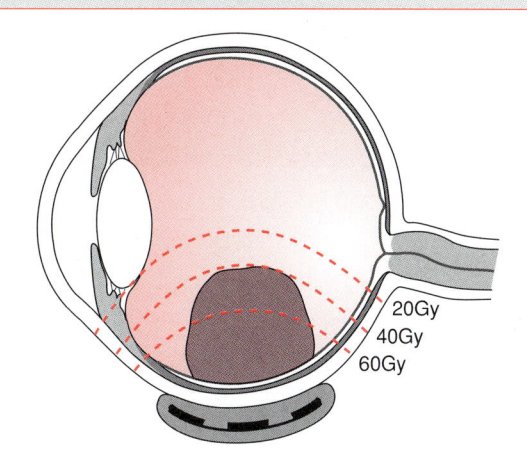

図3-2●線源の種類

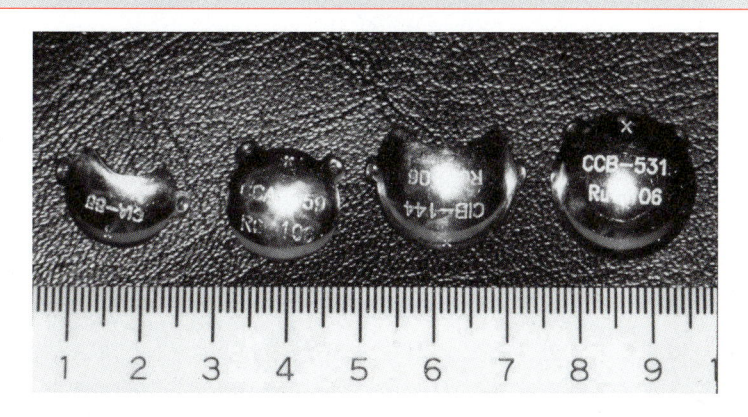

に対し小線源治療やガンマナイフも行われている．小線源治療は，眼球形状に合わせた放射線源を用い，結膜切開を行って線源を腫瘍部の強膜外に一定時間固定して腫瘍に線量を集中させる治療であり，日本ではルテニウム小線源を使用している（図3-1）．腫瘍の部位，大きさに応じて複数の線源から選択して使用する（図3-2）．線源を除去するまで放射線管理区域内の病室で過ごす必要がある．

2 看護の要点

外照射の場合，治療中から眼瞼炎や角膜上皮障害に伴う異物感を訴えることが多い．照射終了とともに自然消退することを説明し様子をみるが，刺激の強い場合にはこすらないよう指導し，必要に応じて眼軟膏や人工涙液点眼などの説明も行う．急性期には冷却も有効である．白内障や網膜症は治療後時間の経過に従い症状が現れてくる．いずれも視力低下の症状が

自覚されるため，問診の念頭におく．

　小線源治療の場合，手術手技に伴う一時的な結膜浮腫や眼瞼腫脹が生じる．線源は強膜に縫着されていて，結膜が被覆されているため線源自体は表面から見えない．結膜切開に伴う疼痛の訴えに注意し，増強するようであれば感染の可能性を考慮する．また小児ではこすることが多く，疼痛の原因になるため制止する．ルテニウム小線源はβ線を放出する線源であり，距離を保つことで被曝線量は著明に減衰し，現実には皮膚や組織に密着しない限りは問題とならない．管理区域病室で看護を行う場合，密封線源であるため飛散する心配はないが，可能な限り距離を保つことが自身の被曝を軽減するために大切である（本章1-M-2「看護の要点」参照）．

C 頭頸部癌

1 治療の実際

　頭頸部癌とは，①口唇および口腔，②鼻腔および副鼻腔，③上咽頭，④中咽頭，⑤下咽頭，⑥喉頭，⑦唾液腺，⑧甲状腺，を原発部位とする癌腫（上皮性悪性腫瘍）をいう（図3-3）．これらの臓器は咀嚼，嚥下といった食事に関することや発声に関することを担い，日常生活を過ごすうえで非常に重要な役割を果たしている．唾液腺（腺癌），甲状腺（腺癌）を除くと多くは扁平上皮癌である．喫煙・飲酒が発生に関与している．頭頸部癌の治療にあたっては，根治性はもとより，日常生活，美容などを十分に配慮した検討が必要になる．臓器の機能と形態を温存して治療が可能な放射線の活用は重要である．

　どのような治療法を選択するかで重要なのは病期決定である．視診，触診，ファイバースコープ，CT，MRなどを用いて総合的に病期を決める．

図3-3●頭頸部

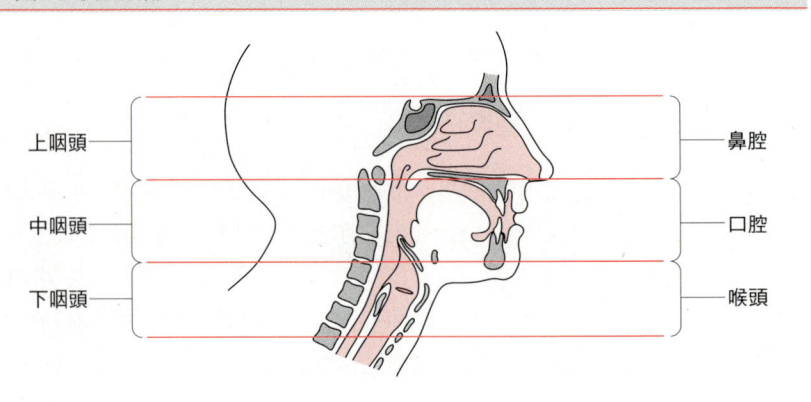

図3-4●固定具（声門癌の例）

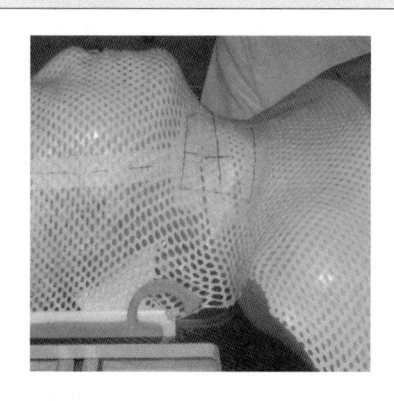

　Ⅰ期，Ⅱ期は比較的小さな病変でリンパ節転移もない．Ⅲ期，Ⅳ期は大きな病変で領域リンパ節に転移していることも多い．頭頸部癌では初診時に遠隔臓器転移をしていることは少ない．頭頸部癌の治療は部位，病変の進展程度などで治療方法を考慮する必要があり複雑である．一般にはⅠ期，Ⅱ期では放射線単独あるいは手術単独でも同様の治療成績だが，進行例では手術，放射線の併用，化学療法の併用が薦められる．放射線治療は術後照射の場合は50～60Gy（2 Gy/回），病変が明らかな場合は66～70Gy投与するのが一般的である．治療の際は，各患者に固定具を作製して行う（図3-4）．鼻・副鼻腔癌では粒子線治療が適応となる場合もある．

1）口腔癌

　舌可動部（前方2/3）に発生する舌癌が多くを占める．Ⅰ期，Ⅱ期では部分切除あるいは小線源組織内照射の適応となる．Ⅰ期，Ⅱ期では臨床的にはリンパ節転移がないが，経過観察中に10～50％程度にリンパ節転移が発生する．頸部リンパ節転移があるⅢ期，Ⅳ期は手術が主体で治療が行われる．

2）上咽頭癌

　頸部リンパ節転移による頸部腫瘤が診断の契機になることが多いが，耳閉塞感，鼻閉，鼻出血，脳神経症状（Ⅴ・Ⅵ・Ⅸ・Ⅺ・Ⅻ神経）などで発症することもある．頭蓋底に接するため治癒的外科切除は困難であり，病期によらず放射線治療は第1選択である．化学療法も感受性があり，ⅡB期以上では放射線治療との併用が薦められる．

3）中咽頭癌

　中咽頭は前壁（舌根，喉頭蓋谷），側壁（口蓋扁桃，扁桃窩，口蓋弓），

後壁，上壁（軟口蓋，口蓋垂）後壁からなる．リンパ流が豊富でリンパ節転移の頻度が高い．Ⅰ期，Ⅱ期は放射線治療単独あるいは手術，どちらを選択しても生存率は同様であるが機能温存に優れた放射線が選択される．

4）下咽頭癌

梨状陥凹，輪状後部，後壁の亜分類がある．梨状陥凹からの発生が最も多い．頸部リンパ節転移の頻度が高い．重複癌としては食道癌が多い．

5）喉頭癌

声門部癌，声門上部癌，声門下部癌に分けられる．声門部癌は嗄声，声門上部癌は咽頭痛，嚥下時痛で発症することが多い．声帯はリンパ流がなく，癌が声帯に限局している場合（Ⅰ期）はほとんどリンパ節転移がないが，声門上部はリンパ流が豊富で声門上部癌の25〜50％はリンパ節転移が認められる．声門下部癌の頻度は少ない．放射線治療はすべての病期で治療選択の一つではあるが，腫瘍が大きくなるに従い制御率低下があり，比較的小さな病変で施行される．わが国ではⅠ期，Ⅱ期の喉頭癌は放射線治療単独で治療される場合が多い．

6）放射線による口腔合併症

放射線治療期間中は粘膜炎，味覚障害，唾液分泌低下に伴う症状が主である（図3-5）．粘膜炎は治療終了後比較的短期間に消退する．味覚障害は数か月以内には多くが軽快する．唾液分泌は照射線量によっては回復しない．骨壊死は歯科処置特に抜歯を契機に発生することが多く，歯科処置が

図3-5● 放射線治療による口腔合併症の発症時期および持続時間のシェーマ

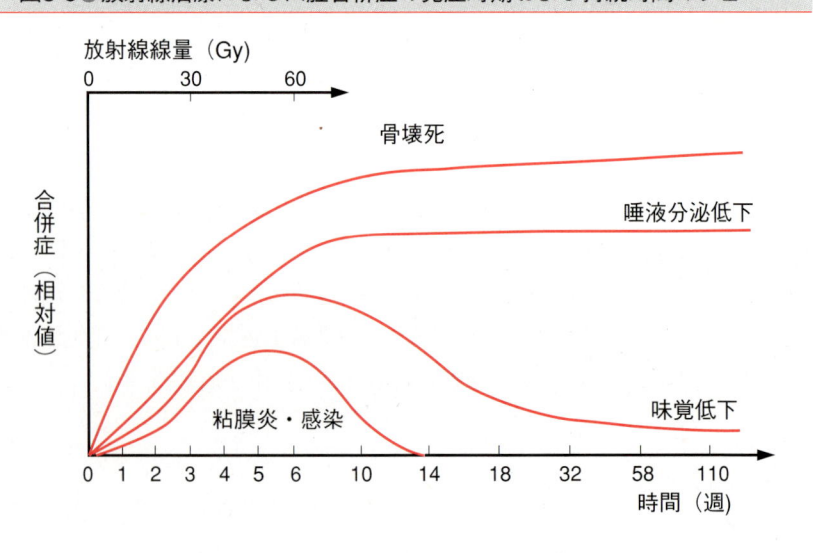

必要な場合は，歯科医に放射線治療の既往があることを伝える必要があることを，患者に話しておかなければならない．放射線治療前に歯科診療を受け，抜歯の必要があれば治療開始前に施行する．粘膜炎，感染および唾液分布低下によるう歯予防などのため，歯科医による口腔衛生管理は重要である．

7）その他

レルミット徴候*が現れる．

> レルミット徴候 Lhermitte sign：頸部を前屈すると電気が走るような感覚を身体や手足に感じる徴候．多発性硬化症，脊髄損傷のほか頸髄への放射線による脊髄障害としてみられる．放射線治療の場合はその後1〜2か月で生じるが，多くは一過性で，しばらくすると消失する．

2　口腔ケア

　頭頸部は，私たちが日常生活を送るうえで，大変重要な役割を果たす器官が集中している部位である．そのため癌治療では，咀嚼，嚥下，構音，味覚，嗅覚などの機能的な面，また顔面の美容的な面も考慮に入れた治療が行われなくてはいけない．その意味で放射線治療は，機能温存を図りながら癌を治癒させることができるため，頭頸部癌治療のよい適応である．

　しかしながら，口腔癌，上顎癌，上咽頭癌，中咽頭癌，下咽頭癌，そして唾液腺癌など，ほとんどの頭頸部癌の放射線治療で，口腔全体または口腔の一部が放射線照射野に含まれるため，口腔粘膜炎，口腔乾燥，味覚異常など様々な障害が発症する．特に口腔が照射野に入る場合の障害発生率は100％であり，ほとんどの患者に何らかの症状が発生することを理解しなくてはいけない[1]．放射線治療を確実に，より効果的に行うために，治療中の看護師による口腔ケアと指導・説明が，治療を完遂する大きな力となることを忘れてはいけない．

　そのためには，放射線治療により口腔に発症する有害事象を理解し，照射前から口腔ケアを看護計画のなかに取り入れることが大切である．本稿の「口腔ケア」という言葉は，単に口腔清拭を意味するのではなく，口腔内の有害事象に対する対策・対処を含めた意味で使用している．

1）頭頸部癌放射線治療による口腔内の有害事象

　頭頸部癌放射線治療による口腔内の有害事象は，照射に伴いほぼ同時に起こる急性障害と照射後半年ほど経過してから発生する遅発障害がある[2〜4]．これらの障害に対し，予防的処置や対症療法を症状の進行に応じ

---

1) National Cancer Institute ホームページ，http://www.cancer.gov/cancertopics/pdq/supportivecare/oralcomplications/HealthProfessional/page1
2) 澁谷均，他編：放射線治療；専門医にきく最新の臨床，中外医学社，2004，p.105，106．
3) 青木幸昌，中川恵一編：改訂版放射線治療ガイドブック；放射線治療にかかわるすべての人に，医療科学社，1999，p.153-159．
4) 井上俊彦編：放射線治療学，第2版，南山堂，2004，p.131．

表3-1 ● 頭頸部癌放射線治療に伴う口腔内有害事象

急性障害	遅発障害
口腔粘膜炎 味覚障害 口腔乾燥	軟組織壊死 瘢痕形成（開口障害） 口腔乾燥（唾液腺機能障害） 放射線性う蝕 放射線性骨壊死

て適切に行うことで，症状の軽減が可能であり，患者の治療に対する不安を取り除くことができる（表3-1）．

(1) 急性障害
① 口腔粘膜炎

口腔粘膜炎は，頭頸部領域の有害事象で最も発症率が高く，その対応に苦慮することが少なくない．口腔粘膜炎の発症機序は，これまで明らかになっていなかったが，近年ソニス（Sonis, S.T.）らにより次第に解明されてきた．それによると放射線が口腔粘膜上皮の基底細胞へ直接的に作用し，上皮の再生能力が低下し細胞死（アポトーシス）が起き，潰瘍形成すると報告されている[5]．

一般的に，口腔粘膜炎が発症するのに，照射開始後10日から2週間かかる．放射線治療では，口腔粘膜炎が発症すると治療が終了するまでの約1

図3-6 ● 舌腫瘍の放射線外照射20Gy（舌・口唇の粘膜炎）

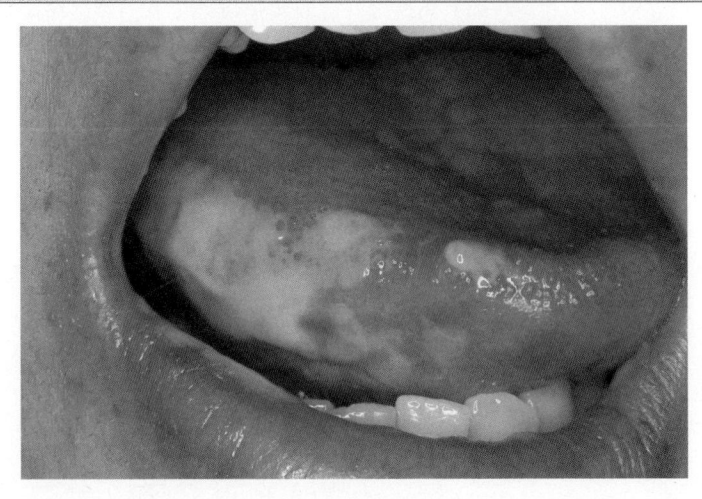

5) Sonis,S.T., Elting,L.T., et al.: Perspectives on Cancer Therapy-Induced Mucosal Injury. Cancer, 100：1995-2015, 2004.

か月間はそれが継続する．特に最近は，放射線と化学療法（抗癌薬）を併用した治療が行われることが多いため，治療効果が上がる一方，粘膜障害も増強され，口腔粘膜炎が重症化して治療を中断したり，治療のスケジュール変更をしたりする場合もある[6]（図3-6）．

口腔粘膜炎で対処すべき問題は，その潰瘍形成時に生じる耐え難い痛みと潰瘍面から口腔内細菌が血行性に侵入して生じる感染症の予防である．

② 口腔粘膜炎に対する疼痛緩和と感染対策

口腔粘膜炎に対しては，根治的な治療方法がなく対症療法に頼らざるをえない．治療施設によりケア方法も定まっていないため，十分なケア介入が行われてこなかった．

現時点では，経験的に有効と思われるケアを確実に行っていくことが大切である．口腔粘膜炎の対症療法の基本は，①口腔内清潔保持，②口腔内保湿　③疼痛コントロール，である（表3-2）．

a．口腔内清潔保持

口腔内を治療中清潔に保つために，放射線治療開始前に必ず歯科受診をして，専門的なプラーク・歯石の除去を行っておく．いったん歯石を除去しておけば，プラークの蓄積も少なく，柔らかい歯ブラシを使ってプラークの除去が可能になり，治療中の口腔衛生管理が大変しやすくなる．

口腔粘膜炎が重症化した場合のブラッシングは，中断せざるをえない場合がある．その場合は含嗽を中心としたケアになる．歯科と連携ができれば，粘膜を傷つけないよう１本磨き歯ブラシで歯面だけを清掃してもらうこともできる．

治療中，口腔粘膜炎が発症したら部分義歯や総義歯ははずしておく．食事のときのみ使用する場合，義歯にカンジダ菌が付着しやすく，義歯を装着したままでいると口腔粘膜に白斑病変を伴うカンジダ症を発症するので注意が必要である．夜間，または，はずしている場合の保管方法は，義歯専用の容器に水を入れ義歯洗浄剤を使って洗浄する[7]．

表3-2 ●口内炎の対症療法

1　口腔内清潔保持

2　口腔内保湿

3　疼痛コントロール

---

[6] 前掲書3）．
[7] 辻井博彦編：がん放射線治療とケア・マニュアル（クリニカル・ナースBOOKシリーズ），医学芸術社，2005, p.30-39.

b．口腔内保湿

口腔内は照射の影響で唾液腺が障害を受け，さらさらとした唾液からネバネバとした唾液に変化する．次第に口腔粘膜が乾いてきて，粘膜の疼痛や発赤が認められる．唾液には免疫成分や酵素が含まれるが，それがなくなると感染のリスクも高まると考えられる．放射線治療開始とともに含嗽を励行するよう説明し，口の中が乾燥した状態を避けるよう指導する．そのために生理食塩水やアズレン含嗽水をペットボトルに作り置きして，頻回に含嗽する習慣をつける．また，市販の口腔保湿ジェルを使い，粘膜面の保湿に努めるのも，口腔乾燥感の症状緩和に有効である．

c．疼痛コントロール

疼痛緩和のために，局所麻酔薬を混和した含嗽水で含嗽，NSAIDs（非ステロイド系消炎鎮痛薬）を使用する．口腔粘膜炎が軽度であれば，これで十分疼痛コントロールできるが，重症な状態や感染を併発した場合の疼

表3-3● 口腔粘膜炎アセスメントスケール

グレード 0	なし
グレード 1	痛み，発赤
グレード 2	発赤，潰瘍形成，固形物摂取可能
グレード 3	潰瘍，流動食のみ摂取可能
グレード 4	食事摂取不可

出典／WHO Handbook for Reporting Results of Cancer Treatment, WHO,Geneva,1979.

図3-7● 頭頸部癌放射線治療による口内炎の対処法

① グレード0～1
　含嗽

② グレード1～2
　含嗽＋保湿剤，粘膜保護剤

③ グレード3～4
　含嗽＋保湿剤，粘膜保護剤＋
　　冷却法
　　局所麻酔薬
　　NSAIDs
　　オピオイド
　　モルヒネ

痛には，オピオイドやモルヒネを使った疼痛コントロールが必要になる．特に咽頭部に粘膜炎が発症する中咽頭癌・上咽頭癌・下咽頭癌に対しては，含嗽の効果は口腔内に限局されるため，嚥下困難が強く経口摂取ができなくなる．抗癌薬併用時の粘膜炎は重症化しやすく，経口摂取困難になり，体重減少・脱水になるため，疼痛コントロールと同時に栄養状態の把握を忘れてはならない．急激な体重減少，水分摂取の不足が確認されたら，速やかに補液治療を行う[8), 9)]．なお口腔粘膜炎の対処方法は，WHOの有害事象の口腔粘膜炎のグレードに準じたものを紹介する（表3-3，図3-7）．

③ 味覚障害

a．味覚障害の発症機序

味を感じる組織は味蕾とよばれ，口腔粘膜全体，舌の乳頭部，咽頭，上部食道にも存在する．その細胞周期は10日ほどと短く，放射線の影響を受けやすい．照射により一過性に味蕾細胞の変性が生じ，味覚消失，味覚鈍麻，味覚変化などの異常として現れる．こうした味覚の変化は照射開始から10日前後から始まり照射後3～4か月続く．

味覚の変化は，「何を食べてもおいしくない」「砂をかんでいるよう」と患者に感じさせ食欲低下を引き起こすので栄養状態の変化にも注意が必要である．

b．味覚障害への対処

残念ながら味覚障害に対する確実な治療方法はない．栄養士と連携し，味付けを濃くする，香りを加えるなどの工夫をする．

④ 口腔乾燥

a．口腔乾燥の発症機序・病態

放射線の影響で，唾液腺の線維化，腺房細胞の進行性変性・萎縮・壊死が進む．漿液性の腺分泌部が最もダメージを受けやすい．したがって漿液性唾液の分泌を担う耳下腺が影響を受けやすい．放射線治療開始後，唾液分泌は減少して粘稠になる．両側の耳下腺が照射野に含まれる上咽頭癌やリンパ腫の放射線治療で口腔乾燥が重症になりやすい．

b．口腔乾燥への対処

口腔乾燥は，患者のQOLを著しく低下させる．口腔内が非常に乾燥した状態になると，スムーズに食塊を咽頭に送り込むことが困難になり，舌のスムーズな動きもできず，会話も困難になる．夜間も就寝後に口渇のため，何度も目を覚ますようになる．

口腔乾燥の対処法は，①含嗽，②保湿ジェル（口腔化粧品），③人工唾液使用，④塩酸ピロカルピンの服用，がある．

---

8) 前掲書7)．
9) 兼平千裕編：がん放射線治療の基本と実際，真興交易医書出版部，2004，p.41-56．

実際には，口腔粘膜炎の対処に記載した口腔保湿方法をいくつか試し，最も合うものを継続するようにする．また塩酸ピロカルピンは，唾液腺の受容体を刺激することで分泌を促す薬である．頭頸部放射線治療で口腔乾

表3-4 ● 静岡がんセンター口腔ケア基準

		処方	使用方法	性状	適応	含嗽・使用方法
含嗽液	食塩水	NaCl 9 g	NaCl 9 gを水1000mlに溶かす	含嗽水	口腔ケア介入が困難なほどの重症口腔粘膜炎，口腔乾燥	1日5〜8回，頭頸部領域の放射線化学療法，造血幹細胞移植時の重症口腔粘膜炎に使う．口腔粘膜炎で疼痛が強い場合も，粘膜の刺激が少なく含嗽できる．
	ハチアズレ®	ハチアズレ®5包/日	1回2gを水，微温湯100mlに溶かす	含嗽水	術周術期の口腔ケア，咽頭炎，扁桃炎，口腔粘膜炎	1日5〜8回，一般的な軽度の口腔粘膜炎，粘膜炎に使う．粘膜保護，創部治癒促進作用があるが，消毒作用はない．
	ハチアズレ®エレース®	ハチアズレ®5包 エレース®5バイアル 水500ml	ハチアズレ®5包，エレース®5バイアルを水500mlに溶解し，1回50ml	含嗽水	放射線または化学療法による口腔粘膜炎	1日5〜8回，一般的な軽度の口腔粘膜炎によるびらん，潰瘍粘膜の創部治癒促進．エレース®の効果が持続しないため，含嗽液は1日で使い切ること．
	ハチアズレ®グリセリンキシロカイン®	ハチアズレ®5包 グリセリン60ml 水500ml ※4%キシロカイン®5ml or 10ml or 15ml	ハチアズレ®5包とグリセリン60mlを水500mlに溶解したものにキシロカイン®を添加	含嗽水	口腔乾燥症，放射線治療による唾液分泌減少時の口腔乾燥	放射線性口腔粘膜炎・化学療法による口腔粘膜炎の疼痛，咽頭炎による嚥下痛に使う．食事の際の口内痛には毎食前（直前）に含嗽する．1回10mlを口腔内に含みゆっくり口腔内でぐちゅぐちゅ含嗽2分間．咽喉痛が強い場合は少量飲み込むのも可（誤嚥しやすい患者には注意が必要）．
アイスボール	エレース®アイスボール	エレース®5バイアル 水500ml/日	エレース®5バイアルを水500mlに溶解し，氷皿に入れ冷蔵庫で氷玉を作る	氷水	放射線または化学療法による口腔粘膜炎	1日5〜8回氷玉を使って，口腔内をクリーニング．1回に3〜5個をゆっくり口腔内で溶かし飲み込む．注意：ハチアズレ®を凍らすと苦いので，ハチアズレ®は入れない．
消炎鎮痛薬非ステロイド系	ポンタール®シロップ	10ml/日	消炎鎮痛薬	シロップ	放射線性口腔粘膜炎，化学療法による口腔粘膜痛，咽頭炎による嚥下痛	口腔粘膜炎が強く，食事の際の粘膜疼痛，嚥下時痛に有効．食事の15分前に服用．注意：シスプラチンを使うレジメ（FP-R）では，腎機能障害のリスクが増大するので使用しない．
軟膏	アズノール®キシロカイン®	アズノール®軟膏5g キシロカイン®ゼリー1ml	キシロカイン®ゼリー1本30mlとアズノール軟膏150gを混合する	軟膏	口唇部，頬粘膜部の放射線・化学療法時の粘膜炎	口唇など口腔粘膜炎に直接塗布する．持続時間は10〜15分と短い．口腔粘膜炎が限局し，局所的に使いたい場合に有効．

資料／看護技術，52(14)：38，2006．

燥を訴える患者の約6割に有効とされている．

⑤ 口腔粘膜炎・口腔乾燥に対する含嗽薬・鎮痛薬一覧

実際に使用する頻度の高い含嗽薬・鎮痛薬について使用方法を一覧にした（表3-4）．

(2) 遅発障害

① 放射線の口腔乾燥に伴ううú歯の増加

口腔乾燥が長期間続くと，唾液がもつ自浄作用（食物残渣を洗い落とす），免疫作用（免疫グロブリンや酵素が口腔内細菌をコントロール），緩衝作用（口腔内を中性に保つ）などの作用が阻害された結果，う歯が急速に増加する．特徴は残存する多数歯にう蝕が進む．う蝕初期は，歯頸部（歯の歯茎近く）にエナメル質の脱灰，黒色の着色として認め，進行すると実質欠損を伴うまでになる．

これは，予防的処置が可能である．放射線治療後に口腔乾燥が長期間続く場合，歯科を受診させ予防的にフッ化物塗布による歯面の抗う蝕性を強化する．日常生活でもフッ素入りのパウダーを使った歯磨きを指導する．

② 放射線性骨壊死

放射線が顎骨に入ると，骨内の血管が狭窄し，骨線維化が進み，骨新生が阻害される．そうした骨は感染に対して抵抗力が落ちているため，歯周炎の重症化，口腔粘膜の潰瘍形成，抜歯などを契機に感染を起こす．上顎と下顎では，下顎骨に90％発症する．歯を有しているほうが，有していない場合よりも骨壊死を起こしやすい．予防方法は，口腔内を清潔に保ち，抜歯などの観血処置は可能な限り回避する．また，粘膜障害を起こさないように，義歯調整を行うことも重要である．安易な歯科治療が，放射線性骨壊死につながるので，歯科治療を受けるときは，放射線治療を受けていることを必ず歯科医に申告するよう患者指導することが重要である．

③ 開口障害

照射範囲が咀嚼に関係する筋群を含む場合，開閉口を司る筋肉の線維化，瘢痕化が進み開口障害が起こる．治療後2～3か月から半年後に，徐々に口が開けにくくなる．口腔癌，上顎癌で顎関節周囲に切除が及ぶ場合，術後照射を行うとかなり強い拘縮が起こるので，放射線治療後早期に，開口練習を開始しておくことが望ましい．

2) 放射線治療時の口腔ケアのポイント

頭頸部癌に対する放射線治療では，患者の不安を取り除き，安心して治療を受けられる環境をつくることが重要である．多くの障害を口頭で一気に説明すると，病気や治療に対する不安を増強してしまう可能性がある．治療開始時に，説明用紙やパンフレットを作り，有害事象の説明と対処法

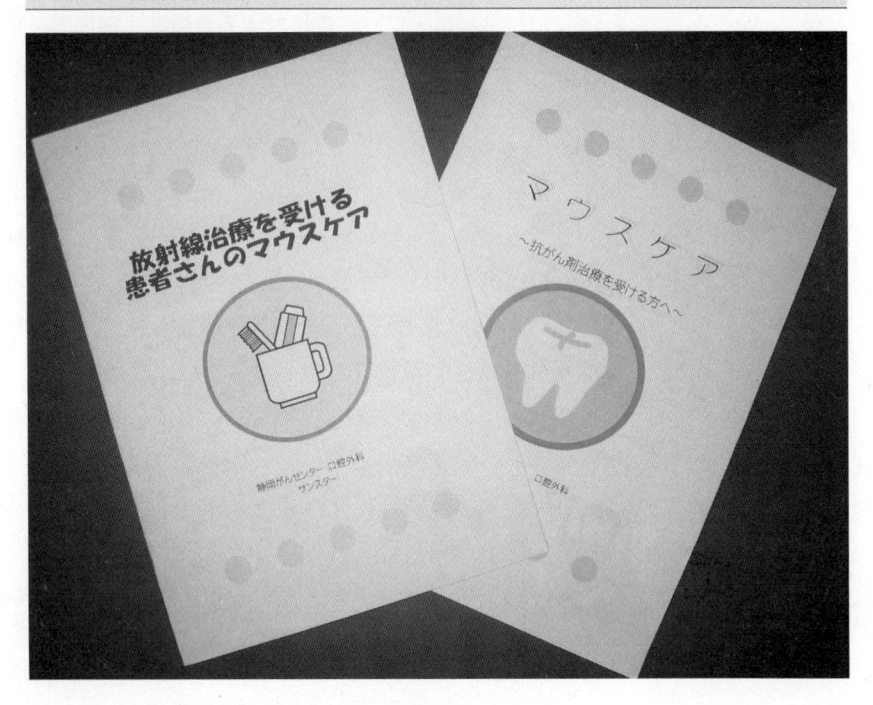

図3-8 ● 放射線治療のパンフレット

を説明するとよい（図3-8）．また口内粘膜炎に対しては，継続的に口腔内を観察し，グレードに応じて含嗽薬を指導していくことが必要となる．治療中の看護師による口腔内の丁寧な観察と適切な指導・対処が治療を完遂させるポイントといえる[10],[11]．

3 看護の要点

1）皮膚炎

ワイシャツやネクタイなどで照射野を刺激しないようにする．襟は大きく開いておく．襟の素材が柔らかいものを選ぶ．Tシャツなどの襟ぐりの擦れに注意する．

シルクスカーフで頸部を保護することを勧める（予防の段階ではスカーフ購入を躊躇する患者も多いが，貸し出し用のスカーフを準備しておくことで，気軽に使用を促すことができる）．

髭を剃る際は，かみそりを使用しない．電気かみそりで，押さえつけずに軽く剃る．

治療の後半は寝具で頭部を刺激し，表皮剥離に至ることがあるため注意

---

10) 前掲書3）．
11) 前掲書7）．

を促す．

2）口腔粘膜炎，唾液分泌低下

(1) 口腔内への物理的刺激の除去

口腔粘膜炎は，発赤，腫脹などの症状が進むとびらんに至る．食事摂取時の注意に加え，以下のことが重要である．歯肉が照射野に含まれる場合は，ヘッドが小さめで，適度な柔らかさの歯ブラシに照射開始早期に変更する．また，歯肉を摩擦しないように注意しながら磨くよう指導する（ブラッシングなどで口腔粘膜を傷つけることが炎症のきっかけとなる可能性もある）．口腔粘膜炎が出現したら，含嗽に切り替える．

(2) 口内乾燥に対するケア

唾液分泌の低下は治療開始後初期から自覚する患者が多く，粘りつく，舌の回りにくさ，口渇などと表現される．また，症状は照射終了後も持続することが多く，回復するとしても年単位の時間がかかる．症状の回復には照射野内に含まれる唾液腺の容積と唾液腺が受ける総照射量に関連がある．口内乾燥感の対処法としては，頻回な水分摂取やアメやガムの摂取（メントール系はしみることがある），キシリトール氷（キシリトール10g＋水100m*l*）が効果的なこともある．ある患者は，一部のリンゴに含まれるペクチンが口渇に効果的であると語り，外来受診時も小さく切ったリンゴを携帯している．

(3) 使用する主な薬剤，口腔化粧品

① 含 嗽 剤

ハチアズレ®：消炎作用．刺激が少なく，使用感もよい．

イソジンガーグル®：消毒効果があるが，痛みを増強させる可能性があり，状況に合わせた判断を要する．

② トローチ剤

アズノールST®：消炎作用．

③ 軟　　膏

デキサルチン®軟膏：ステロイド薬．

④ 吸　　入

デカドロン®注：ステロイド薬，20Gy前後より開始．

⑤ その他

エレース®ボール：エレース®1バイアル＋水100m*l*でアメ玉程度の氷を作り，なめる．鎮痛効果．照射直前の使用は避ける．

⑥ 口腔化粧品

オーラルバランス®：保湿効果．キシリトール配合．

バイオエクストラ®：保湿効果．ミルクプロテインエクストラクト（唾

液と類似成分）配合．

3）咽頭粘膜炎

口腔粘膜炎の頁参照．

4）その他

気管切開後に照射する場合，カニューレをプラスチックのものに交換する．

D 食道癌

1 治療の実際

1）食道癌に対する放射線治療

食道癌の罹患年齢のピークは60歳代で，70歳以上が全体の30％と高齢者に多い疾患である．わが国においては扁平上皮癌が多数を占めるが，米国では腺癌のほうが多い．早期は無症状のことが多いが，進行すると嚥下時のつかえ感や体重減少などの症状が出る．食道癌の特徴としては，食道が漿膜をもたないため，気管，大動脈などの隣接臓器に浸潤しやすく，また，リンパ節転移の頻度が高く，離れたリンパ節にも転移しやすい．病期別の治療方法を表3-5に示す．

粘膜癌では内視鏡的粘膜切除術が行われるが，リンパ節転移の頻度が高

表3-5●食道癌病期別の治療方法

病期		内視鏡的粘膜切除術	手術	放射線化学療法	放射線療法	化学療法
Ⅰ期	粘膜癌	◎	○	○	○	
	粘膜下層癌	△	◎	○	△	
Ⅱ期			◎	○	△	
Ⅲ期	T4除く		◎	○	△	
	T4			◎	△	
ⅣA期				◎	△	
ⅣB期				○	△	◎

◎：第1選択，　○：治療選択肢の一つ，　△：◎，○による治療が困難な場合，　T4：隣接臓器に浸潤

図3-9 ● T4症例（気管浸潤）

治療前　　　　　　　　　　　　放射線化学療法後（60 Gy）

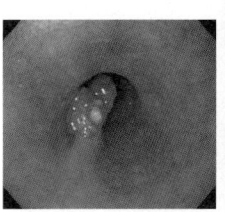

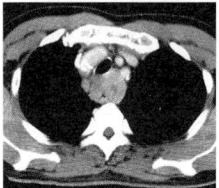

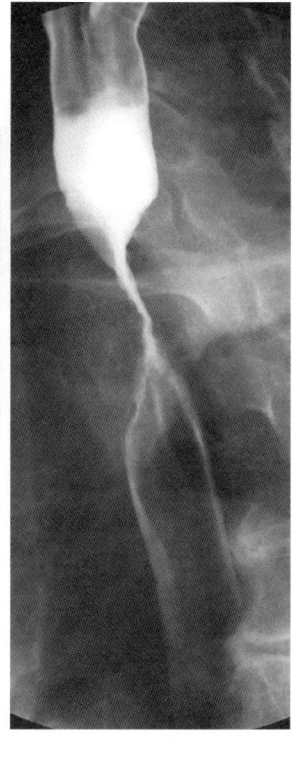

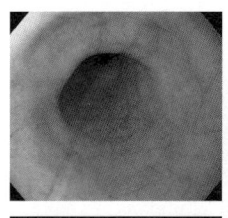

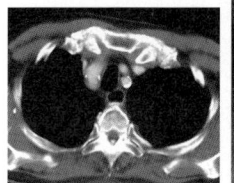

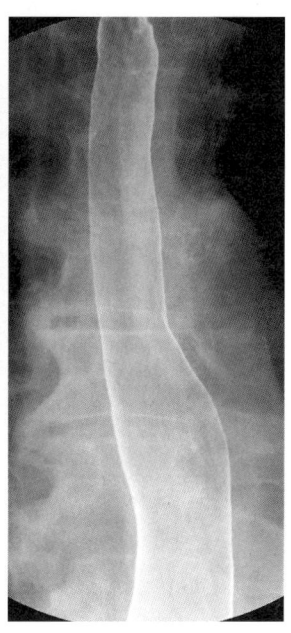

くなる粘膜下層癌からⅢ期（隣接臓器に浸潤しているT4を除く）までの標準治療は外科的切除術である．近年，放射線治療と化学療法を同時に併用することにより手術に匹敵する治療成績が報告され，非外科的治療法として，化学療法が可能な症例では放射線化学療法が治療選択肢の一つになっている．また，手術適応にならないT4症例（隣接臓器に浸潤，図3-9）や離れたリンパ節への転移症例（ⅣA期）では放射線化学療法が標準治療である．高齢や合併症のため，全身状態（PS）がよくない場合でも，放射線治療単独で治療が行える．すでに遠隔転移がある場合でも，食道の通過障害などの症状緩和目的で放射線治療が行われる．そのほか，外部照射後の追加照射として，または粘膜癌に対して腔内照射が行われることもある．腔内照射は線源に近いところでは線量が高く，線源からの距離が遠くなると線量が急激に少なくなるため，腫瘍（食道粘膜）に対してのみ集中的に線量を投与することができる．

2）治療計画と照射方法

（1）外部照射

1回1.8〜2 Gy，週5回の通常分割照射法が一般的である．治療開始時に

は腫瘍（原発巣，転移リンパ節）と所属リンパ節領域を含めて照射野を設定し，40～50 Gyまで治療する（図3-10 a～c）．その後脊髄を避けて腫瘍に絞り，総線量60～70 Gyまで治療する．照射方法として前後対向2門で開始されることが多いが，遅発性有害事象である心毒性軽減の観点から3門ないしは4門などの多門照射を用いることも考慮される．Ⅰ期の症例や全身

図3-10 ● 治療開始時の照射野

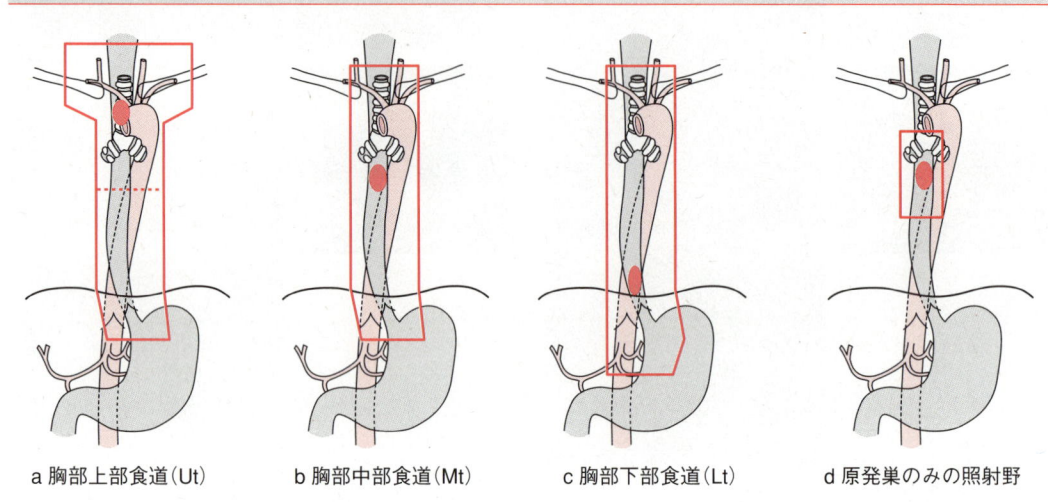

a 胸部上部食道（Ut）　　b 胸部中部食道（Mt）　　c 胸部下部食道（Lt）　　d 原発巣のみの照射野

a～cは所属リンパ節領域を含める場合で，Utでは両側鎖骨上窩を含め，Mt, Ltでは上縦隔まで含めることが多い．
dは腫瘍のみを治療する場合．

図3-11 ● 腔内照射に用いるアプリケータ（土器屋式アプリケータ）

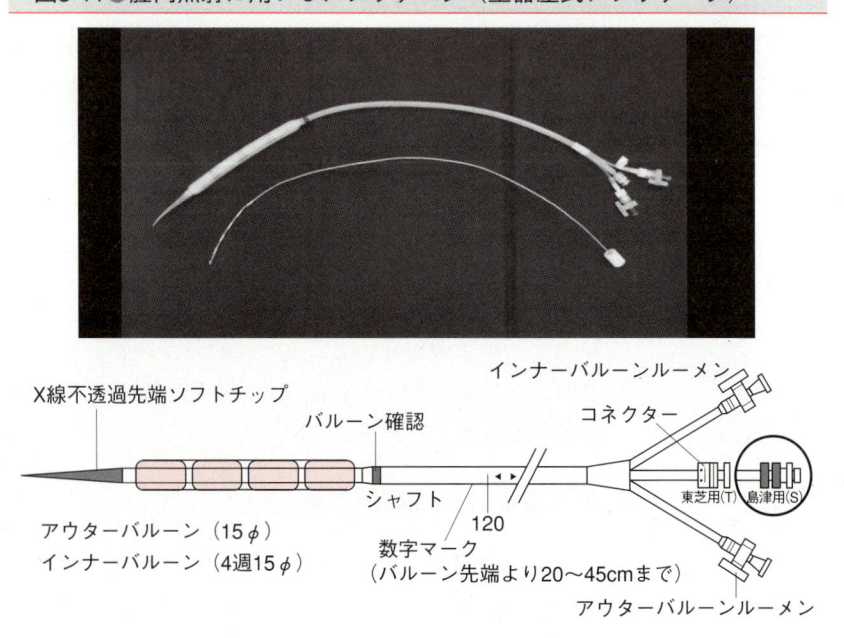

X線不透過先端ソフトチップ
バルーン確認
インナーバルーンルーメン
コネクター
シャフト
東芝用(T)　島津用(S)
アウターバルーン（15φ）
インナーバルーン（4週15φ）
数字マーク
（バルーン先端より20～45cmまで）
120
アウターバルーンルーメン

図3-12●腔内照射の概念図

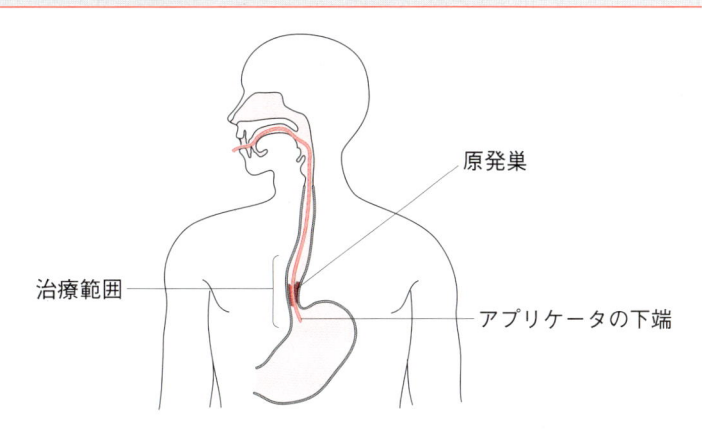

状態がよくない場合では，治療開始時から腫瘍に対してのみ治療することもある（図3-10d）．併用化学療法として，シスプラチン（CDDP）と5-フルオロウラシル（5-FU）の同時併用が標準である．

(2) 腔内照射

食道内腔に特別な腔内照射用アプリケータ（図3-11）を挿入し，一時的に密封小線源を留置して，腫瘍のみに集中的に放射線を照射する（図3-12）．イリジウム192（Ir-192）を用いた高線量率アフターローディング法（High dose rate-remote afterloading system；HDR-RALS）では，実際の照射時間は数分間である．遅発性有害事象である食道潰瘍などのリスクの観点から，1回線量を高線量率小線源治療の場合には4Gy以下，低線量率小線源治療の場合には6Gy以下にする．

3）有害反応

急性期の有害事象として，食道炎，皮膚炎，倦怠感，肺臓炎などがあり，食道炎は必発である．化学療法併用例では，悪心・嘔吐，食欲不振，白血球減少，血小板減少，その他抗癌薬の副作用などがある．遅発性有害事象として，肺臓炎，食道狭窄の可能性があり，胸水貯留，心外膜炎（心嚢水貯留）は化学療法との併用により頻度が高くなると報告されている．治療前から進行していた症例では，気管，大動脈，縦隔などの隣接臓器との間に瘻孔が形成され，致死的になることがある．腔内照射施行例では，食道潰瘍，食道穿孔，出血が生じる可能性がある．

放射線治療後の食道狭窄に対して，ステントの使用は慎重であるべきである．

2　看護の要点

1）皮膚炎

　照射部皮膚には皮膚炎が生じる．前後2門での照射から，後に斜入に変更され照射範囲が多少変わったとしても，両方に重なる部位が出てくるため，皮膚炎に対する気配りは必要である．特に背部皮膚はベッドや衣服で擦れるにもかかわらず，マーキングもなく見落としがちであるため，患者への照射野の指導は重要である．

　また，照射野が広く鎖骨上窩を含む場合は，頭頸部癌の皮膚炎と同様に，襟ぐりの擦れに対する注意が必要となってくる．

2）食道炎

　食道癌の治療では入院を原則とするものの，外来通院で治療を開始し，入院までに数週間を要する場合もあるため，食事をしっかりと摂取し，通院に耐える体力を維持することも必要となってくる．いかに必要な栄養分を摂取するかということが，治療を完遂させるためにも重要となってくるため，その時々での食事摂取量の把握と患者の状態に合わせた食事形態のアドバイスが必要である．

E　肺　癌

1　治療の実際

　肺癌の治療は**非小細胞肺癌**に対するものと**小細胞肺癌**に対するものに大別される．高齢者の頻度が増加しており，肺気腫や間質性肺炎などの肺疾患をはじめ，循環器疾患，腎疾患，糖尿病などを合併する場合も多く，肺機能や腎機能の低下が治療に影響を与える場合も多い．

　予後因子としては，①臨床病期，②腫瘍の大きさ，③腫瘍の占拠部位，④腫瘍の放射線感受性や発育・進展様式などの生物学的特性，⑤全身状態（活動指標（PS），体重減少），などが重要とされる．

1）非小細胞肺癌の放射線治療

　非小細胞肺癌の治療の第1選択は手術療法であるが，切除不能例のうち遠隔転移や悪性胸水を伴わない症例は，局所制御を目的とした根治的放射線治療の適応となる．根治的治療の適応でない症例でも，疼痛や血痰，上大静脈症候群など肺癌に伴う症状の緩和を目的とした放射線治療が施行される．

表3-6 ● 化学療法を併用した局所進行非小細胞肺癌の治療成績

Authors	症例数	放射線治療の総線量/回数	化学療法併用時期	化学療法	生存期間の中央値	2年生存率	3年生存率	長期の生存率
Dillman CALGB8433	77	60Gy/30回		なし	9.6か月	13%	10%	6%／7年
	78	60Gy/30回	順次併用	シスプラチン＋ビンブラスチン	13.7か月	26%	24%	13%／7年
Sause RTOG8808＆ECOG4588	152	60Gy/30回		なし	11.4か月	21%	11%	5%／5年
	149	60Gy/30回	順次併用	シスプラチン＋ビンブラスチン	13.2か月	32%	17%	8%／5年
	149	69Gy/58回		なし	12か月	24%	14%	6%／5年
Schaake-Koning	108	55Gy				13%	2%	
	98	55Gy	同時併用	シスプラチン（毎週）		19%	13%	
	102	55Gy	同時併用	シスプラチン（毎日）		26%	16%	
Furuse JCOG9202	158	56Gy/28回	順次併用	マイトマイシン＋ビンブラスチン＋シスプラチン	13.3か月	27.4%	14.7%	8.9%／5年
	156	56Gy/28回	同時併用	マイトマイシン＋ビンブラスチン＋シスプラチン	16.5か月	34.6%	22.3%	15.8%／5年

＊1日2回照射．

　Ⅰ期の肺癌など早期癌は放射線治療単独で治療され，体幹部定位放射線治療や粒子線治療（陽子線・重粒子線治療）が適応され良好な治療成績を示している（本章3-A「ガンマナイフと定位放射線照射」およびE「粒子線治療」参照）．手術可能例でも一部の症例では，術前あるいは術後照射として手術との併用も行われる．

　局所進行癌の根治的放射線療法では，高齢者や活動指標不良例を除きプラチナ製剤を含む化学療法を併用するのが標準治療である．放射線療法と化学療法の併用時期では，生存率および局所制御率の向上への期待により同時併用が推奨されているが，食道炎などの有害事象に注意が必要である．全身状態によっては化学療法先行の順次併用も選択される．通常分割照射では肉眼的腫瘍体積には60Gy/30回/6週以上の線量が必要と考えられている．表3-6に局所進行非小細胞肺癌の治療成績を示す．切除不能Ⅲ期非小細胞肺癌では，適切な化学放射線療法により5年生存率は15%前後に向上している．

2）小細胞肺癌の放射線治療

　小細胞肺癌のうち放射線療法の適応となるのは，腫瘍が片肺と縦隔および鎖骨上窩までに限局する限局型小細胞肺癌（limited disease small cell lung cancer；LD-SCLC）である．限局型小細胞肺癌でも潜在的には全身転移を有している可能性が高く，放射線療法と化学療法を組み合わせて治療することが重要であり，放射線化学療法が全身状態の良好な限局型小細胞肺癌に対する標準治療となっている．表3-7に小細胞肺癌の治療の変遷と治療成績を示す．

表3-7 ● 小細胞肺癌の治療方法の変遷と治療成績

年代	治療方法	生存率 中央値	2年	5年
1960	積極的治療なし	3か月	0%	0%
	手術	6～7か月	4%	1%
	放射線治療	10か月	5～10%	3～5%
1960	化学療法（単剤）	5～10か月	10%	5%
1970	化学療法（多剤）	12か月	20%	5～10%
1980	化学療法＋放射線治療（1回/日）	18か月	41%	15%
1990	化学療法＋放射線治療（2回/日*）	22～25か月	46%	25～30%

＊1日2回照射.

　小細胞肺癌に有効なシスプラチン，エトポシドであれば放射線との同時併用が可能で，かついずれの薬剤も放射線増感効果を有しているため，同時放射線化学療法としてこの2剤がしばしば用いられる．放射線療法と化学療法の併用時期に関しては，早期同時併用が推奨されている．同時放射線化学療法の標準的な線量分割として，通常分割照射法では，合計45～54Gy/25～30回/5～6週を，1日2回照射する加速過分割照射では45Gy/30回/3週が応用されている．なお加速過分割照射では30～39Gyの時点で，通常分割照射では40Gyの時点で照射野を肉眼的腫瘍体積に縮小する．適切な同時放射線化学療法により限局型小細胞肺癌の5年生存率は26～30%に向上している．

　また，予防的全脳照射（prophylactic cranial irradiation；PCI）が脳転移率を下げるのみならず生存率を向上させることが示され，初期治療でCR（完全寛解）あるいはgood PR（部分寛解）が得られた症例には予防的全脳照射が標準治療として推奨される．

3）放射線治療の方法

　胸部照射には6～10MV X線を用いることが多い．CTを応用した治療計画が推奨されるが，局所進行癌では多くの場合，前後対向2門照射で治療を開始し40～44Gy程度で脊髄を照射野から外し照射野を縮小する．有害事象としてgrade 2以上の放射線肺臓炎のリスクを低下させるために，照射される正常肺の体積がなるべく少なくなるように計画することが重要である．

（1）肉眼的腫瘍体積（gross tumor volume；GTV）

　肺野条件CT像で認められる原発巣，腫大した肺門，縦隔あるいは鎖骨上

窩リンパ節である．気管支鏡で認められ画像でとらえられない浸潤範囲も含む．

　(2)　**臨床標的体積（clinical target volume；CTV）**

臨床標的体積に加え予防的縦隔照射として同側肺門，気管分岐リンパ節，および上縦隔リンパ節までを含めることが多い．末梢型Ⅰ期症例では原発巣のみの照射でもよい．

　(3)　**計画標的体積（planning target volume；PTV）**

症例ごとに呼吸性の体内臓器移動などによるインターナルマージンを設定し，さらに0.5cm程度のセットアップマージンをつける．ペースメーカー使用患者では，ペースメーカーを照射線束からはずす．

4）治療の副作用

治療中にみられる急性期の有害事象として照射野内に含まれる食道の炎症や皮膚に生じる皮膚炎がある．化学療法との同時併用ではこれらが増強される可能性があり注意が必要である．治療終了後にみられる遅発性放射線反応としては，肺臓炎と脊髄症がある．照射後の肺の線維化は照射終了後数か月で照射野に一致してみられる．時に照射野外に広がる肺臓炎を発症し重症化し，時には致死的となることがあり，照射野が広い場合に特に注意が必要である．脊髄症はまれな副作用であるが，脊髄に高線量が照射されると生ずる危険がある．放射線単独治療では脊髄の耐容線量は通常分割照射では50Gy程度と考えられているが，化学療法との同時併用ではさらに低くなる可能性がある．

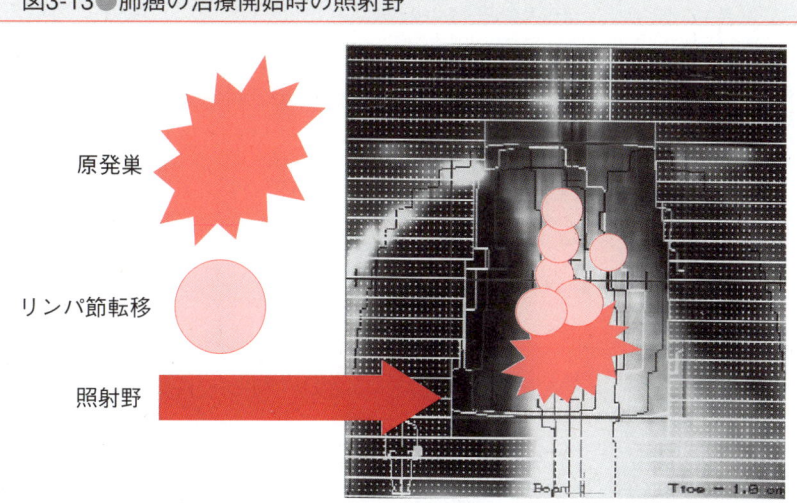

図3-13●肺癌の治療開始時の照射野

5）肺癌の転移

肺癌の転移にはリンパ節転移の遠隔転移があり，鎖骨上リンパ節・縦隔リンパ節・肺門リンパ節以外のリンパ節転移は遠隔転移として扱う（図3-13）．肺癌で転移を起こしやすい臓器は，脳・肺・骨・副腎・肝臓がある．遠隔転移のある症例では化学療法や緩和療法が選択され，緩和療法としての放射線治療の適応が検討される．

2 看護の要点

1）皮 膚 炎

照射範囲に鎖骨上窩が含まれるかどうか，またボーラスの有無などにより，出てくる皮膚炎の程度が変わってくるため，情報を把握したうえでの患者指導が望まれる．

2）食 道 炎

照射野に縦隔が含まれる場合，考慮される．肺の治療を受ける患者にとって食道炎というのは思いもよらない副作用であるため，よくかんで食べるなど，予防の必要性をしっかり指導する必要がある．食道癌の患者であれば実際に症状があるため，言われずともよくかみ，注意しながら飲み込むということを日常的に行っているケースも多いが，肺癌の患者はまったく症状のないところからのスタートとなるため，患者の症状出現に対する理解が望まれる．症状出現後は，第3章1-D「食道癌」を参照．

3）肺 臓 炎

症状出現時にいかに対応できるかが，重要である．もちろん必ず現れるとは限らない副作用であるが，症状が現れたときに肺臓炎という副作用のあることを知っているか否かで対応の仕方が変わる．発熱，咳，息切れなどの症状が出てきたときに，単なる風邪と思い込み医療機関を受診しないということがないよう，患者に対し指導する必要がある．

F 乳 癌

1 治療の実際

乳癌はほとんどが腺癌である．治療としては放射線治療が行われることが多い．しかし，乳癌の初回治療として放射線治療のみが単独で行われる

ことはまれである．多くは手術で原発巣が切除された後に，手術後の補助療法として行われる．乳癌の手術は，乳房温存術と乳房切除術に大別される．

1）術後照射

(1) 乳房温存術後照射

原発巣が比較的小さく，多発病巣ではない場合には，近年乳房温存術が行われることが多い．乳房温存術が行われた後には，原則としてすべての症例に対して術後の放射線治療が行われる．術後照射を行う例と行わない例を比べると，局所再発が1/3に減るとされている．放射線を照射する対象は患側の全乳房とする．肺への照射をできるだけ少なくするため接線照射とよばれる方法が取られることが多い（図3-14）．

照射線量は1回に2Gyを毎日，1週間に5回，これを5週間繰り返し，合計50Gy程度照射することが多い．また，手術で切除された検体は病理学的に検索されるが，その結果，切除断端に悪性細胞が露出するか，またはきわめて近接する場合には，腫瘍床に対して追加照射を行うことが多い．

放射線治療による有害事象（副作用）には，治療中に発生する急性期のものと，治療が終わって数か月以上経過してから発生する遅発性のものがある．急性期の有害事象には皮膚炎があるが軽度であり，治療を要することは少ない（図3-15）．

遅発性の有害事象には乳腺線維化，放射線肺臓炎（図3-16），心臓障害，肋骨骨折，上腕浮腫（手術も加わる），上腕神経叢障害，2次癌などがある．

急性期の皮膚炎以外の頻度は比較的低い．

(2) 乳房切除術後照射

術後再発の高危険群に対しては乳房切除術後，化学療法と放射線治療を行うことが推奨される．どちらを先に行うかには明確な決まりはないが，同時治療は有害事象が強いため避けたほうがよい．最近は手術前に化学療法が行われることも多い．手術後の病理検索により腋窩リンパ節転移が4個以上陽性であった症例や，腫瘍径が5cm以上で，なおかつ腋窩リンパ節転移が陽性であった症例が術後再発の高危険群とされ，術後放射線治療の適応とされている．照射標的には乳房を切除した後の胸壁および鎖骨上窩リンパ節領域を含めることが多い．線量は乳房温存術後照射と同様に50Gy程度であることが多い．

放射線治療の有害事象として急性期に皮膚炎が多いのは温存術後照射と同様である．胸壁への照射の際には温存術後照射の際に乳房へ照射する場合と異なり，ボーラスという補助具を用いて皮膚への線量を意図的に高く

図3-14●接線照射

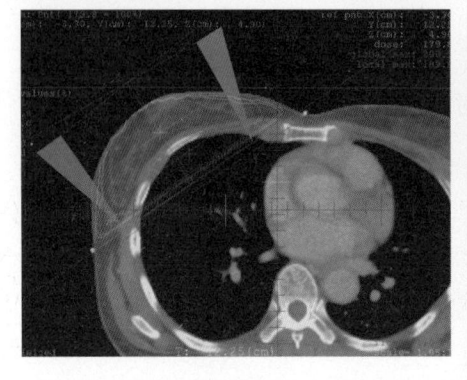

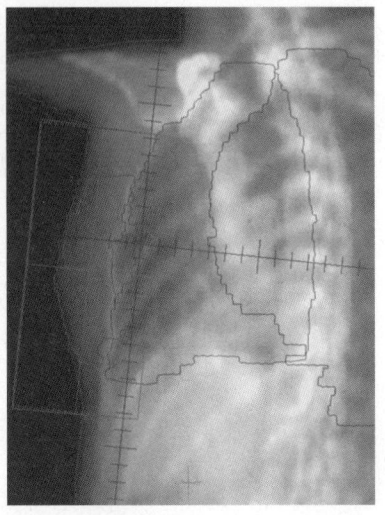

図3-15●皮膚炎

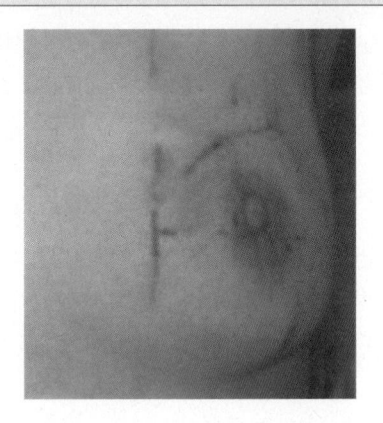

図3-16●放射線肺臓炎

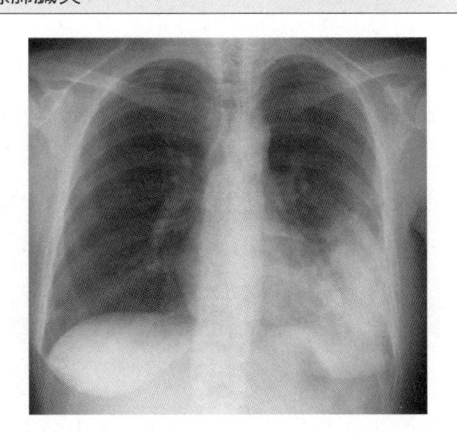

するため皮膚炎の程度は温存術後照射の皮膚炎よりは強くなることが多い．

遅発性有害事象には放射線肺臓炎，心臓障害，肋骨骨折，上腕浮腫（手術も加わる），上腕神経叢障害，2次癌などが起こりうる．鎖骨上窩への照射が加わる場合が多く，温存術後照射の際よりも上腕浮腫，上腕神経叢障害はやや増加する．

2）局所再発に対する放射線治療

乳房切除後の局所再発は胸壁，鎖骨上窩，腋窩の順に多い．術後照射の既往がなく遠隔転移を伴わない場合，再発部位に放射線治療が行われる．症例ごとに照射範囲・線量を適切に決める必要がある．遠隔転移を伴う場合も止血，疼痛緩和などの目的に放射線治療が有効な場合がある．

3）遠隔転移に対する放射線治療

症状緩和を目的として脳転移，骨転移などに対し放射線治療が行われる．

(1) 脳転移

脳転移による神経症状を改善，もしくは神経症状の発症を予防することを目的とする．照射範囲は基本的には全脳照射とよばれる照射が行われる．照射線量は1回に3Gyを10回で合計30Gy行う方法や，1回に2.5Gyを15回で合計37.5Gy行う方法などが採られる．また，転移個数が少なく全身状態が良好であれば，定位手術的照射（SRS）とよばれる腫瘍にきわめて限局した照射法の併用も考慮されることがある．

(2) 骨転移

疼痛緩和や脊髄への圧迫などによる神経症状の緩和を目的とする．照射線量は脳転移の場合と同様に30Gy/10回や37.5Gy/15回などで行われることが多い．

2 看護の要点

1）皮膚炎

(1) 温存術，乳切後

ブラジャーが刺激とならないよう，柔らかく締め付けすぎないものを勧める．特に乳房照射の場合，ブラジャーのアンダーバスト部分が最も摩擦による刺激を受けやすいため，ワイヤー入りのものや，長時間の着用後にくっきりと跡の残るものは避けてもらう．

また，乳房にボリュームがあり，肌同士の密着部分のある場合（特に乳房下部）は，摩擦による擦れが生じるうえ，汗をかきやすく，症状悪化のリスクが高い．こうした場合は，バストをソフトに持ち上げ，なるべく肌

同士の密着を避けることのできるようなブラジャーを勧める．授乳用や着物用などの，アンダーと肩紐の幅が広めで，胸全体をソフトにカバーできるものがあげられる．同様に上腕が太く体幹も大きめの人の場合は，歩行時など腕の動きで擦れを生じるため，腋窩の表皮剝離が起こりやすい．腋窩が擦れないよう，腕を開き気味にして腋窩に空間をもたせ，常にその部分を意識しながら生活するよう，指導する．

　反対に乳切後や乳房にボリュームのない場合であれば，リスクも少ない．ブラジャーを着けなくても構わない．乳頭の擦れが気になる場合は，伸縮性のあるタンクトップや柔らかいブラジャーなどを勧める．

　いずれの場合も，実際に着用している下着を見せてもらい，個々にあったアドバイスを行うとよい．

(2) 腫瘍が自壊している場合

　腫瘍の場所と自壊の程度の把握が必要である．これまで行ってきたケア方法を聞き，軟膏処置やガーゼ貼付を行っている場合は，必要性に合わせて不要なものは省くようにする．滲出液のある場合，直接ガーゼを貼付すると皮膚に張り付くので，非固着性シリコンガーゼを使用したうえで，ガーゼを置くなどの工夫が必要である．部位によってテープによる固定が難しい場合は，直接ブラジャーで押さえて固定したり，片胸帯など様々な形態の下着の使用による固定など，個人に合った方法が考慮されるべきである．

G 膵 癌

1 治療の実際

1) 膵癌に対する放射線治療

　膵癌はほとんどが腺癌である．早期発見が難しく，診断時にはすでに切除が困難な局所進行の状態または遠隔転移を有していることが多い．その場合根治は難しく，延命目的の治療が行われる．切除例においても5年生存率は10～20%であり，難治癌の一つである．自覚症状として，腹痛，黄疸，背部痛，食欲不振，体重減少などがある．

　治療方針として，切除可能例には，根治的治療として外科的切除術が行われる．遠隔転移を認めないT4症例（腹腔動脈幹または上腸間膜動脈に浸潤）である局所進行例は，切除不能なことが多く，放射線化学療法が標準的治療である．遠隔転移例には化学療法単独が標準である．切除可能例に対しては，主体となる手術と併用して，術中照射や術後照射などの補助放

射線療法が行われることがある．また，術中照射を切除不能局所進行例に対しても行うことがある．

放射線治療の目的は，局所制御の向上，生存期間の延長を目指すことと，疼痛のある患者において除痛目的としても使用される．

2）治療計画と照射方法

(1) 外部照射

膵臓は深部に位置する臓器であるため，腫瘍の位置をより正確に把握するには，CT治療計画が有用である．照射野には原発巣，転移リンパ節，所属リンパ節領域を含めることが標準的である．

照射方法として，3門照射（前方，両側方）ないしは4門照射（前後，両側方）での治療が一般的である（図3-17）．膵臓は胃，十二指腸，小腸，大腸，肝臓，腎臓，脊髄など耐容線量の低い臓器に囲まれているため，線量は照射野に含まれる臓器の耐容線量に制限される．1回1.8〜2.0Gy，週5回の通常分割照射法が一般的であり，総線量は50Gy程度（多くても60Gy）である．

併用化学療法として，5-フルオロウラシル（5-FU）との同時併用が標準である．塩酸ゲムシタビンとの同時併用の有用性は現時点では証明されていない．

(2) 術中照射

切除不能局所進行例あるいは切除例に対して行われる．電子線にて治療し，腫瘍の深さに応じて，エネルギーを選択する．5〜8cm径の矩形，五角形，円形などの照射筒を用い，切除例には腫瘍床（腫瘍が存在していた場所）と上腸間膜動脈根部，局所進行例には原発巣を中心に目と手で確認

図3-17● 局所進行膵癌に対する外部照射（4門照射）

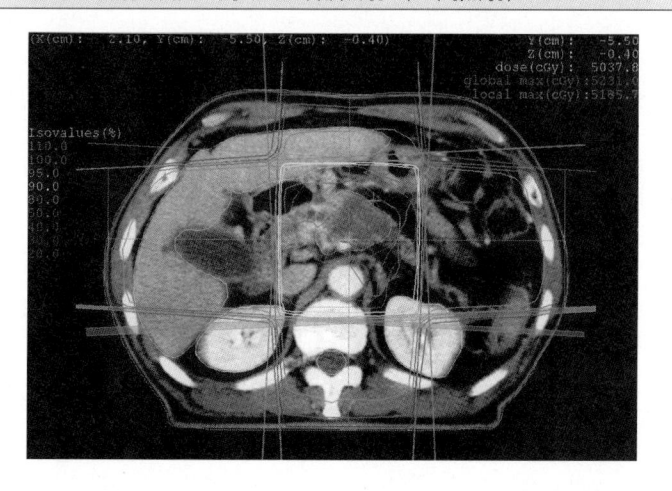

図3-18 ● 術中照射

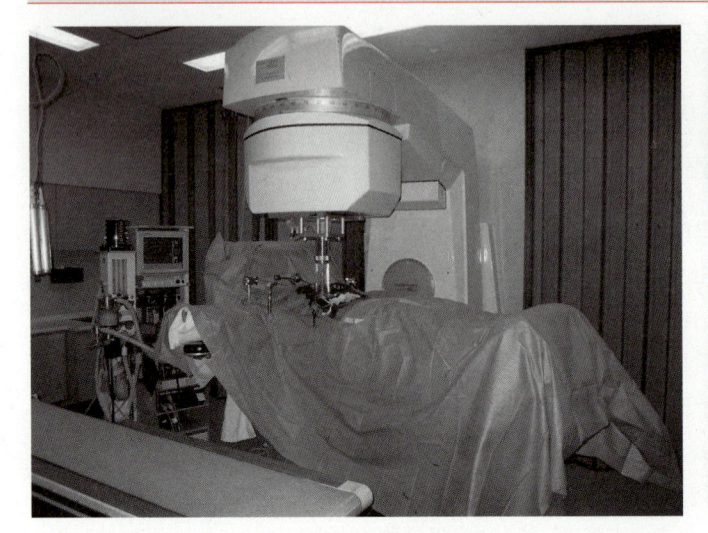

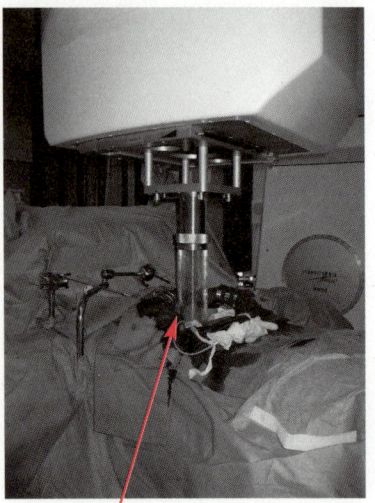

照射筒

しながら照射範囲を設定する（図3-18）．切除例には20〜25 Gy，非切除例には25〜30 Gy程度照射し，非切除例には術後外部照射を併用することが一般的である（本章3-C「術中照射」参照）．

3）有害反応

急性期の有害事象として，倦怠感，悪心・嘔吐，食欲不振，皮膚炎，軟便，下痢，胃炎，胃潰瘍，十二指腸潰瘍，出血，肝機能障害などがある．化学療法併用例では，白血球減少，赤血球減少，血小板減少，その他抗癌薬の副作用などがある．遅発性有害事象として，難治性胃潰瘍・十二指腸潰瘍，出血，腎機能障害などの可能性がある．術中照射施行例では，1回線量が大きいため，消化管出血，腸管穿孔などの可能性があるので，照射野設定には十分注意する．

2 看護の要点

1）皮膚炎

高エネルギー放射線を使用する場合は皮膚線量が少なく，また，多門照射であると強い皮膚炎は起こらない．患者へは注意事項を守れば強い皮膚炎には至らない旨を説明し（うっすらと色が変わる程度で，表皮剝離や痛みは伴わない），不安軽減に努める．PTCD（経皮経肝胆管ドレナージ法）チューブが挿入されている場合は，治療担当医や技師と相談し，ドレッシング材やテープの貼用はマーキングの邪魔にならない部位にする．

2）腹部症状

下痢に傾くことが多いが，まれに便秘となる患者もいる．痛みのため，モルヒネなど使用している場合は，適宜排便コントロールが必要である．放射線治療開始後直ちに下痢に傾くわけではないため，腹部の状態に合わせ下剤の使用を検討する．

H 直腸癌

1 治療の実際

1）直腸癌に対する放射線治療

大腸癌すなわち結腸癌，直腸癌は，ほとんどが腺癌である．罹患率は増加しており，2015（平成27）年には胃癌を追い越すことも予測されている．大腸癌の治療方針として，早期癌は内視鏡的切除が行われ，切除可能であれば，手術が治療の主体となる．しかし，直腸癌においてリンパ節に転移がある症例や局所が進行した下部直腸癌症例などでは骨盤内から再発するリスクが高いとされ，近年は肛門温存などの術後のQOLを考慮した治療法も重視されつつある．そのため，直腸癌に対して手術と併用して補助放射線療法が考慮される．一方，結腸癌は直腸癌に比し，治癒切除率が高く，再発形式も肝臓を中心とする遠隔転移が多いため，補助放射線療法の適応となることはほとんどない．

直腸癌に対する補助放射線療法の目的は，術後の骨盤内再発の抑制や術前の腫瘍量減量，肛門温存などである．手術との順序と時期により，術前照射，術中照射，術後照射に分けられ，近年では術前照射を行うことが多い．また，切除不能例における骨盤内腫瘍に伴う疼痛などの症状緩和や延命を目的とする緩和的放射線療法も行われる．骨盤内腫瘍により，疼痛や出血などの様々な症状が起こり，患者のQOLはしばしば低下している．余命のうちでこれらの症状をできるだけ長くコントロールすることで，QOLを良好に保つことが可能となる．放射線療法はこれらの症状緩和に効果的で，現在わが国における直腸癌に対する放射線療法はこの目的で施行されることが多い．

2）治療計画と照射方法

（1）外部照射

治療開始時の照射野には原発巣（術後の場合は腫瘍床［腫瘍が存在して

いた場所]),所属リンパ節領域を含めることが一般的である(図3-19).腹会陰式直腸切断術の症例では会陰部を含める.有害事象軽減のためには,治療体位を腹臥位にするなど,小腸などの腸管をできるだけ照射野から避けるように努める.

また,照射方法として,3門照射(後方,両側方)または4門照射(前後,両側方)で治療する(図3-20).1回1.8～2.0Gy,週5回の通常分割照射法が一般的である.原発巣(腫瘍床)と所属リンパ節領域に40～45Gy照射後,原発巣(腫瘍床)および直近の転移リンパ節へ50～50.4Gyまで追加することがある.さらに肉眼的病変が残存し,小腸などが照射野内に含まれない場合には55～60Gyまで線量を増加することもある.

図3-19● 治療開始時の照射野

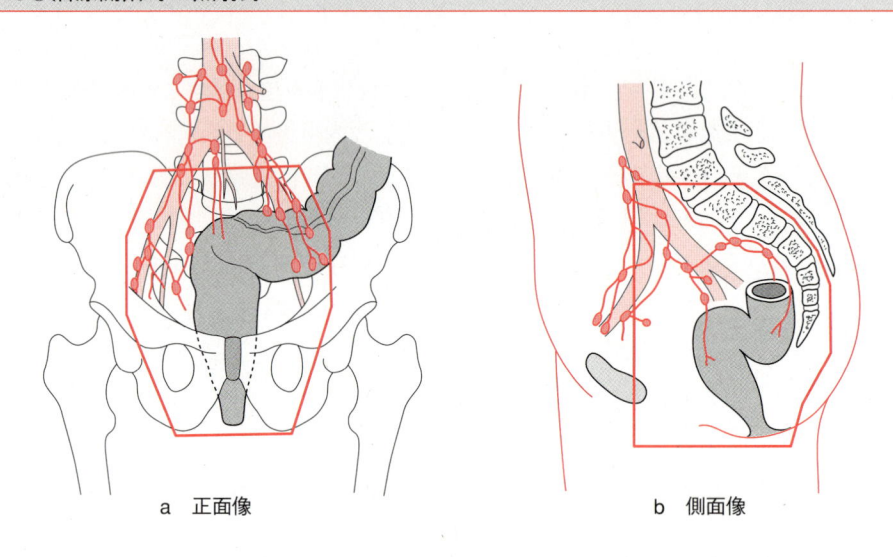

a　正面像　　　　　b　側面像

図3-20● 直腸癌に対する外部照射(3門照射)

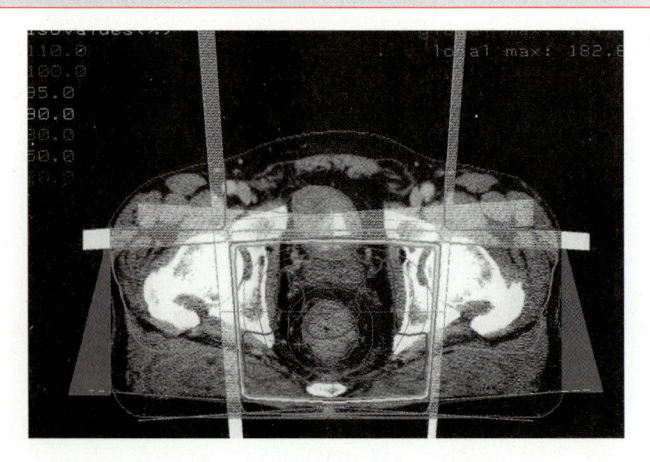

化学療法の適応がある症例においては，化学療法との同時併用が標準的で，現状では併用する化学療法は5-フルオロウラシル（5-FU）が標準である．症状緩和を目的とした場合は45〜50Gyが一般的であるが，予後の限られた症例，PS不良例などでは，30Gy/10回や40Gy/16回などの短期照射が考慮される．

人工肛門造設後の照射の際には，当該部の皮膚炎症の増強を抑えるため，ストーマ周囲を照射野からはずすよう心がける．

(2) 術中照射

術中所見で外科的剥離断端が陽性または断端が近い場合，局所制御の向上を目的として施行される．術中照射の利点は，腸管などの周囲正常組織を避けて重点的に腫瘍に高線量を照射できることである．電子線で治療される．施設の設備的な制約や治療自体も少し煩雑なため，直腸癌の補助療法としては一部の施設でのみ施行されている状況である（本章3-C「術中照射」参照）．

3）有害反応

急性期の有害事象として，倦怠感，悪心・嘔吐，食欲不振，下痢，肛門痛，血便，頻尿，排尿時痛，皮膚炎，会陰部皮膚炎（粘膜炎），白血球減少，赤血球減少，血小板減少などがある．腸管への急性障害としては下痢が最も多く，化学療法との併用でその程度や頻度が増加する．

遅発性の有害事象として，下痢，疝痛，頻便，多量の直腸粘液，間欠的な出血，頻尿，間欠的な肉眼的血尿，肛門筋の弛緩（手術による）による失禁などがある．

2 看護の要点

1）皮膚炎

高エネルギー放射線を使用する場合は皮膚線量が少なく，また，多門照射であると強い皮膚炎は起こらない．患者へは注意事項を守れば強い皮膚炎には至らない旨を説明し（うっすらと色が変わる程度で，表皮剥離や痛みは伴わない），不安軽減に努める．

2）腹部症状

下痢に傾くことが多いが，まれに便秘になる患者もいる．排便状況に合わせたケアが必要である．

I 子宮頸癌

1 治療の実際

婦人科領域の悪性腫瘍としては子宮頸癌，子宮体癌，卵巣癌などが代表的であるが，このうち子宮頸癌は放射線治療の適応となることが最も多い疾患である．

1）手術と放射線治療

子宮頸癌は扁平上皮癌が多い（腺癌は全体の5％）．治療は，手術と放射線治療に大別される．どちらの治療法でも初回治療の成績はほぼ同等と考えられているが，わが国では病期Ⅰ期，Ⅱ期には手術，Ⅲ期以上には放射線治療が適応となることが多い．病期Ⅰ期，Ⅱ期でも，全身状態が不良，合併症がある，高齢であるなどの理由で手術が困難な症例では，初回治療として放射線治療の適応となりうる（表3-8）．

2）初回治療としての放射線治療

子宮頸癌に対して，放射線治療のみで根治を目指す．通常，外部照射と腔内照射を行う．外部照射は治療の対象として子宮頸部の原発巣と骨盤内のリンパ節を含む範囲への照射となる．結果的に骨盤全体が照射野となる．大動脈リンパ節への転移も認められた場合，それも含めて照射野とすることも多い（図3-21）．線量は50Gy程度とすることが多い．腔内照射の治療対象は子宮頸部の原発巣である．腔内照射では子宮腔および腟内にアプリケータとよばれる器具が挿入される．様々な型のアプリケータが存在するが，

表3-8 ● 子宮頸癌の病期別放射線治療基準

病期	外照射 Gy 全骨盤	外照射 Gy 中央遮蔽	腔内照射（Gy/分割）高線量率 A点線量	腔内照射（Gy/分割）低線量率 A点線量
Ⅰ	0	45	29/5	50/4
Ⅱ（小）	0	50	29/5	50/4
Ⅱ（大）	20	30	23/4	40/4
Ⅲ（小～中）	20～30	20～30（合計50）	23/4	40/4
Ⅲ（大）	30～40	15～25（合計50～55）	15/3～20/4	25/2～20/4
Ⅳ	40～50	10～15（合計50～60）	15/3～20/4	25/2～20/4

資料／荒居龍雄（放射線医学総合研究所）による

図3-21●全骨盤照射

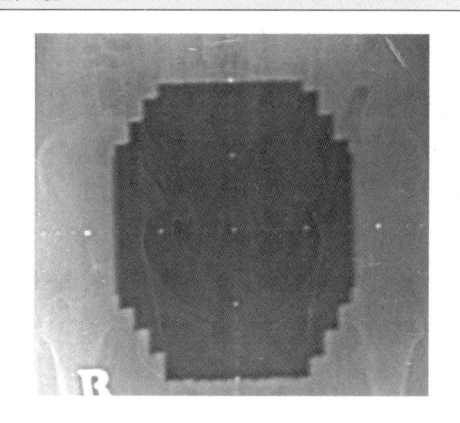

原発巣の形状，進展範囲に応じて使い分ける．通常，タンデム型やオボイド型とよばれるアプリケータを組み合わせて使用する（図3-22）．

腔内照射は週に1回程度の割合で，病期により3〜4回ほど行われる．1回線量は施設ごとに経験的に決められている．腔内照射は子宮頸部の原発巣に対し非常に効果的であるが，近接への線量が高くなる（図3-23）．膀胱や直腸への線量が過剰になることを防ぐため，アプリケータ挿入の際には同時にガーゼなども挿入し，アプリケータと膀胱，直腸との距離をそれぞれ保つように心がける．また，同じ目的で，外部照射には途中で中央遮蔽とよばれるブロックが照射野の中央に挿入される（図3-24）．挿入される時期は病期により異なり，病期が進むにつれて挿入時期を遅らせて外部照射による効果を高くする．また，その時期を目安として腔内照射を開始す

図3-22●アプリケータ

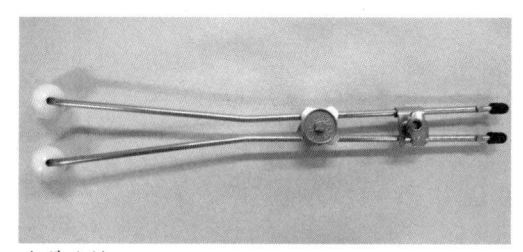

オボイド

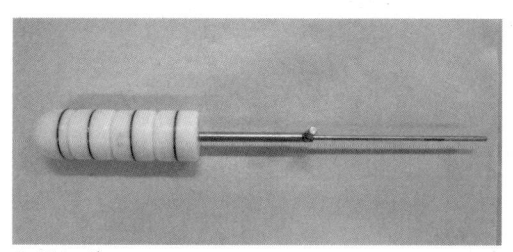

シリンダ

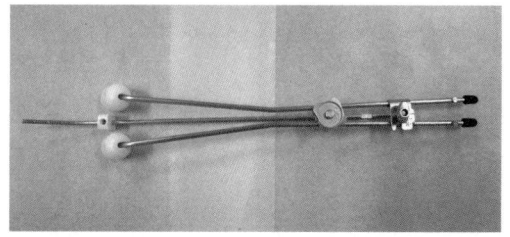

タンデムオボイド

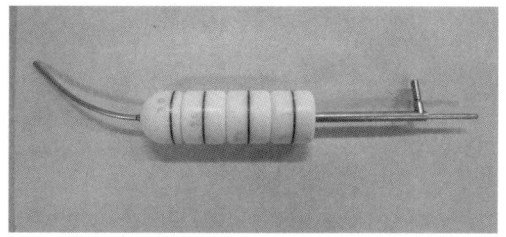

タンデムシリンダ

図3-23 ● 小線源腔内照射線量分布

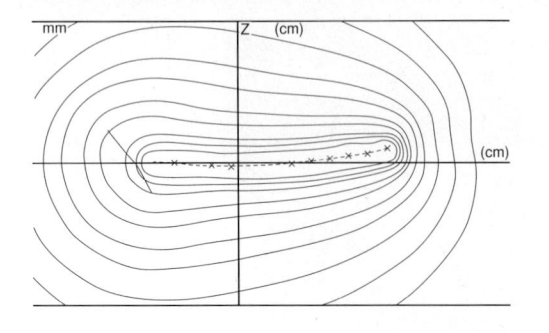

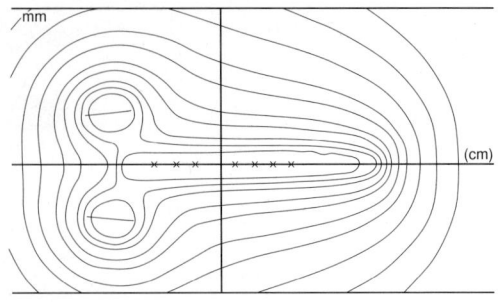

図3-24 ● 中央遮蔽

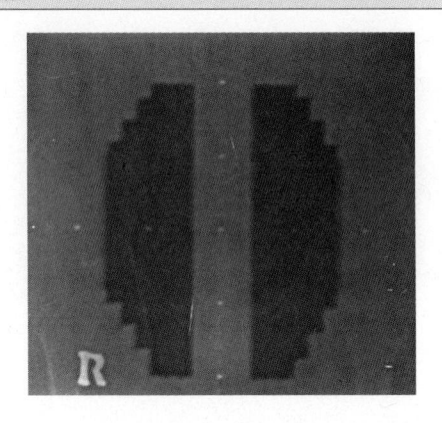

る．

　初回治療の場合，最近では放射線治療中に化学療法を同時に併用する場合も増えている．抗癌薬としてシスプラチンが使用されることが多い．腫瘍に対する効果が高まる反面，白血球減少には特に注意が必要となる．たとえば抗癌薬併用による骨髄抑制で放射線治療を中断せざるをえない症例は全体の10％以上に達し，その影響は放射線治療の期間が1日延長するごとに1％の生存率低下に結びつくというデータもある．

　放射線治療の有害事象（副作用）には治療中に発生する急性期のものと治療が終わって数か月以上経過してから発生する遅発性のものとがある．急性期の有害事象には皮膚炎，食欲低下，悪心，下痢，膀胱炎，直腸炎，白血球減少などがある．遅発性の有害事象は概して比較的まれであるが，膀胱や直腸からの出血，腸閉塞などがある．

〈子宮頸癌腔内照射の手順〉

　適応決定により，アプリケータ（タンデム・オボイド）を標準的に挿入する場合について，普及している高線量率イリジウムIr-192遠隔操作装置（RALS）による腔内照射の手順を記す．装置は遠隔操作式で，術者・医療

者への被曝はない．アプリケータは金属製であり，投与線量や線量分布曲線は標準化される．腔内ではA点に対して6 Gy/回，3～4回（週1回）を投与するものとして記す．

・準備品

腔内照射用アプリケータセット一式，Simon腟鏡，ヘガール頸管拡張器（4～6号まで），子宮ゾンデ，バルーンカテーテル，造影糸を織り込んだ不織布ガーゼなど

・手順

①前投薬（鎮痛・鎮静目的のため）
②会陰部局所の消毒，子宮腔長のサウンディング

砕石位をとり，外子宮口から子宮腔の拡張を試み，タンデム挿入を容易にさせる．ラミセルの事前使用，足袋使用が効果的である．

③タンデムおよびオボイドを挿入し，相互に動かないよう仮固定

通常はタンデム，次いで右オボイド，左オボイドの順に挿入し，位置関係を微調整のうえ順次固定する．膀胱側および直腸側の距離を十分にとるよう，ガーゼ（不織布ガーゼ使用）挿入などで調整する．

④2方向X線透視による器具挿入位置の確認・修正と固定
⑤2方向X線撮影と線量計算

線量計算には相応の時間が必要である．進行状況の説明と緊張緩和を図る．

⑥放射線治療実施

通常，1回当たり10分か20分かかる．この間治療室内は患者のみとなる．

⑦照射終了後，器具を抜去して終了（出血・損傷のないことを確認する）

・看護のポイント

BGMをかけるなど患者が過度の不安・緊張に陥らないよう働きかける．腔内照射の直前にはX線造影検査を行わないよう，患者スケジュールを立てること．造影剤が膀胱に留まると，X線撮影による線量計算ができなくなる．

3）術後照射

初回治療として手術が行われた場合でも，時として手術後に放射線治療が必要となる場合がある．切除検体の病理検索の結果，悪性細胞が組織の深くまで浸潤している，リンパ節転移の個数が多いなど，再発の危険性が高いことが判明した場合，術後照射が行われる．

術後照射として，外部照射が行われることが多い．治療の対象には，子宮が切除された後の腟断端や骨盤リンパ節領域を含んだ骨盤全体を照射野

とすることが多い．大動脈リンパ節への転移も，陽性か，またはその疑いが強いときにはそれも含めることもある．また，切除断端に腫瘍細胞が露出していた場合などには，外部照射に加えて腟断端に対し腔内照射が行われることもある．その場合には，シリンダ型やオボイド型とよばれるアプリケータが用いられる．

　有害事象は前述した初回治療の際のものと同様である．遅発性有害事象としては両下肢浮腫があげられる．

4）再発に対する照射

　骨盤内や大動脈リンパ節などに限局して再発した場合，再発部位に放射線治療の既往がなければ照射が行われることもある．症例ごとに外部照射や腔内照射が適切に計画される必要がある．

5）遠隔転移に対する放射線治療

　症状を緩和する目的で脳，骨，鎖骨上窩リンパ節といった遠隔転移部位へ放射線治療が行われることもある．

　子宮頸癌は悪性腫瘍のなかでは腫瘍による貧血を最も生じやすい疾患である．進行すると大量出血や異臭を生じかねない．認知症患者でも治療を要する場合が生じる．

2 看護の要点

1）皮 膚 炎

　高エネルギー放射線を使用する場合は皮膚線量が少なく，また，多門照射であると強い皮膚炎は起こらない．患者へは注意事項を守れば強い皮膚炎には至らない旨を説明し（うっすらと色が変わる程度で，表皮剥離や痛みは伴わない），不安軽減に努める．

2）腹部症状

　下痢に傾くことが多いが，まれに便秘となる患者もいる．排便状況に合わせたケアが必要である．

J 前立腺癌

1 治療の実際

　前立腺癌の罹患率は生活習慣の欧米化や前立腺特異抗原（prostate

表3-9 外照射による前立腺癌に対する総線量増加の治療成績

Authors	患者数	対象	総線量	PSA無再発生存率	P値	疾患特異的生存率	P値	全生存率	P値
Kupelian (2000,Cleveland)	1041		≧72Gy <72Gy	87%/8年 51%/8年	<0.001				
Shipley (1995,Harvard)	202	T3～4 低分化	75.6Gy 67.2Gy			67%/8年 62%/8年	NS*	55%/8年 51%/8年	NS
Valicenti (2000,RTOG)	1465	GS*8～10	>66Gy ≦66Gy			46%/10年 31%/10年	<0.05	27%/10年 18%/10年	<0.05
Zelefsky (2003,Memorial Sloan-Kettering C.C.)	829	T1～3	75.6Gy 70.2Gy <70.2Gy	予後良好群 75.6Gy：83%/10年 <70.2Gy：57%/10年 予後中間群 75.6Gy：50%/10年 <70.2Gy：42%/10年 予後不良群 75.6Gy：42%/10年 <70.2Gy：24%/10年	p=0.003 p=0.05 p=0.04				
Hanks (1999,Fox Chase C.C.)	714	GS7～10 T2c～T3	≧74Gy <74Gy ≧74Gy <74Gy	 70%/6年 64%/6年		100%/5年 89%/5年 95%/5年 87%/5年	0.029 NS	88%/5年 78%/5年 88%/5年 73%/5年	NS 0.029
Pollack (2002, M.D. Anderson C.C.)	301	T1～3	78Gy 70Gy		p=0.03				

＊GS: Gleason scoreの合計, NS: not significant 統計学的有意差なし.

specific antigen；PSA）測定による検診の普及などにより増加している．前立腺癌の予後因子には，臨床病期，治療前PSA，グリソン分類などがあり，これらの因子および患者の年齢や合併症，治療に対する希望を考慮に入れて治療戦略を立てる．高齢者の低リスクの早期癌では，無治療でPSAによる経過観察という選択もありうる．

リスク分類は，①低リスク群（T1～2a かつ PSA＜10ng/mlかつ Gleason score 2～6），②中等度リスク群（T2b, Gleason score 7または PSA 10～20ng/ml），③高リスク群（T3以上 または PSA＞20ng/mlまたは Gleason score 8～10），に分類されることが多い．この分類を用いた場合，局所療法（手術や70Gy前後の放射線治療）での10年PSA非再発率は，低リスク群で約80％，中等度リスク群で約50％，高リスク群で約30％になると考えられている．低リスク群では放射線治療単独で完治可能である．中等度リスク群から高リスク群では放射線治療の総線量増加や内分泌療法の併用により治療成績向上の可能性があり，可能であれば内分泌療法を先行後，放射線治療が追加される（表3-9）．

1）前立腺癌の放射線治療

放射線治療は前立腺癌の根治的治療手段の一つであり，手術では性機能障害や術後尿失禁が認められるのに対し，放射線治療の主な副作用は直腸や膀胱の有害事象であり，治療の選択においては効果とともに有害事象も検討する対象になる．前立腺癌に対する放射線治療には外照射および小線

源治療がある．また，術後のPSA再発に対する治療として外照射が行われる場合がある．

2）外照射による放射線治療

10MV以上の高エネルギーX線を用いる．前立腺への照射については，前立腺の形態に合わせた線量分布を実現するために3次元治療計画が推奨され，4門以上の固定多門照射や原体照射などが行われる．予後因子にて十分にリスク評価を行い，リンパ節転移，精囊浸潤，被膜外浸潤などの可能性を考慮して照射範囲を決定する．

骨盤リンパ節領域を照射する全骨盤照射を併用することもある．骨盤領域を照射する場合には4門照射が基本であるが，前後対向2門で照射されることもある．前立腺癌の所属リンパ節は総腸骨動脈の分岐部以下の骨盤リンパ節であり，上縁をL5～S1間，下縁を坐骨結節下縁とする．

前立腺を対象とする照射計画を，以下に示す．

(1) 臨床標的体積（clinical target volume；CTV）

低リスク群では精囊浸潤やリンパ節転移の可能性は少なく，臨床標的体積はCTで認められる前立腺のみとなる．中等度リスク群から高リスク群では臨床標的体積を前立腺および精囊とする．

(2) 計画標的体積（planning target volume；PTV）

前立腺は直腸や膀胱の状態により0.5～1.5cm程度位置が変動することが知られており，通常，臨床標的体積＋1～2cmとする．

通常，1回2Gyにて2次元治療計画では65Gy程度まで，3次元治療計画では70Gy以上照射されることが多い．骨盤部を照射する場合には，1回1.8～2.0Gy，総線量45～50Gyを骨盤領域に投与する．3次元治療計画を行うことにより，直腸前壁の線量を減少させることができ，高線量の投与が可能になる．

3）小線源治療

経直腸超音波およびテンプレートを用い，前立腺内に125Iの線源を永久刺入する方法が一般的である．最大の利点は約7週間通院治療が必要な外照射と比較し，1～3日の入院のみで治療が終了することにある．永久刺入の適応は，T1～T2a かつ Gleason score 2～6 かつ PSA＜10ng/mlの場合には単独治療が選択され，T2b～T2c または Gleason score 8～10 または PSA＞20ng/mlの場合には外照射との併用が推奨されている．イリジウム線源による高線量率組織内照射法も行われている（本章3-D「前立腺癌I-125小線源治療」参照）．

4）外照射による放射線治療の副作用

　急性期の有害事象として，下痢，肛門周囲の炎症，膀胱炎などがあり，排便・排尿時の疼痛や出血がみられるが一時的であることが多い．遅発性放射線反応として最も問題となるものは，直腸出血・膀胱出血を症状とする慢性直腸炎，膀胱炎である．手術を要するような出血や閉塞をきたす頻度はまれである．尿道狭窄，性機能障害が起こる可能性もあるが，性機能障害は手術に比べ頻度は低いとされる．

2 看護の要点

1）皮膚炎

　高エネルギー放射線を使用する場合は皮膚線量が少なく，また，多門照射であると強い皮膚炎は起こらない．患者へは注意事項を守れば強い皮膚炎には至らない旨を説明し（うっすらと色が変わる程度で，表皮剥離や痛みは伴わない），不安軽減に努める．

2）腹部症状

　下痢に傾くことが多いが，まれに便秘となる患者もいる．排便状況に合わせたケアが必要である．

K 悪性リンパ腫

1 治療の実際

1）病理組織分類

　悪性リンパ腫は非ホジキンリンパ腫とホジキンリンパ腫に大別される（表3-10）．

2）診断および病期分類

　病変部からの生検により病理組織診断を行う．診断の精度向上のため抗体を用いた免疫組織学的検索などが有用である．病期は治療法を選択するうえで重要である．病期決定は，病歴，身体診察，臨床検査，頸部・胸部・腹部CT，骨髄生検などで行う．通常，非ホジキンリンパ腫，ホジキンリンパ腫ともにアナーバー（Ann Arbor）分類により病期分類を行う（表3-11）．

表3-10 ● 新REAL/WHO 分類

B細胞腫瘍

Ⅰ. 前駆B細胞腫瘍：前駆B細胞急性リンパ芽球性白血病/リンパ芽球性白血腫（B-ALL, LBL）
Ⅱ. 末梢B細胞腫瘍
 A. B細胞慢性リンパ球性白血病/小リンパ球性リンパ腫
 B. B細胞前リンパ球性白血病/免疫細胞腫
 C. リンパ形質細胞性リンパ腫/免疫細胞腫
 D. マントル細胞リンパ腫
 E. 濾胞性リンパ腫
 F. 節外性辺縁帯リンパ腫（MALT型）
 G. 節性辺縁帯B細胞リンパ腫（＋/－単球様B細胞）
 H. 脾性辺縁帯リンパ腫（＋/－有毛リンパ球）
 I. 有毛細胞白血病
 J. 形質細胞腫/形質細胞骨髄腫
 K. び漫性大B細胞リンパ腫
 L. バーキットリンパ腫

T細胞腫瘍，およびNK細胞腫瘍と推定されるもの

Ⅰ. 前駆T細胞腫瘍：前駆T細胞急性リンパ芽球性白血病/リンパ芽球性リンパ腫（T-ALL, LBL）
Ⅱ. 末梢T細胞／NK細胞腫瘍
 A. T細胞慢性リンパ球性白血病/前リンパ球性白血病
 B. T細胞顆粒リンパ球性白血病
 C. 菌状息肉腫/セザリー症候群
 D. 末梢T細胞リンパ腫（他に特定されない）
 E. 肝脾γ/δT細胞リンパ腫
 F. 皮下脂肪組織炎様T細胞リンパ腫
 G. 血管免疫芽球性T細胞リンパ腫
 H. 節外性T細胞／NK細胞リンパ腫（鼻型）
 I. 腸症型腸管細胞リンパ腫
 J. 成人T細胞リンパ腫／白血病（HTLV－1＋）
 K. 未分化大細胞リンパ腫（全身原発型）
 L. 未分化大細胞リンパ腫（皮膚原発型）
 M. 侵攻性NK細胞白血病

ホジキンリンパ腫（ホジキン病）

Ⅰ. 結節性リンパ球優位型ホジキンリンパ腫
Ⅱ. 古典的ホジキンリンパ腫
 A. 結節硬化型ホジキンリンパ腫
 B. リンパ球豊富型古典的ホジキンリンパ腫
 C. 混合細胞型ホジキンリンパ腫
 D. リンパ球減少型ホジキンリンパ腫

3）予後因子

(1) 非ホジキンリンパ腫

 aggressive lymphomaでの国際予後指標（international prognostic index；IPI）（年齢（60歳以上），血清LDH（上昇），PS（s2－4），病期

表3-11 ● アナーバー分類

Ⅰ期　ただひとつのリンパ節領域の侵襲をⅠとし，ただ1つのリンパ節外臓器あるいは部位に限局性侵襲をⅠEとする．
Ⅱ期　横隔膜の上下いずれか一側における2領域以上のリンパ節侵襲をⅡとし，ただ1つのリンパ節外臓器あるいは部位の限局性侵襲と，その領域リンパ節侵襲があれば，それらと横隔膜に対して同一側にある他のリンパ節領域の侵襲があってもなくてもⅡEとする．
　　　（注：侵されたリンパ節領域の数は下付き数字で示す（例：Ⅱ3）．
Ⅲ期　横隔膜の上下両側のリンパ節領域の侵襲をⅢとし，これと関連する1つのリンパ節外臓器あるいは部位の限局性侵襲を伴うものをⅢE，あるいは脾侵襲を伴うものをⅢS，あるいは両者を伴うものをⅢS+Eとする．
Ⅳ期　1つ以上のリンパ節外臓器の播種性（多発性）侵襲は，関連するリンパ節の侵襲があってもなくてもⅣとする．あるいは孤立性のリンパ節外臓器侵襲であっても遠隔（非領域）リンパ節の侵襲を伴えばⅣとする．

AとB分類（症状）　初診前6か月間にみられた，原因不明の，通常体重に比べて10％以上の体重減少．
　　　　　　　　　38℃を超える原因不明の発熱．
　　　　　　　　　盗汗．

出典／L.H.ソビン，Ch. ウィッテンカインド編，日本TNM分類委員会訳：TNM悪性腫瘍の分類（日本語版），第6版，金原出版，2003．

（Ⅲ期，Ⅳ期），節外性病変（2以上））は，危険因子の数によりlow risk（危険因子数0～1），low-intermediate risk（2），high-intermediate risk（3），high risk（4～5）とリスク分類すると5年生存率はそれぞれ73％，51％，43％，26％と相関している．同様の試みは濾胞性リンパ腫（follicular lymphoma）でも行われた．年齢（60歳以上），病期（Ⅲ期，Ⅳ期），侵襲リンパ節領域数（4以上），血清Hb（12 g/dl未満），血清LDH（上昇）を因子としてlow risk（危険因子数0～1），intermediate risk（2），high risk（3～5）に分けると　それぞれの5年生存率は91％，78％，53％，10年生存率は71％，51％，36％と相関していた．

（2）ホジキンリンパ腫

早期（Ⅰ・Ⅱ期）の患者の予後因子には予後良好（favorable）な因子は年齢が50歳未満，リンパ節病変の数が2個以下，巨大腫瘍病変（bulky mass）がない，B症状がなく赤沈（1時間値）が50mm未満，B症状があるが赤沈（1時間値）が30mm未満，女性，があげられる．進行期ホジキン病の予後因子として，International Prognostic Factor Projectが，7つの予後不良因子を同定している（血清アルブミン値が4.0g/dl未満，ヘモグロビンが10.5g/dl未満，男性，年齢45歳以上，病期Ⅳ期，白血球数が1万5000/μl以上，リンパ球数が絶対数で600/μl未満，または8％未満）．

4）治　　療

（1）非ホジキンリンパ腫

ホジキンリンパ腫に比べ放射線治療の役割は大きくない．化学療法が主体で治療が行われる．低悪性度，中悪性度では放射線治療にも一定の役割がある．

① 低悪性度リンパ腫

濾胞性リンパ腫と粘膜関連リンパ装置（MALT）リンパ腫というB細胞リンパ腫が多くを占める．Ⅰ・Ⅱ期では領域照射（involved field；IF）による放射線治療単独が主体であるが，化学療法と放射線治療との併用療法およびリツキサン®単独あるいは化学療法との併用（R-CHOP療法）が行われることもある．

② 中悪性度リンパ腫

多くがび漫性大細胞性B細胞リンパ腫である．Ⅰ・Ⅱ期ではR-CHOP療法に引き続きリンパ節領域照射（involved field radiation therapy；IFRT）を行う．進行例での放射線治療は大きな腫瘍，化学療法後の残存腫瘍に行う．

(2) ホジキンリンパ腫

① リンパ球優位型

リンパ球優位型（lymphocyte predominance）の病期Ⅰ・Ⅱ期では放射線治療（RT）単独で行う．領域照射で30〜40Gy投与する．

② 古典的ホジキンリンパ腫

古典的ホジキンリンパ腫（classical HD）の病期Ⅰ・Ⅱ期ではABVD（doxorubicin（adriamycin）+ bleomycin + vinblastine + dacarbazine）療法+IFRTで行う．進行期は化学療法が主体で，大きな腫瘍に放射線治療を行うこともある．

③ 遅発性有害事象

ホジキンリンパ腫は若年者が多く，長期生存が期待されるだけに遅発性有害事象（2次癌，不妊，心血管障害など）は重大な問題である．早期ホジキン病では，2次癌による死亡率がホジキン病による死亡率と治療開始後10〜15年には同じとなり，30年でほぼ2倍となる．主な2次癌は白血病，悪性リンパ腫，乳癌，肺癌である．放射線量を減量することで2次癌発生が低下するという報告もある．虚血性心疾患，弁膜症，不整脈などの心血管障害による死亡は通常の2〜3倍である．

2 看護の要点

照射部位により，出現する副作用は異なる．照射部位に合わせた患者指導とケアが必要である．

L 骨軟部悪性腫瘍

1 治療の実際

骨軟部悪性腫瘍の治療は組織型によっても異なるが，最近は患肢温存な

ど手術を縮小し機能の温存を図る頻度が増加している．すなわち術前・術後の化学療法を併用した腫瘍広範切除術や放射線治療を応用する集学的治療が一般化している．腫瘍の占拠部位や年齢，全身状態，合併症などの条件で広範切除術などの根治的手術が困難な場合でも，局所制御率向上を目的として放射線治療が併用されている．また，緩和的治療としては，局所制御から疼痛，腫脹などの症状緩和の目的で放射線治療が適用される．

1）骨軟部悪性腫瘍に対する放射線治療の適応

　低悪性度腫瘍においては，術後に腫瘍が残存するかあるいは辺縁切除になった症例に対し，術後に放射線治療を追加する．また，術前から不完全切除になる可能性が高いと予想される症例に，術前あるいは術後照射を行う．

　高悪性度腫瘍においては低悪性度と同様の適応に加え，5 cmを超えるような腫瘍に対して術前の化学療法と術後照射が行われる．組織型による放射線感受性の違いが重要であり，骨腫瘍ではユーイング肉腫が最も放射線感受性が高く，巨細胞腫，骨肉腫，悪性線維性組織球腫（malignant fibrous histiocytoma；MFH），脊索腫と続き，軟骨肉腫は放射線感受性が低いとされる．軟部腫瘍では，原始神経外胚葉腫瘍（primary neuroectodermal tumor；PNET）/骨外ユーイング肉腫，一部の横紋筋肉腫などの小円形細胞腫瘍は感受性が高く，悪性線維性組織球腫の一部，粘液型脂肪肉腫と続き，平滑筋肉腫，円形細胞型脂肪肉腫なども感受性がある．紡錘形細胞型・多形性悪性線維性組織球腫は感受性が低く，線維肉腫は一般に抵抗性である．しかし，従来放射線抵抗性と考えられていた腫瘍に対しても重粒子線は効果があり，また，術中に腫瘍床上へカテーテルを留置し，術中ないし術後に組織内照射を行う方法も，線量集中性を利用して局所に高線量を投与でき適応が拡大されつつある．

2）骨軟部悪性腫瘍の放射線治療の方法

　四肢では6 MV X線が，体幹部・骨盤部では10 MV X線を用いることが多い．後腹膜腔などの深部には，より高エネルギーのX線が望ましい．皮膚浸潤する腫瘍や皮下直下の腫瘍には電子線を用いてもよいが，皮膚から数cm以上の厚みがある場合は，適当なエネルギーのX線にボーラスを併用することで線量分布の改善を図る．化学療法併用で総線量を低減させたり，3次元原体照射・術中照射・組織内照射の応用により，正常組織への線量分布の改善を図る．

(1) 肉眼的腫瘍体積（gross tumor volume；GTV）

　放射線単独または術前照射の場合，骨腫瘍では主に単純X線撮影や造影

CTを用い，軟部腫瘍では主に造影CTやMRIを用い決定される異常陰影．術後照射の場合は，術後の残存腫瘍．

(2) 臨床標的体積（clinical target volume；CTV）

骨腫瘍では肉眼的腫瘍体積の全方向に対して3～5cmマージンをつけた体積を初回照射野の臨床標的体積とする．追加照射時は，肉眼的腫瘍体積に1～3cmマージンをつけた体積とする．術後照射の場合，術前原発巣および術中所見から推定される腫瘍床．ユーイング肉腫は従来罹患骨全体を臨床標的体積としてきたが，小児の場合，放射線治療による成長障害が問題となり，臨床試験において肉眼的腫瘍体積に2cmマージンをつけた群と骨全体を照射した群で有意差がなかったこともあり，肉眼的腫瘍体積にマージンをつけた体積を臨床標的体積とすることが多くなった．軟部腫瘍での臨床標的体積は高悪性度では肉眼的腫瘍体積＋10cm，低悪性度では肉眼的腫瘍体積＋5cmとされるが，術後照射では腫瘍細胞の播種が疑われる全範囲となり，通常は術創を十分にカバーすべきである．緩和的放射線治療の場合は転移性骨腫瘍に準ずるが，疼痛，腫脹などを生じている腫瘍部（肉眼的腫瘍体積）に，必要最小限の辺縁をつけ臨床標的体積とする．

(3) 計画標的体積（planning target volume；PTV）

骨盤などの体幹部では臨床標的体積に呼吸変動幅を変動方向（通常体軸方向）につける．四肢では固定精度によって適当なセットアップマージンを臨床標的体積につける．四肢の照射の際は全周的に照射野に含めず，皮膚の一部（できれば全周の1/3程度）を除外することにより軟部組織の浮腫を軽減できる．また腋窩や会陰の皮膚をブロックなどでできるだけ遮蔽することも高度な皮膚炎を避けるために重要である．

総線量は個々の組織型の放射線感受性によって異なり，術後照射での非切除例または不完全切除（肉眼的残存）例ではユーイング肉腫や横紋筋肉腫など高感受性では45～55Gy/25～35回/5～7週，低感受性では60Gy/30回/6週以上可能なら照射野を縮小して追加照射することにより総線量は70Gy/35回/7週程度まで考慮される．術前照射では40～50Gy/20～25回/4～5週前後を用いる．体幹部・頭頸部の照射では重要臓器が照射野に含まれるため，腸管，肺などへの照射は40～50Gy以下に，脊髄は50Gy，眼球が含まれる場合は40～45Gyに総線量を制限する必要がある．

化学療法併用時にはその種類・量に応じて，安全性の面から線量を減らすことを考慮する．また，小児の場合，成長障害や将来可能性がある2次癌のリスクを考慮に入れ治療計画を行う．成人では2Gy/回/日が基本だが，体幹部・頭頸部への大きな照射野の場合や小児では，1.8Gy/回/日とし，腹部全体に及ぶような照射野では1.5Gy/回/日も考慮される．

組織内照射の線量は，ABS（American Brachytherapy Society）では，線源より5mmの評価点に低線量率照射で外照射非併用時45〜50Gy/4〜6日，外照射併用時15〜25Gy/2〜3日を推奨しているが，わが国で多く使用されている高線量率組織内照射での線量は未確定である（2章3-C-3「小線源治療装置」参照）．

3）治療の副作用

副作用が生じる危険性は，照射野内に含まれる正常組織に関するものとなる．急性期の有害事象では皮膚炎と術後の創治癒遷延などが問題になる．電子線や接線照射を用いて高線量を投与した場合，皮膚炎も高度となり難治性のびらんを生じる場合があり注意が必要である．創治癒遷延や手術的処置が必要になる皮膚障害は，術後照射の場合は5〜15％，術前照射の場合は25〜35％とされる．骨髄機能低下は骨盤骨などの広い範囲の照射では問題になり，化学療法の併用時など白血球減少や血小板減少などがあるときには注意が必要である．

遅発性放射線反応として骨への照射が40Gyを超えてくると，骨粗鬆症をきたし脆弱になることがあり，病的骨折などの危険性が増加するとされる．特に手術と併用して高線量が照射される場合，病的骨折などの合併症が多く発生することが指摘されており，腫瘍体積が大きいときの患肢温存術後照射時の遅発性放射線反応は10％程度生ずる．脊髄への照射は50Gyを超えると脊髄症を生じる危険性があり注意が必要である．小児では2次癌発生や成長軟骨の障害にも注意が必要となる．

2 看護の要点

照射部位により，出現する副作用は異なる．照射部位に合わせた患者指導とケアが必要である．

リンパ浮腫が出現した場合は，リンパ浮腫専門看護師に相談する．

M 小児腫瘍

1 治療の実際

小児腫瘍では，固形腫瘍の神経芽腫やウイルムス腫瘍および横紋筋肉腫やユーイング肉腫などが代表的な放射線治療の適応である．小児腫瘍では，手術や化学療法と組み合わせる集学的治療の一環として，放射線治療も行われることが多い．

小児白血病における放射線治療の役割は化学療法の発達により，中枢神

経予防照射，骨髄移植の前処置としての全身照射（TBI），髄外再発に対する放射線治療などに限定されている．

1）神経芽腫の放射線治療

神経芽腫は小児固形腫瘍のなかで最も発生頻度の高い腫瘍であり，6か月乳児検診にて発見頻度が高まった．1歳以下の検診症例ではほとんど治癒するようになったが，進行症例の治療成績はいまだ不十分である．化学療法の強化と二期的手術，あるいは遅延一期的切除により腫瘍全摘術が行われるようになったが，術後照射あるいは術中照射により局所制御率が向上する．最近では進行病期であっても予後不良因子のないものには，局所療法としての手術，放射線治療の軽減化が考えられ始めている．

予後不良因子をもつ進行神経芽腫では，初診時に生検（開腹生検を含む）を施行し組織診を行い，シスプラチンを含む強力な化学療法で腫瘍の縮小を図る．化学療法後に腫瘍全摘術可能となることも多く，原発巣の遅延一期的切除がリンパ節郭清とともに行われる．術中照射あるいは術後照射を局所療法として採用することにより，局所制御率が高まっている．進行例では，骨髄移植を前提とした全身照射を含む化学療法を行うことにより，治癒を得るようになった．

（1）肉眼的腫瘍体積（gross tumor volume；GTV）

手術前（初診時）CTにて認められた原発巣，リンパ節転移巣のことである．

（2）臨床標的体積（clinical target volume；CTV）

肉眼的腫瘍体積にマージンをとって臨床標的体積とする．このマージンは，化学療法後の切除例では手術時の腫瘍浸潤範囲の情報に基づく必要がある．初診時所見，手術所見を参考に，リンパ節転移領域がすべて照射野に含まれるようにする．

（3）計画標的体積（planning target volume；PTV）

臨床標的体積に呼吸移動（インターナルマージン）などを考慮して設定する．

小児では脊椎への影響を考慮し，椎体全幅を照射野に入れる前後2門照射が適応となる．

1日線量1.8～2Gyで週5日間照射を原則とする．術後放射線治療として1歳以下は極力放射線治療を避けるが，20Gy/2.5～3週間は必要となる．2歳までは24Gy/3週間，2歳以上は30Gy/3～4週間の外照射が必要となる．化学療法を，術直後から実施でき腫瘍巣にのみ照射することが可能な術中照射を年長児で実施することがあり，6MeVの電子線10～12Gyにて

顕微鏡的残存腫瘍は制御されている．

2）ウィルムス腫瘍

ウィルムス腫瘍は年間約50例が小児がん全国登録に報告されているが，現在では治癒可能な疾患となった．化学療法の強化とともに放射線治療線量は減量されている．

（1）肉眼的腫瘍体積（gross tumor volume ; GTV）

手術前（初診時）CTにて認められた原発巣，リンパ節転移巣のことである．

（2）臨床標的体積（clinical target volume ; CTV）

肉眼的腫瘍体積を十分に含み，外側は側腹壁を照射野に入れる．また，腫瘍の頭尾側は1cmのマージンをとることが必要である．リンパ節転移は，頭側は横隔膜脚部，尾側は腸骨動脈領域まで達することが多い．内側は対側傍大動脈リンパ節領域を含むように，椎体全幅が照射野に入るように設定する．側彎症予防のために椎体全幅を含めることは重要である．腹腔全体の腫瘍漏出や腫瘍播種が認められたときは，全腹部照射（横隔膜ドームから閉鎖孔まで．大腿骨頭は遮蔽）とする．肝転移では，切除不能例には2cmマージンをとる照射野とする．多発肝転移や瀰漫性肝転移の場合は全肝照射とする．診断時から判明している肺転移では両全肺・肺尖部と肺背部下縁を含み，両肩（上腕骨頭）を遮蔽する．

（3）計画標的体積（planning target volume ; PTV）

臨床標的体積に呼吸による変動などを考慮し設定する．

総線量10.8Gyとし，1日線量1.8Gyで週5日間照射を原則とする．照射野が全腹腔照射などと大きくなるときは，1日線量1.5Gyとし，総線量10.5Gyとする．しかし，残存腫瘍が大きく局所再発をきたす可能性の高いときには，追加照射10.8Gyを考慮する．残存腎は鉛ブロックで遮蔽するか，1/3以上は14.4Gy／8回／10日を超えないようにし，肝臓の1/2以上は19.8Gy／11回／2～3週を超えないようにする．肝転移では，切除不能例には局所照射とし，全肝が侵されていれば，全肝照射19.8Gy／11回／2～3週とする．照射野を縮小して5.4～10.8Gy／11回／2～3週追加照射することもある．

肺転移では原則的に両全肺12Gy／8回／2週照射を行う．照射終了後2週間たっても残存する場合は切除するか，7.5Gy／5回追加照射を考慮する．18か月以下の乳幼児に対しては化学療法を用い，放射線治療は控える．脳転移では全脳に30.6Gy／17回／3～4週照射し，骨転移局所にも30.6Gy／17回／3～4週照射する．

3）横紋筋肉腫の放射線治療

　横紋筋肉腫は浸潤性発育をする腫瘍であり手術のみでは局所再発が多く，早期に遠隔転移を起こすので化学療法を含んだ強力な集学的治療が必要である．IRS（Intergroup Rhabdomyosarcoma Study）により手術後の化学療法と放射線療法の有効性が示されている．

　組織分類では胎児型（embryonal type）に比較し胞巣型（alveolar type）は予後不良である．クリニカルグループⅠでも胞巣型からの局所再発が多いことが明らかになり，この場合には放射線治療が適応となった．

　術後顕微鏡的残存（クリニカルグループⅡ）や肉眼的残存腫瘍（クリニカルグループⅢ）には術後照射が必要である．化学療法により腫瘍縮小を図り，適切な時期の二期的手術により腫瘍全摘術ができれば術後照射線量を低減化することが可能となる．

（1）肉眼的腫瘍体積（gross tumor volume；GTV）

　切除術前に，理学的所見やCT・MRI所見により定められる肉眼的または触知しうる病変により決定される．この領域には切除しなかったが腫大していた領域リンパ節も含まれる．

（2）臨床標的体積（clinical target volume；CTV）

　潜在的腫瘍が存在する危険性のある部位がない場合には，臨床標的体積は肉眼的腫瘍体積＋1.5cmで，患者の体外にまでは延長しない．この領域には病理学的に転移の認められたリンパ節だけでなく，摘出されたすべての腫大したリンパ節領域が含まれる．腹腔内原発で腹膜播種の危険性が認められる場合，臨床標的体積は全腹部となる．

（3）計画標的体積（planning target volume；PTV）

　計画標的体積は臨床標的体積にインターナルマージンおよびセットアップマージンを加えたもの．

　顕微鏡的残存腫瘍においては41.4Gy/23回/5週を照射する．肉眼的残存腫瘍において総計50.4Gy/28回/6週照射が標準である．正常組織耐容線量などを考慮し，総線量50.4Gyの患者では計画標的体積の途中縮小を行う．頭頸部，膀胱，前立腺，腟，四肢などへの放射線治療においては組織内照射療法を考慮することにより，正常組織の障害を避けることが可能となることがある．照射時期として，二期的手術を考慮していなければ，臓器温存を図るにはなるべく早い時期，できれば術後化学療法施行3週目から放射線治療を開始するほうがよい．

　一期的切除を無理に行うのではなく化学療法後の二期的手術にて，臓器温存を図りながら腫瘍全摘術を行うことの重要性が認識されてきた．二期

的手術による腫瘍全摘術であれば照射線量を下げることができるのではないかという研究が行われている．

4）治療の副作用

副作用が生じる可能性は，照射野内に含まれる正常組織となる．骨の発育障害は年齢が低いほど強く現れるとされ，年齢による線量と障害の関係は，1歳以下では16Gy/8回以下，1〜2歳までは20Gy/10回以下，2歳以上では24Gy/12回以下で軽度の障害が認められる．また，骨発育障害は6〜10Gyで現れ20Gyで明らかとなり，40Gyで障害が飽和状態になるとされる．このため照射野設定の際，なるべく骨端線を含まないようにすることが小児の治療では重要である．

卵母細胞の多い小児は成人に比べて不妊線量は高いが，永久不妊線量でホルモン産生能も消失するので，可能であれば手術にて卵巣位置を照射野外に移動させることを考慮する．2次癌発生のリスクにも注意が必要であり，小児の放射線治療では，3次元治療計画で発生する正常組織の低線量領域にも配慮が必要である．強度変調放射線治療の適応についても，成人以上に検討が必要とする意見もある．

2 看護の要点

小児腫瘍の特殊性としては，治療時の安全性と家族ケアである．

治療が安全に行えるように，固定やセデーション*が必要な場合もある．幼い子の場合，治療の必要性が理解できていなかったり，医療者に恐怖感を抱いたりする場合もある．固定を嫌がる子もいるので，あらかじめその必要性と方法を本人と家族に説明し，できるだけスムーズに治療ができるよう努める．

事前に治療室を見学させたり，固定の方法を写真で提示して見せることにより，気持ちの準備ができたり，自宅での練習が可能であったり，効果的である．また，治療室で技師がキャラクターのエプロンを着用したり，治療室に子ども向けの音楽を流し，不安軽減に努める．治療継続をサポートするために，事前に保護者に許可を得たうえで，治療後おやつを渡す場合もある．

激しく泣く子の場合は，誤嚥防止のため治療前の飲食は避ける．また，泣くと汗をかくため，治療時は薄着が好ましく，着脱可能な衣服で来院するよう勧める．泣いたり，治療を嫌がる患児の場合，家族の心が痛んだり，いらだったりする場合もあるが，暖かく見守れるようサポートする．年齢にもよるが多くの子の場合，治療を重ねると泣かずに受けられるようになることが多い．

セデーション：意識レベルを落とすことによって苦痛を感じさせなくする治療．

照射部位により，出現する副作用は異なる．照射部位に合わせた指導とケアが必要である．日常生活の注意事項などについては，年齢や発達段階に合わせ，本人への説明の内容を検討する．幼少のため，理解が困難な場合は，保護者への指導が必要である．特に小児の場合，かゆみが出現するとかきむしってしまう子もいるので，爪を短くしておく．

N 転移性骨腫瘍

1 治療の実際

1）転移性骨腫瘍に対する放射線治療

骨転移は進行した癌患者に高頻度に起こり，それによる疼痛，病的骨折，脊髄圧迫などは患者のQOLを著しく低下させる．疼痛が主症状となることが最も多い．原発疾患として，乳癌，肺癌，前立腺癌が多い．一般に骨転移は脊椎，骨盤骨，肋骨，胸骨，大腿骨および上腕骨の骨幹部，頭蓋骨など赤色骨髄の多い場所で頻度が高い．

骨転移の治療には外部放射線治療，整形外科的手術，内分泌療法，化学療法，鎮痛薬，神経ブロック，放射性同位元素による内部照射，骨吸収抑制薬などがあり，予後，病状，全身状態などを考慮して種々の組み合わせで治療が行われる．骨転移に対する放射線治療の目的は，①疼痛の軽減，②病的骨折の予防，③脊髄そのほかの神経への直接浸潤あるいは腫瘍の圧迫に伴う麻痺の予防と治療である．

疼痛の軽減を目的とすることが最も多く，鎮痛薬と並び放射線治療は有痛性骨転移の一般的な治療である．放射線治療による疼痛緩和率は70～90％，疼痛の消失率は40～50％と効果的である．

脊椎や股関節，四肢骨などの荷重骨に病的骨折が起こる可能性がある場合に，症状はなくても予防的に放射線治療を行うことがある．ただし，再化骨して骨が安定するまでに数か月から半年程度かかる．病的骨折のリスクが特に高い場合には，整形外科的に内固定術をしてから放射線治療を行う．

脊椎転移による脊髄麻痺が生じた場合には，麻痺症状が出現してから可及的速やかに放射線治療を開始することが重要で，麻痺の進行とともに治療効果は低くなる．椎弓切除などの整形外科的手術は即効性に麻痺症状の改善が得られる可能性があるが，身体的負担が大きく，全身状態や予後などを考慮して，その適応を決める．また，長期予後が期待できる場合には，局所制御も目的とすることがある．

2）治療計画と照射方法

（1）局所照射

　照射野には，症状の原因となっている腫瘍を含める（図3-25）．放射線治療の分割法として，わが国では30 Gy/10回が一般的に用いられているが，そのほか，20Gy/5回，24Gy/6回，8Gy/1回など様々なスケジュールがある．患者ごとに病気の状況，全身状態，治療目的などを考慮して分割法を決定する．臨床試験の結果より，疼痛緩和が目的の場合，8Gy/1回でも疼痛緩和効果は分割照射と同等である．病的骨折や骨折のリスクがある場合，脊髄圧迫症状や神経因性疼痛がある場合，長期予後が期待できる場合などには，分割照射が推奨される．長期予後が期待でき，局所制御も目的とした場合，40～50Gy/20～25回などの遷延した分割法も考慮される．

（2）半身照射

　多発性骨転移で多数の疼痛部位がある場合に，臍を境にしてそれぞれ上半身と下半身すべてに照射する．上半身照射の場合には6Gy，下半身照射の場合には8Gyを通常1回で照射する．分割照射で行われることもある．

図3-25●各部位における照射野（局所照射）

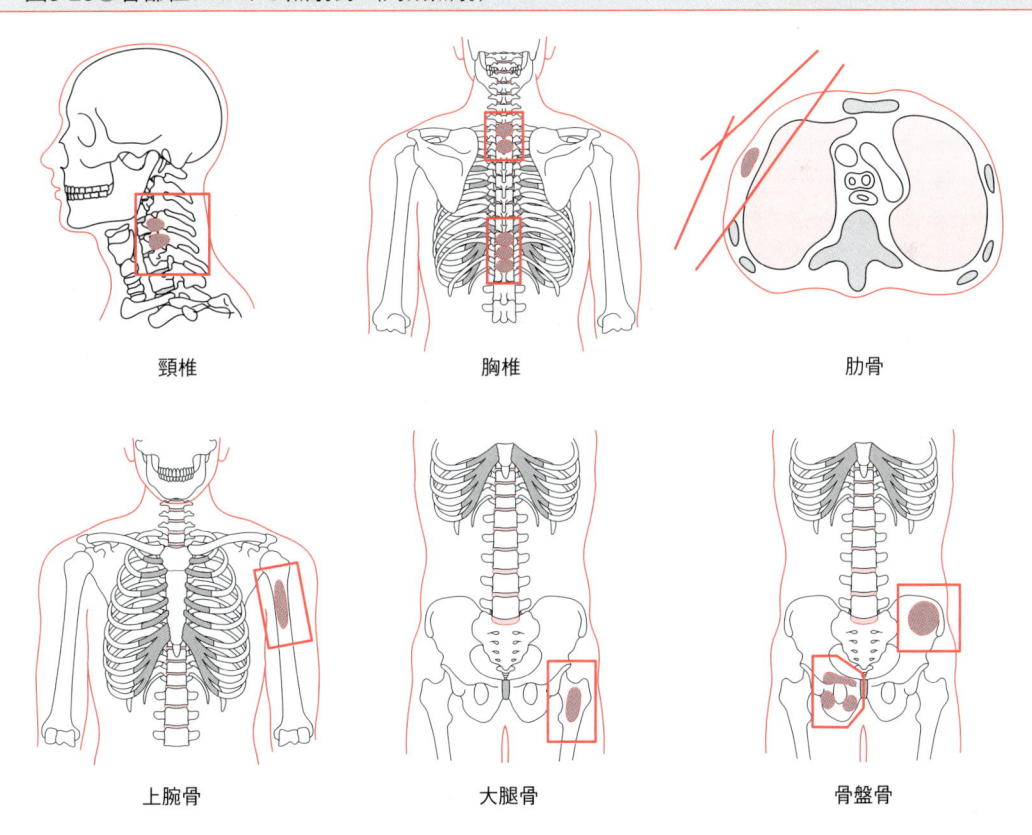

頸椎　　　　　胸椎　　　　　肋骨

上腕骨　　　　大腿骨　　　　骨盤骨

照射範囲が広いため，局所照射に比し有害反応が強く，補液，ステロイド薬，制吐薬などの前処置が必要である．実際に半身照射が行われることは少なく，多発性骨転移に対して，^{89}Srなどの放射性同位元素やビスホスフォネート製剤が適応となることが多い．

3）有害反応

急性期の有害事象として，倦怠感，悪心，皮膚炎，骨髄抑制，その他が照射部位に応じて生じる．頸部では咽頭炎，胸部では食道炎，肺臓炎，腹部では悪心・嘔吐，下痢，腹痛などの生じる可能性がある．総線量が少ないため，局所照射では有害反応の程度は軽いことが多く，遅発性有害事象も問題となることはほとんどない．

2 看護の要点

照射部位により，出現する副作用は異なる．照射部位に合わせた患者指導とケアが必要である．しかし，総線量が根治照射に比べて少ないため，重篤な副作用出現には至らない．患者にもこの旨を説明し，不安軽減に努める．

- **疼痛コントロール**：疼痛軽減の時期と程度には個人差がある．そのため，疼痛緩和効果が現れるまでは，鎮痛薬でしっかりと除痛を図る．患者にも痛みが緩和してくるまでは，鎮痛薬を使用するよう説明する．鎮痛薬が十分であるか，観察する．
- **骨折予防**：骨の硬化には2〜6か月かかる．疼痛軽減のほうが早いので注意が必要である．骨が安定するまでは，ひねったり不自然な姿勢や，重いものを持ったりして負荷がかからないように注意する．転移の部位と骨の状態だけでなく，職業や趣味など患者の個別性に合わせ，細やかな生活指導が必要である．
- **頸椎**：首を過度に伸展しない．
- **胸椎**：重いものを高いところに持ち上げない．
- **腰椎**：床に置いた重いものを持ち上げない．
- **上肢・下肢**：転倒しない．雨の日など滑りやすいため注意する．

リンパ浮腫が出現した場合は，リンパ浮腫専門看護師に相談する．

O 良性疾患への適用

放射線は悪性腫瘍以外の疾患や状態に対しても適用される．①良性腫瘍，②腫瘍ではないが過剰な発育を生じる疾患・状態，に大別される．

1 良性腫瘍ないし前癌状態

　脳・頭蓋底・下垂体の腫瘍の多くは良性腫瘍であるが、頭蓋内でのゆっくりした発育が頭痛などの症状を引き起こす（本章1-A「脳腫瘍」を参照）．皮膚疾患では血管腫，特にイチゴ状血管腫（strawberry mark）といわれる盛り上がりのある腫瘍に対して適用される．また乳房外ページェット病，ボーエン病は前癌状態とされる．照射には技術を要し，おおむね50Gy/5週程度の線量が必要である．脊索腫（chordoma）は発生途上で現れる脊索が下垂体・仙骨内に遺残したもので発育は遅いが，視力障害などを引き起こす．粒子線治療の適応である．

2 非腫瘍性疾患

1）ケロイド

　ケロイドとは，手術後の術創が過剰発育し，盛り上がる状態のことをいう．口唇裂縫合術後，胸腹部切開術後などに対して放射線を適用する．低エネルギー電子線で20Gy/2週程度照射する．

2）翼状贅片

　翼状贅片（pterygium）とは，眼球結膜の内眼縁からの異常発育で，視力障害を生じる．紫外線曝露が影響あるとされる．切除のみでは再発頻度が高いので切除後にβ線により40Gy/4回程度照射する．

3）脳動静脈奇形

　脳動静脈奇形とは，脳内の血管の異常増殖のことをいう．定位放射線照射の適応となる（本章3-A「ガンマナイフと定位放射線照射」参照）．

4）グレーブス眼症

　グレーブス（Graves）眼症とは，甲状腺機能亢進に伴う眼球突出で，時に苦痛を伴う．眼窩後部の外眼筋に照射する．

3 看護の要点

　頻度は非常に低いが，癌とは異なり患者は長期生存する．患部や周囲正常組織への線量を低く抑え，照射による急性反応を極力抑えるよう努める．照射による発癌の頻度は線量レベルにもよるが数十年後に1％とされる．

2 放射線化学療法

1 治療の実際

1）放射線化学療法とは

　化学療法とは化学物質を用いた治療の総称であるが，通常，悪性腫瘍に対して放射線治療とともに用いられるのは抗腫瘍薬（抗癌薬）である．化学療法のみで根治が得られる可能性のある悪性腫瘍は，白血病など一部の血液腫瘍に限られる．特に固形癌に対しては，化学療法単独での治癒は通常困難であり，根治的意義が期待できるのは放射線治療との併用の場合のみである．

　一般に，腫瘍径の小さな早期癌であれば放射線治療単独でも十分に根治可能であるが，局所進行例に対しては放射線治療単独では十分な効果が得られにくい場合も少なくない．放射線治療単独での根治的治療を行う場合には高線量まで照射を行うことが多いが，通常は晩期有害事象を考慮し周囲臓器の耐容限界線量までしか照射を行うことはない．線量を増やさずにより高い治療効果を目指すことを目的として放射線治療と同時，あるいは前後に化学療法を行う治療法を放射線化学療法（または化学放射線療法）とよぶ．

〈放射線化学療法の目的〉

　放射線化学療法の目的として主に3つをあげることができる．第1の目的は，放射線治療と化学療法の相乗効果（増感効果）で照射野内の局所制御率向上を目指す．第2の目的は，化学療法の全身作用から遠隔転移出現の抑制をねらう．第3の目的は，化学療法を先行して行うことで腫瘍を縮小後，放射線治療を行うことにより照射野縮小や線量軽減を可能とする．特に化学療法により著明な縮小が期待できる小児腫瘍の場合，照射野縮小により成長障害など，問題となる晩期有害事象を低減することが可能である．

　放射線化学療法を行うと，一般的に治療自体の毒性はそれぞれの単独治療と比較して強くなる．化学療法の作用機序や投与量，投与スケジュールに習熟して，併用により極端に有害事象が強くならないよう十分に注意して治療を行わなければならない．

　特に化学療法併用により増強しやすい放射線治療の急性期有害事象には，放射線粘膜炎（口腔・咽頭粘膜炎，食道炎，腸炎）や骨髄抑制（白血球・

血小板減少）がある．治療開始時には，予期される副作用に対してあらかじめ十分な対策を立てておくことが望ましい．

2）放射線治療と化学療法の投与時期

投与スケジュールによって主に次の3つに分けられる．

(1) 逐次併用療法

まず化学療法単独で数コースの治療を行い，副作用軽快後に引き続いて放射線治療を開始する方法である．化学療法と放射線治療で副作用が重複しないため，比較的副作用が少ない治療を行うことができる．化学療法単独の治療効果を知ることができるほか，化学療法で腫瘍が縮小した場合には照射範囲を狭くすることができ，放射線治療に伴う有害事象を軽減することも可能である．

しかしながら，化学療法を行って一時的に腫瘍が縮小しても急速な再増大をきたす場合もあり，腫瘍が化学療法に対する抵抗性を獲得した場合には，交差耐性により放射線治療に対しても抵抗性となる可能性がある．一般的な固形癌に対する逐次併用療法の治療成績は，放射線治療単独と比較して必ずしも良好といえない場合もあることが最近の報告でなされている．

適応となる症例‥‥悪性リンパ腫，乳癌，小児腫瘍（ウィルムス腫瘍，神経芽腫，横紋筋肉腫），胚細胞腫瘍，骨軟部腫瘍

(2) 同時併用療法

放射線治療と化学療法を同時に行うことにより，相互増強作用から照射

表3-12 ● 放射線治療と同時併用される代表的な抗腫瘍薬とその副作用

抗腫瘍薬	適応	副作用
シスプラチン（CDDP：プラチナ化合物）	頭頸部腫瘍，肺癌，食道癌，子宮頸癌，胚細胞腫瘍	悪心，食欲不振（強度），味覚障害，骨髄抑制，脱毛（軽度），腎機能障害，聴力障害，末梢神経障害
フルオロウラシル（5-FU：代謝拮抗薬）	頭頸部腫瘍，食道癌，胃癌，膵癌，肝癌，子宮頸癌，直腸癌	骨髄抑制（軽度），口唇・口内炎，皮膚炎
マイトマイシンC（MMC：抗癌性抗生物質）	肺癌，直腸癌，肛門管癌，子宮頸癌	骨髄抑制（強度），悪心，脱毛，肺障害
エトポシド（VP-16：トポイソメラーゼ阻害薬）	小細胞肺癌，悪性リンパ腫，白血病，胚細胞性腫瘍	骨髄抑制（強度），脱毛（強度），悪心，食欲不振，口腔粘膜炎，アレルギー症状
ビノレルビン（VNB：ビンカアルカロイド）	非小細胞肺癌	骨髄抑制（強度），静脈炎，末梢神経炎
イリノテカン（CPT-11：トポイソメラーゼ阻害薬）	肺癌，直腸癌	下痢・腹痛，骨髄抑制（強度），悪心，ほてり
ドセタキセル（TXT：有糸分裂阻害薬）	非小細胞肺癌，頭頸部癌，乳癌	骨髄抑制（強度），脱毛，悪心，発疹，アレルギー症状
ニムスチン（ACNU：アルキル化剤）	原発性脳腫瘍，悪性リンパ腫	骨髄抑制，脱毛，悪心

範囲に最大の治療効果を意図してなされる方法である．最近の知見では，一般的な固型腫瘍に対して最も治療効果が強いと考えられる．表3-12に放射線治療と同時併用される代表的な抗腫瘍薬とその副作用を示す．化学療法は全身量を用いることが一般的であるが，高齢者や合併症を有する症例に対しては放射線増感効果を目的に，ごく少量の抗腫瘍薬を放射線治療日に毎日投与する方法もある．しかしながら，放射線治療と化学療法の有害事象が重なって増強されるために，照射法や線量，抗腫瘍薬の投与量の決定には十分な経験が必要とされる．照射部位により放射線治療との同時併用が禁忌とされる薬剤も（たとえば肺癌に対するゲムシタビン）あり，注意を要する．

適応となる症例‥‥頭頸部腫瘍，食道癌，肺癌，膵癌，子宮頸癌，直腸癌，肛門癌，膀胱癌

(3) 相互併用療法

正常組織の有害事象を最低限とするために，化学療法と放射線治療を少量ずつ交互に行う方法である．両者の副作用を相互に増強させないことを意図した方法であるが，現在は行われることが少なくなっている．

3) 放射線化学療法の実際

食道癌に対する放射線化学療法を例にとると，1回線量1.8～2.0Gy，30回/6週間の放射線治療期間中に，2コースの化学療法同時併用を行う（1週目・5週目）．施設によっては放射線治療終了後にも2コース程度の追加化学療法を行うことがある．

食道癌に対する放射線化学療法を行う場合の代表的な投与法について紹

表3-13●抗腫瘍薬投与法の一例（5-FU＋シスプラチン併用療法）

時刻	経路	内容
0：00	メイン	生理食塩水250ml＋5-FU　（3ml/時，96時間持続静注）
0：00	側管	乳酸リンゲル液500ml　（250ml/時，2時間）
2：00	側管	生理食塩水50ml＋制吐薬　（5HT₃拮抗薬）＋デキサメタゾン16mg（15分）
2：15	側管	生理食塩水500ml＋シスプラチン　（250ml/時，2時間）
4：15	側管	20％マンニットール®液200ml＋メトクロプラミド2A（15分）
4：30	側管	3号維持輸液500ml　（250ml/時，2時間）
6：30	側管	乳酸リンゲル液500ml　（250ml/時，2時間）
8：30	側管	3号維持輸液500ml　（250ml/時，2時間）
10：30	側管	乳酸リンゲル液500ml　（250ml/時，2時間）

注：シスプラチン点滴開始後は特に時間尿量に注意し，尿量低下時には適宜利尿剤（フロセミドなど）の注射を行う．
　　翌日から数日間は乳酸リンゲル液，3号維持輸液など併せて2000ml以上の輸液を行う．

介する（表3-13）．シスプラチンは腎毒性を有するので，腎臓への蓄積を避けるために多量の輸液と利尿剤を使用し，一定量以上の尿量を確保する必要がある．また，化学療法による悪心を軽減する目的でシスプラチンなどの静注前に，予防的に化学療法用制吐薬を使用することが広く行われている．

　放射線化学療法初日・第29日に点滴を行うシスプラチンは，理論上血中濃度が最も高いときに放射線治療を行うことで最大の相乗効果が発揮されると考えられている．シスプラチン静注日は，できれば静注直後に放射線治療を行うことが理想的である．ただし，シスプラチンが血管外に漏洩した場合には重篤な障害につながることがあり，点滴中には十分な観察が必要となる．シスプラチン点滴中の移動や放射線治療は可能であれば避けたほうがよいが，やむをえない場合には留置針の固定を厳重にしておく．そのほかの注意点として，放射線治療中には放射線治療台の上昇に伴い，患者の体位も上昇するため，点滴ルートは長くしておくことと，血液逆流を防ぎ点滴速度を一定とするためインフュージョンポンプを使用することが望ましい．

2　看護の要点

　放射線化学療法とは，（単独治療よりも）治療成績やQOLの向上を図ることを目的に，化学療法と放射線療法を併用した治療法である．主に，食道癌，肺癌，子宮頸癌などで行われており，それぞれの単独治療より副作用（主に皮膚炎や粘膜炎）も強く出る．

　そのため，治療開始とともに皮膚や粘膜の予防的ケアを指導し，それを実践してもらうことが大切である．皮膚炎・粘膜炎の対処法については前述を参照していただきたい．

　また，放射線化学療法の場合，抗癌薬の副作用による悪心・嘔吐が出現する．その場合は制吐薬を使用し，嘔吐による粘膜への刺激を予防する．特に食道癌では，嘔吐は，照射部位の粘膜を消化液が直接刺激するので，できる限り避けたいところである．「体力が落ちる」と無理して食べようとする患者の場合は，食べられないときは高エネルギー輸液や経管栄養で補えることを説明し，患者に安心してもらうと同時に，今は体力よりも粘膜の保護のほうが大事なことを理解してもらう．場合によっては，照射部位の疼痛を伴うことがある．痛みがひどい場合は，モルヒネの持続静脈注射，座薬などで鎮痛を図る．

　長期にわたる治療であり，しかも副作用が強いため，身体的ケアはもちろんのこと，精神的なケアも重要となる．

3 特殊な放射線治療

A ガンマナイフと定位放射線照射

　ガンマナイフとよばれる特殊な装置がある（図3-26）．これはヘルメット型の照射器の周囲に201個のコバルト60の線源を取り付け，一点に集中照射ができるようにしたものである．脳内病変などに用いられ，一点に対して非常に集中性のよい線量分布が得られる．ナイフのような切れ味なので，ガンマナイフとよばれる．

　このような一点に線量を集中させる治療は，通常のリニアックなどによっても可能である．国立がんセンターではリニアックを用いて転移性脳腫瘍などの悪性疾患（3cm以下，3個以下）に適用し，ほとんどの適用例で局所が制御されるという好成績を得ている．

　定位放射線照射（stereotactic irradiation；STI）とは，高精度で高線量を標的に集中させる放射線治療の一つであり，3次元照射計画を用いて標的の形状に合わせて多方向から放射線を照射するが，特に位置に関する精度を厳密に制御するために様々な工夫をしている．

　放射線治療は，腫瘍細胞と正常細胞の放射線に対する感受性の違いを利用した治療であり，定位放射線照射もその一環として腫瘍の局所制御率の向上を図るとともに，合併症の軽減を図る治療法である．定位放射線治療

図3-26● ガンマナイフ装置

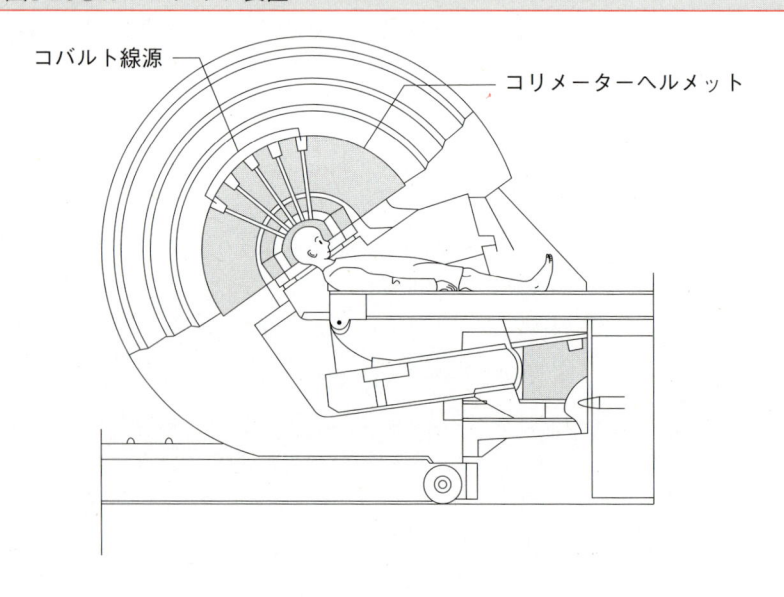

コバルト線源　　　　　コリメーターヘルメット

の始まりはレクセル（Leksell, L.）らによる脳腫瘍に対しての装置の開発であるコバルト60を用いたガンマナイフの開発であり，高エネルギーX線治療装置（直線加速器）や粒子線が定位放射線照射に用いられている．

定位放射線照射には，ガンマナイフに代表される1回照射の定位手術的照射（stereotactic radiosurgery; SRS）と，分割照射を行う定位放射線治療（stereotactic radiotherapy; SRT）がある．定位放射線照射は1960年代より脳腫瘍に対し臨床応用が開始され，1990年代後半に体幹部腫瘍へと対象が拡大している．放射線生物学の理論上は，1回照射に比較し分割照射では，効果を同等に保ちつつ遅発性放射線反応を抑えることが可能であり，著明な浮腫を伴う場合や視神経などリスク臓器が腫瘍近傍にある脳腫瘍や体幹部腫瘍では定位放射線治療が選択されている．

定位放射線照射は，開発当初の対象が脳腫瘍であったこともあり，脳動静脈奇形などの血管性病変や転移性脳腫瘍に対し広範に応用されている．次いで聴神経腫瘍，髄膜腫などの良性腫瘍や悪性腫瘍の一部に治療の一環として適用されている．照射中心位置のずれ（固定精度）を2mm以内に保つために，固定フレームや追尾システムを利用する．ガンマナイフは1996（平成8）年4月から，直線加速器による定位放射線照射は1998（平成10）年4月より保険適応となっている．

転移性脳腫瘍に対する放射線治療としては全脳照射が施行されているが，局所制御は十分ではなく，脳転移の再増大や脳内新病変の制御が課題である．全脳照射と全脳照射＋定位手術的照射の比較試験では，全体の生存率では有意差を認めなかった（生存期間の中央値6.5か月と5.7か月，p=0.1356）が，単発性脳転移では生存率において全脳照射＋定位手術的照射群が優れていた（生存期間の中央値6.5か月と4.9か月，p=0.0393）．多発脳転移においては，定位手術的照射の追加による生存率の向上は認められていない（生存期間の中央値5.8か月と6.7か月，p=0.9776）．脳転移に対する初回定位放射線照射単独治療の臨床試験では，生存率では全脳照射施行例に劣らないものの，局所および照射野外の脳の新病巣出現に関する制御において劣っていたことが報告されている．脳転移に対する治療方法は，手術の適応をはじめ全脳照射および定位放射線照射の適切な応用について，現在検討中の課題が多い．

体幹部定位放射線治療は，末梢型非小細胞肺癌などに対して5〜10門の固定多門照射や多軌道回転運動照射などにより多方向から照射する．位置精度の保持を目的に固定フレームを用いて患者の動きを固定する方法や，生理的呼吸運動や臓器の体内移動に同期または追尾して照射を行い，照射回ごとの照射中心位置のずれ（固定精度）を5mm以内に収める工夫を行う．照射対象が一定の大きさを超えると照射線量の均一性が保てなくなる

ため，体幹部定位放射線治療では一般的には腫瘍径 5 cm 以下のものが適応とされている．2004（平成16）年 4 月からは保険収載されており，主な適応としてはステージ I 非小細胞肺癌や肝臓癌があげられる．

B 全身照射

　全身照射（total body irradiation；TBI）とは全身を X 線で照射することで，白血病，骨髄異形成症候群などの血液疾患その他で造血幹細胞移植を要する場合の前処置（コンディショニング）の一環として行われる．

　造血幹細胞移植（blood stem cell transplantation；BSCT）の原理は，致死量以上の照射や抗癌薬を与えて患者骨髄を根絶やしにし，その後へ新たにドナー（提供者）の造血幹細胞を移植・生着させることにある．造血幹細胞は骨髄からのほか，末梢血あるいは臍帯血から供給され，また免疫能をもったドナーリンパ球をも共に移植する方法（骨髄非破壊的移植，ミニ移植）も開発されている．造血幹細胞はその遺伝形質の違いにより自家（autologous），同種（allogeneic）に分けられる．移植の場合には拒絶反応，移植片対宿主病（graft-versus-host disease；GVHD）などの合併症が問題となる．

　全身照射の意義は腫瘍細胞を死滅させると同時に患者の免疫能を低下させ，ドナー由来の造血幹細胞の生着場所を用意することにある．たとえば，12Gy/ 6 回/ 3 日（朝夕施行）などでの分割照射が一般的である．照射方法は施設により様々であるが，1 回当たりの照射は時間がかかる．間質性肺炎は抗癌薬に加えて全身照射を行った場合に問題となる．4 m 程度の遠距離照射法（通常の治療距離は 1 m）や寝台移動法により，頭頂から足先までの全身に均等照射を行う．治療中には感染防止に特に注意が必要となる．

　〈全身照射（TBI）時の看護〉
　前投薬で眠気を催す薬剤を使用している場合は，病棟との移動時車椅子やストレッチャーを使用する．

　感染予防のため，待合室を分けるなど，外来患者などとの接触を極力避けられるよう配慮する．待合室を分けるなど照射時は，特に頭を動かさないよう指導する（鉛ブロックがずれるため）．小児などじっとしていられない患者の場合は，セデーションが必要であるため，事前に検討する．所要時間を説明し，気分不快や悪心出現時などは，ナースコールを押すよう指導する．照射時間が長いため，音楽ソフト（CD, テープ）を持参してもらい流すなど工夫する．

C 術中照射（開創照射）

　手術を前提にして照射を行う場合，術前照射というのは手術前の病巣を小さくして取りやすくするための照射，術後照射とは手術の後に取り残した病巣があるか，顕微鏡レベルでの病巣に対して行う照射で，いずれもX線を用いた分割照射である．これに対して，術中照射という方法がある（図3-27）．これは手術している最中に腫瘍自体に，あるいは取り去った腫瘍の後の顕微鏡レベルでの取り残しに対して行われる治療である．電子線という，照射部の表面だけに有効な放射線を用いる．

　病巣を開創したままなので，病巣を目で確認して照射でき，また，たとえば腹壁などは照射されずに済む．しかし，手術時しか治療できず，通常は1回のみの治療となる．国立がん研究センターでは膵癌，直腸癌の骨盤リンパ節転移，胆道癌，その他に適用している．

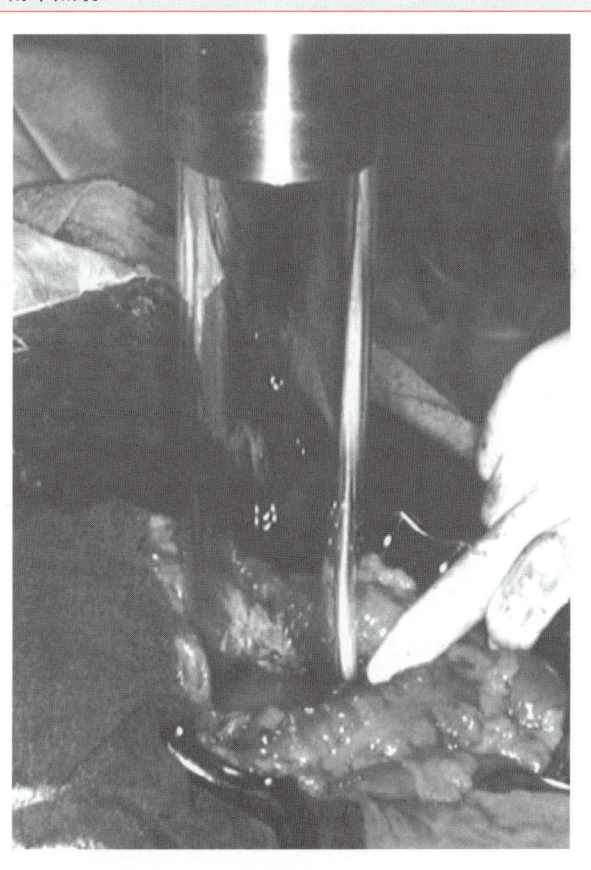

図3-27 ● 術中照射

D 前立腺癌I-125小線源治療

1 治療の実際

　I（ヨード）-125を用いた前立腺小線源治療は，1980年代はじめに米国において開始され，治療に伴う身体的負担の軽さから高齢者にも耐えうる侵襲性の低さと良好な成績によって，現在では広く欧米で行われている．わが国では2003（平成15）年秋より開始され，徐々に普及し始めている．ここでは治療の実際について述べる．

1）I（ヨード）-125小線源の特徴

　I-125は0.8mm×4.5mmと非常に小さな放射性線源で，そのエネルギーはこれまでわが国で用いられている線源に比べて低いものの，放出される放射能が半分になる半減期は約60日と非常に長いという特徴をもつ（図3-28）．治療に必要な線源数は前立腺の大きさによって異なるが通常60～90個の範囲である．

2）治療の手順

　前立腺小線源治療は大きく3つの過程に分かれる．
　①前立腺の体積を算出するとともに術前に計画を行い，治療に必要な線源を発注する過程．
　②あらかじめ作成された治療計画に沿って線源を挿入していく過程．
　③治療後に前立腺部のCTを施行し，術後計算を行う過程．

(1) 前立腺の体積および形態の同定

　治療過程の最初の段階は，前立腺の形態と大きさを把握することである．通常治療の1か月ほど前に行う．患者は治療時と同じ砕石位をとり，経直腸超音波（TRUS）を直腸内に挿入し（図3-29a）5mmごとに前立腺の横断像をコンピュータに取り込んで，患者によって異なる前立腺の形と大きさを測定する（図3-29b）．プローブの位置で前立腺の横断像の形と大きさは異なる（図3-29c）．次に前立腺の各横断像において，前立腺の被膜から癌が進展する可能性の範囲まで根治可能な線量（処方線量144Gy）が投与できるように，コンピュータに取り込んだ前立腺画像上に線源を配置し，必要な線源数を計算する（図3-30a）．一方で，前立腺のほぼ中央には尿道が通り，また前立腺のすぐ後方には直腸が存在する．このように癌の根絶とともに正常組織（尿道と直腸）が耐えうる最適な線源配置を計画する（図3-30b）．なお，前立腺小線源治療における処方線量144Gyは通常の外部

図3-28 ● 線源の刺入

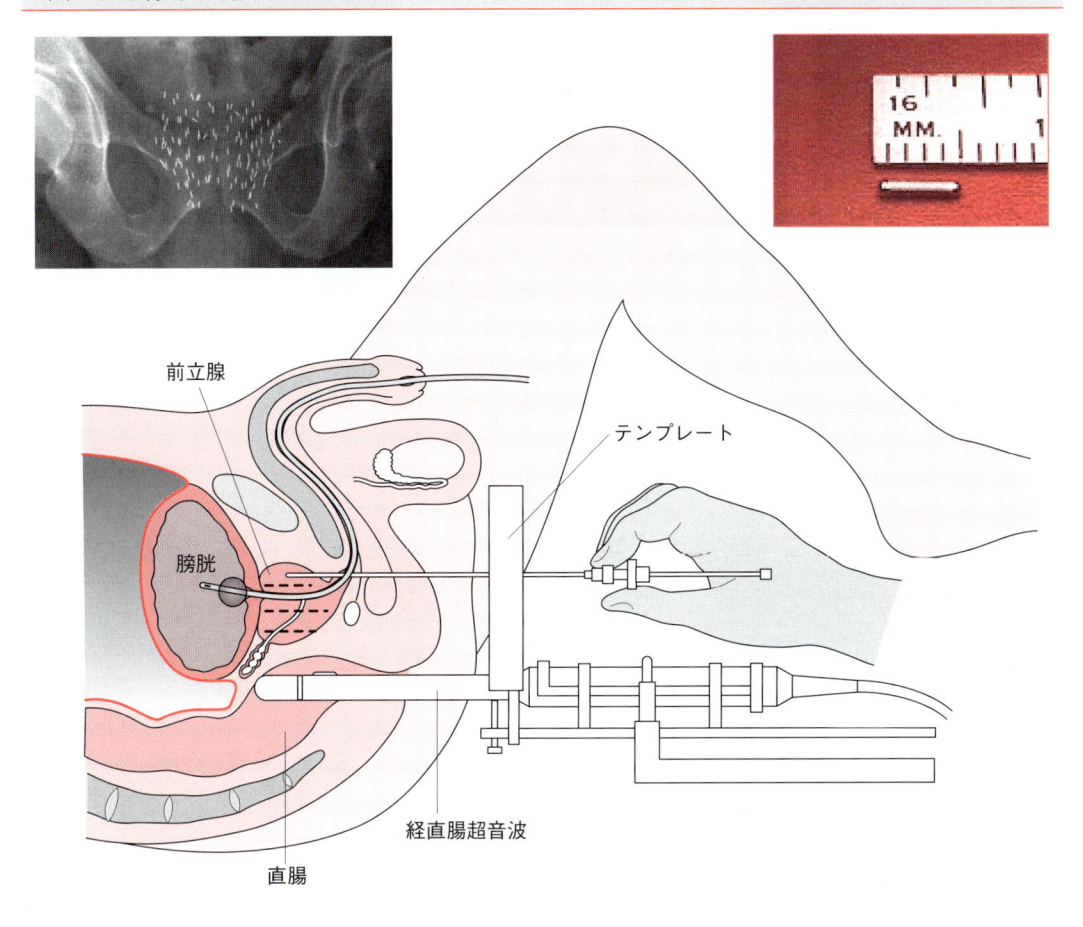

前立腺
膀胱
テンプレート
経直腸超音波
直腸

照射の75～80Gyに相当する．

(2) 刺入過程

　術前計画によって決められた前立腺内の線源配置に従って，経直腸超音波をガイドに用いながら線源を埋め込む過程である．

　患者はあらかじめ前日の夜に下剤を服用し，手術当日の朝に浣腸を行って直腸内を空にしておく．直腸内の残渣は超音波画像を劣化させる．手術室で患者は腰椎麻酔（または全身麻酔）を行い，術前計画と同じ砕石位をとる．次に直腸内に経直腸超音波プローブを挿入した後，術前計画時と同じ前立腺画像を再現しなければならない（この過程がうまくいかないと計画どおりの結果は得られない）．前立腺画像が再現できたら，計画に従いテンプレート（5mm間隔で格子状の穴が開いている）を通して針を刺入していく．通常前方（腹側）の針から1～2列分の針を刺入する．針の先端は超音波画像をガイドに前立腺の最も膀胱よりの深さ（底部）まで進める．計画どおりの深さまで針が刺入できたら内筒を抜き，線源を挿入するため

3 特殊な放射線治療　145

図3-29●超音波画像のコンピュータへの取り込み

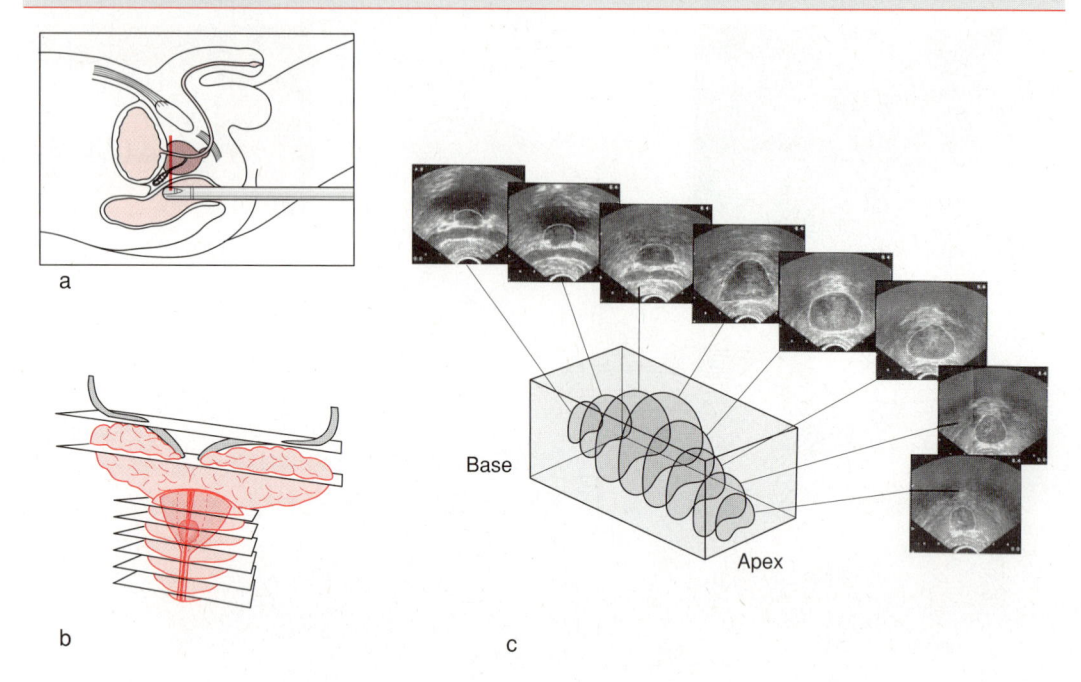

のアプリケーターに接続した後，超音波画像および透視（X線）で線源の位置を確認しながら1個ずつ前立腺内に挿入していく（図3-28参照）．

（3）術後計算

治療後30日ほどが経過し，前立腺の腫大が改善する頃にCT検査を行い，治療後の線量評価を行う．この過程をとおして治療の良否を判断するとともに，その後の症例における治療の質の向上を図る．

（4）治療後の有害事象（急性期・晩期）

上述したように，I-125線源は少量ずつしか放射線を放出しないため，治療時に線源は最も強いにもかかわらず，放射線による尿道炎が最も強く現れるのは治療後1〜2か月後（急性期）であることが多い．この時期には頻尿，尿勢の低下，排尿時の灼熱感などを患者が訴えることが多いが，自制内であることも多い．放射線による直腸炎に伴う下血は晩期（1〜2年）に起こる代表的な有害事象（出現頻度は10%以内）であるが，通常保存的治療によって改善する．

2 看護の要点

I-125を用いた前立腺小線源治療を行うにあたっては，日本放射線腫瘍学会・日本泌尿器科学会・日本医学放射線学会が定めた「シード線源による前立腺永久挿入密封小線源治療の安全管理に関するガイドライン」をもとに各施設での放射線に関する安全な管理運用が重要であり，治療した患

図3-30 ●治療計画

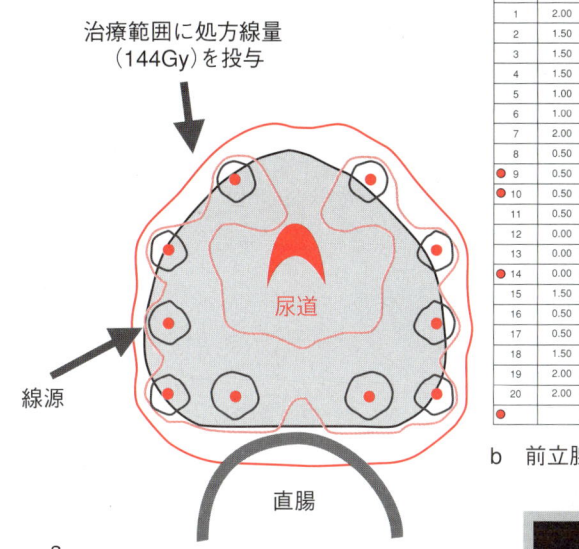

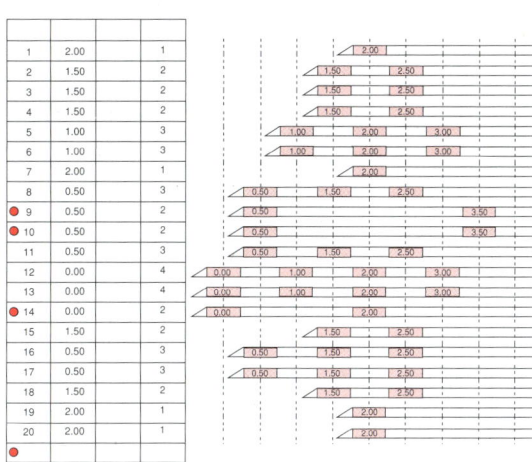

a

b 前立腺に刺入された各針の中の線源の配置計画

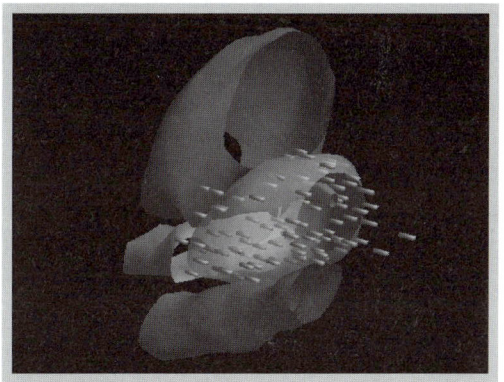

c 3次元的な線源の位置関係

者の看護に携わる看護師にもシード線源の安全な取り扱いが求められる．

1）関連する法令

関連する法令としては，以下のものがある．
①放射性同位元素等による放射線障害の防止に関する法律：放射線障害防止法（文部科学省），医療法（厚生労働省）
②医療従事者について：人事院規則（国家公務員法），電離放射線障害防止規則（労働安全衛生法-厚生労働省）

2）入院させる施設の条件

看護師が関与するものとしては，以下のものがあげられる．
①一時的管理区域とした一般病室を治療帰室後，設定する（図3-31のよ

図3-31 ● 一時的管理区域の病室

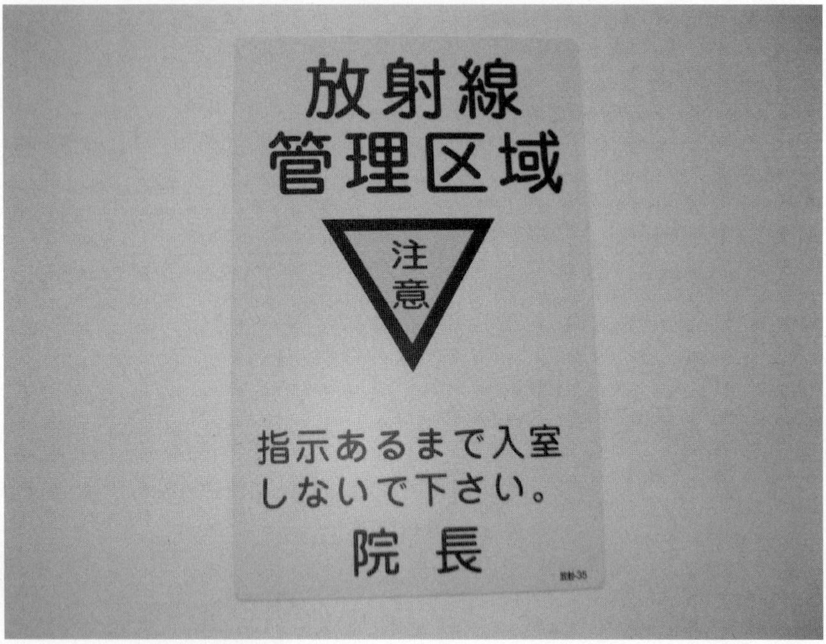

うにみだりに他者が入らないように標識を掲示する).
② 管理区域の設定・解除を指定の書類（図3-32）に記載する.
③ 一時的に立ち入る者（管理区域とした病室に従事する看護師）の放射線教育訓練と健康診断を行う.

3）入院から退院までの看護

入院期間はだいたい3泊4日で，下記段階に応じた看護の要点をあげる.

(1) 入院当日（手術前日）

・医師より説明を受けた治療内容，治療後の放射線一時的管理区域に関する説明の理解を確認し，患者の不安の軽減に努める.
・就寝前21時頃に抗生物質・下剤を内服投与する（抗生物質は術前より計5日間内服投与する）. 以降，手術に備え，絶飲食とする.

(2) 手術当日（手術前）

・入室2時間前に浣腸（グリセリン120ml）を施行し，直腸内を空にしておく（本章3-D-1-2)-(2)「刺入過程」を参照). 朝，抗生物質を内服投与する.
・手術は腰椎麻酔下で行い砕石位をとるため，深部静脈血栓症予防として弾性ストッキングを装着し，入室する.

(3) 手術後

図3-32● 一時的管理区域の設定・解除の書類

一時的管理区域に関する記録
一時的管理区域立ち入り記録

中央棟　　　号室
ポケット線量計：PDM-102, PDM-112

取扱主任者	安全管理者	担当者

患者氏名	線源	数量	治療日時（使用室退室）
様	I-125	MBq	年　月　日（　：　）
一時的管理区域を設定した日時	設定前の室内線量率	責任者氏名	
年　月　日（　：　）	μSv/h		印
一時的管理区域を解除した日時	解除後の室内線量率	責任者氏名	
年　月　日（　：　）	μSv/h		印

立入日	入室時間	退出時間	目的	所属	氏名	線量計値 μSv	備考
/	:	:					
/	:	:					
/	:	:					
/	:	:					
/	:	:					
/	:	:					
/	:	:					

資料／東京慈恵会医科大学附属病院放射線管理委員会

・患者が手術より病室に帰室する際，GMサーベイメータ（図3-33）で室内を確認し，一時的管理区域を設定する（設定時間を指定の書類に記載し，以降，病室に立ち入る者（医療従事者・面会者など）は線量計を装着し，時間・線量の記載をする）．
・会陰部より針を刺入したことによる会陰部の腫れと痛みの観察と状況に応じて痛み止めを使用する．
・翌日まで腰椎麻酔時の看護に準ずる．

（4）術後1日目から退院まで

・朝，GMサーベイメータで病室内の脱落線源の有無を確認し，一時的管理区域の病室を解除する．
・腰椎麻酔後の問題がなければ食事は，朝は全粥，昼は常食摂取で歩行

図3-33●GMサーベイメータ

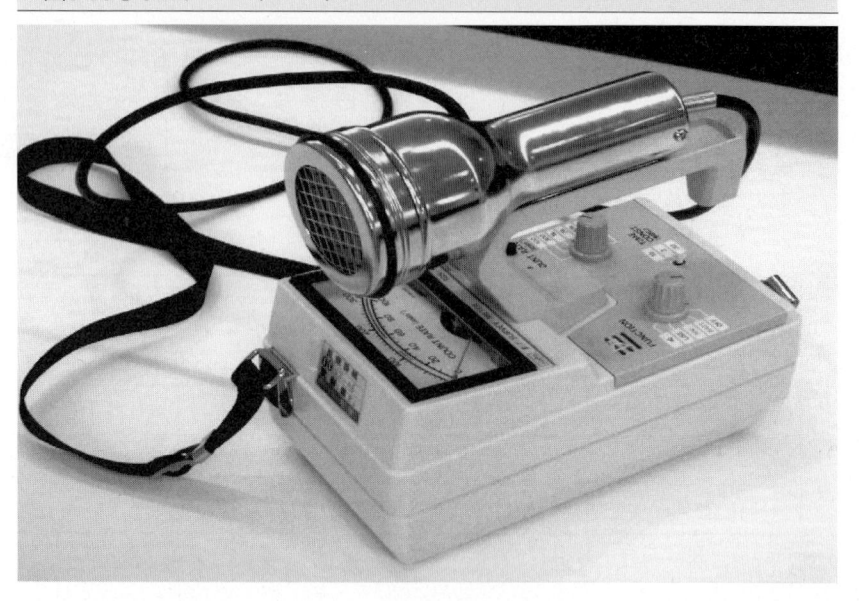

可となる．熱がなければ，点滴も終了となるので1.5〜2*l*程度の飲水を促す．
・CT検査後，尿道カテーテルが抜去となる．抜去後は，シード線源挿入の影響により，前立腺の浮腫を生じ尿閉をきたすことがあるので注意する．
・線源は尿もしくは精液から排泄される可能性があるため，患者自身に入院中は尿濾器を設置したトイレ（図3-34）での排尿を指導し，看護師は脱落線源の有無をサーベイメータでその都度確認し，放射線管理に努める．

図3-34●尿濾器を設置したトイレ

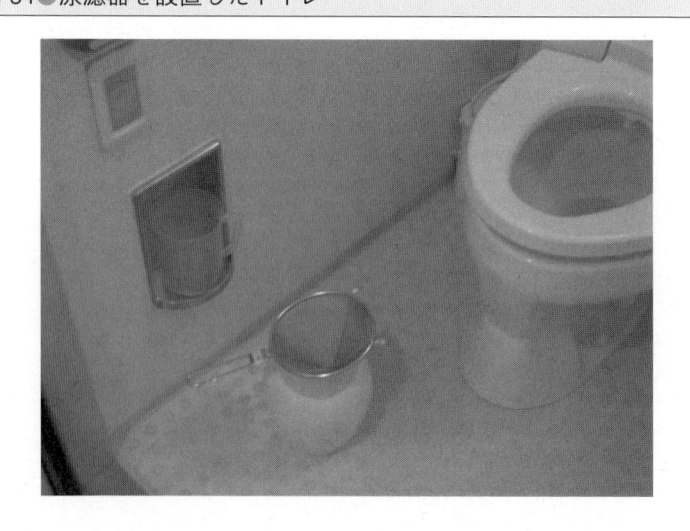

・脱落線源を発見した場合は，直ちに指定の容器に入れ，保管する（ガイドラインに沿った各施設の管理体制に準ずる）．

4）退院指導

退院指導として，以下のことを説明する．
①周囲の人の放射線防護として日常の注意事項を記した患者カード（性交渉は4週間慎む，1年間はコンドームを装着する，2か月間は妊婦・乳幼児との接触は控えるなど）を1年間携帯することについて．
②脱落線源の取り扱いについて．
③治療後の有害事象として，排尿障害と排便の症状について（本章3-D-1-2)-(4)「治療後の有害事象」を参照）．

E 粒子線治療

1 治療の実際

1）粒子線の特長と歴史

癌の放射線治療において，治療成績を向上させるための効果的な方法の一つは，線量を病巣のみに集中させることである．これにより局所制御が向上するのみならず，病巣周囲の正常組織への線量も必然的に少なくなり，

図3-35 ● 陽子線とX線の深部線量分布の比較

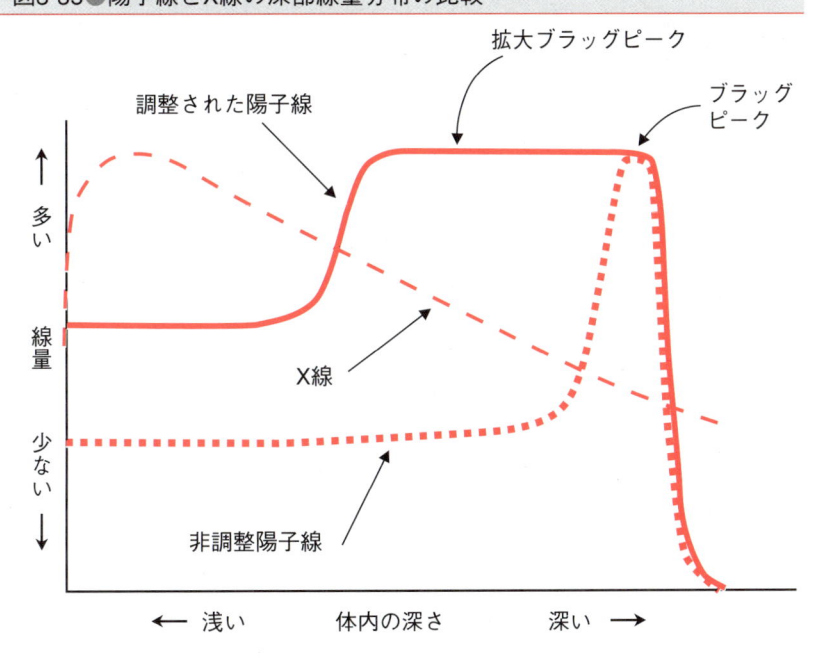

放射線による有害事象は減少して，QOLの高い治療が可能となる．

粒子線（陽子，ヘリウム，炭素，ネオン，アルゴン，シリコンなどの電荷を帯びた重粒子を加速して得られる放射線）の物理的特性は体表面近くではあまり線量を出さずに，到達飛程終端で一挙に線量を放出することである．これを**ブラッグピーク**（Bragg peak）とよぶが，この優れた線量集中性を利用すれば上記の目的を達成することが可能である（図3-35）．ある大きさの病巣を治療するときには，病巣の深さと大きさに合わせ陽子線を調整し，拡大ブラッグピークを作って治療する．

1946年にウィルソン（Wilson, R.）は陽子線の治療への応用を提唱し，1954年にローレンスバークレー研究所（米国）で臨床使用が開始された．したがって，約半世紀の歴史をもつ治療となり，すでに約4万例を超える治療症例数を有する．しかし，医療という観点からみた場合，1980年代以前は，すべての施設は物理研究用の陽子加速器を一時利用して診療を行っていた．しかもほとんどの加速器はそのエネルギーが低いため，眼腫瘍などの表在性病巣の治療にしか対応できていなかったという歴史的背景があった．

しかし，1990年にロマリンダ大学メディカルセンター（米国）が世界初の医療専用陽子線治療装置を導入したのを端緒に，1998（平成10）年には国立がんセンター東病院（現国立がん研究センター東病院）の陽子線治療施設が国内初の医療専用施設として治療を開始した[12]．現在使われている粒子は陽子と炭素で，2013（平成25）年現在，日本では11か所の粒子線治療施設がある（うち8か所は陽子線，1か所は炭素イオン線，1か所は陽子線と炭素イオン線両方の治療が可能）．

なお，粒子線のうち，最も軽い陽子線の放射線としての生物学的効果はX線やコバルトγ線と同等であるのに対して，炭素より重い，いわゆる重粒子線（正確には重イオン線）は生物効果が高い点が異なる．これらは相反する特徴を有する．すなわち，陽子線のように生物学的効果がX線と同等である点は，従来の放射線治療の生物学的知見をそのまま利用できるという利点になる．一方で，炭素イオン線のように生物学的効果が高い放射線は，独自の研究を要することになる．

2）医療専用装置と実際の治療

医療専用施設では効率よく装置を利用するため，一つの加速器に対して複数の照射室を設置することと，患者の治療体位（通常のリニアック同様，固定具を装着し寝台に寝かせる）を変えずに任意方向からの照射を行うための**回転ガントリー**とよばれる照射部回転機構を備えることが一般化しつ

---

12) 荻野尚：陽子線治療，血液・腫瘍科, 36 (5)：453-459, 1998.

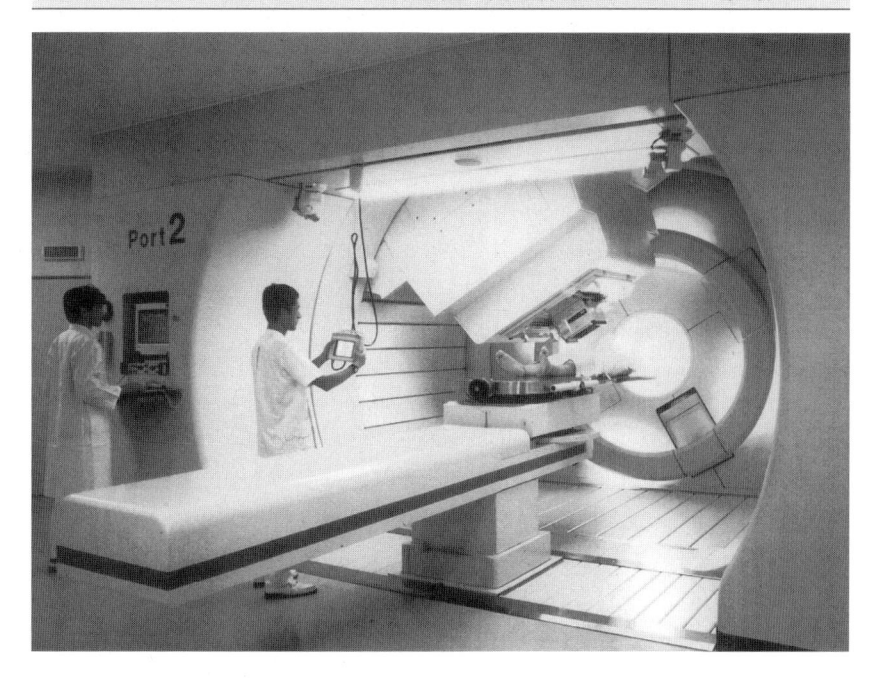

図3-36●国立がん研究センター東病院の陽子線回転ガントリー照射室

つある（図3-36）．回転ガントリーの採用により任意の最適方向からの照射が容易となる．リニアック同様に照射部のガントリーは360°回転させることができる．粒子線エネルギーは，深部臓器癌の治療に可能な体内飛程で約30cm程度が必要である．

　実際の治療は基本的にはリニアックなどのX線治療と変わりはない．CT画像をもとに治療計画を立て，それに基づいて治療を実施するが，X線治療との違いは患者固有のコリメータ，ボーラスといった器具を作製することである．これは陽子線を病巣の形や大きさに一致させて照射するための器具で，この製作に1～2日要する．

　また，毎回治療の直前に照射位置の確認のためにX線撮影を行い，位置ずれがある場合は補正を行う．これは陽子線治療がピンポイント照射であるために必須である．また，肺や肝臓のように病巣の呼吸性移動がある部位への照射の際には呼吸同期装置を用いて，一定呼吸相のときのみビームが出射されるように工夫が施されている．1回の治療に要する時間は15～30分であるが，そのうち正味の照射時間は1分程度である．

3）粒子線治療の適応疾患

　多数例の治療実績がある疾患としては眼の悪性黒色腫，頭蓋底腫瘍（脊索腫，軟骨肉腫），Ⅰ期非小細胞肺癌，肝細胞癌，前立腺癌などであり，こ

図3-37 ● 頭頸部癌（篩骨洞癌）症例

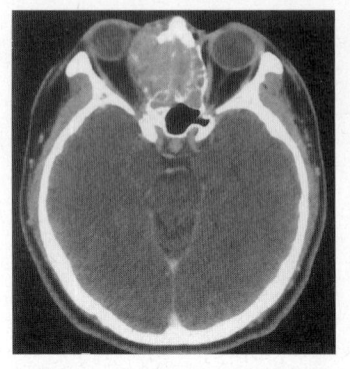

治療前CT：腫瘍は右眼窩へ浸潤し，右眼球突出をきたしている．

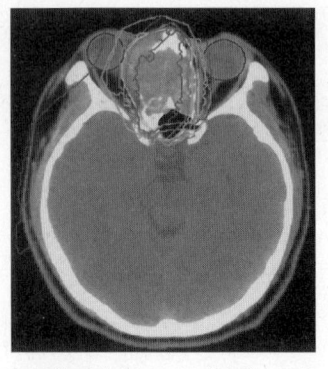

陽子線量分布図：眼球や脳へはほとんど照射されない．

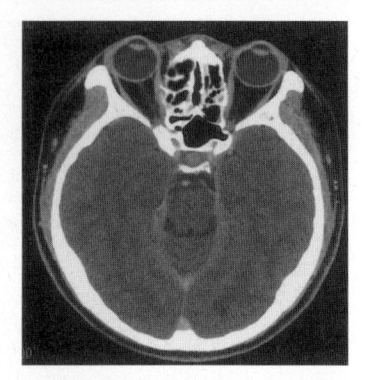

治療後CT：腫瘍は消失し，両眼の視力は保たれ，脳の障害も起こらなかった．

れらの治療成績は手術と同等である．さらに，脳腫瘍，頭頸部腫瘍（図3-37），食道癌，局所進行肺癌，骨軟部腫瘍などへ適応が拡大され良好な治療成績が報告されている．

2 看護の要点

1）痛みや副作用の少ない粒子線治療

癌の部位や進行度により粒子線治療の照射回数は異なるが，通常の放射線治療同様2〜40回の分割照射となる．起こりうる可能性のある副作用は本章の部位別で述べられているものと同様であるが，粒子線治療は病巣への線量集中性が優れているので，基本的には副作用は頻度，程度ともに通常の放射線治療より少ない．

ただし，X線のようなビルドアップ効果（空気を通過した直後の皮膚や体内組織の表面の線量は少なくなる）は陽子線にはないため，病巣が皮膚

図3-38 ● 肝細胞癌に対する陽子線照射

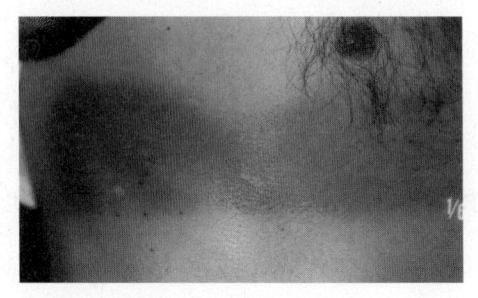

終了直後：紅斑となっている．

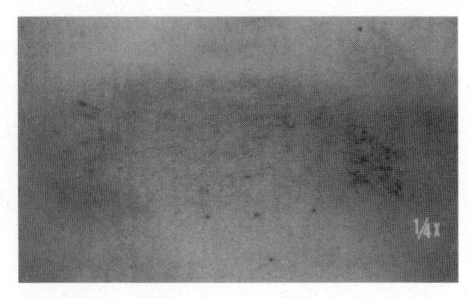

終了後1年：色素沈着と毛細血管拡張がみられる．

表面に近い場合などでは皮膚反応が強く出ることがある（図3-38）．また照射部位に口腔，咽頭，食道などの粘膜が含まれる場合も，粘膜炎は強く出ることがある．

2）治療時間

正味の照射時間は約1分と短いが，正確なピンポイント照射を行うために患者の位置決めには時間がかかる．そのため，照射室に入っている時間は通常の放射線治療より長く，20～30分である．

3）呼吸同期照射

肺癌や肝臓癌などの胸腹部臓器の治療を行う際には呼吸同期照射を用いる．腹部に小型センサーを付け，その動きを直接あるいはカメラでモニターして腹壁の動きから呼吸信号を得る．そして，ある一定のフェーズ（多くは呼気時）にのみ粒子線が出射される．呼吸同期照射を行うことにより病巣以外の線量がさらに抑えられ，より効率的なピンポイント照射が実現できる．しかし，呼気でもビームの利用効率は30％程度に減ってしまうため，照射開始から終了までの時間は約3倍となる．この間，一定のリズムで呼吸をする必要があるが，患者によっては眠ってしまう人がいる．眠ってしまうと，呼吸信号が取れなくなるので，できるだけ眠らずに一定のリズムでの呼吸を心がける必要がある．

F　IMRT

通常の照射方法では，各ビーム内の線量強度は均一である．IMRT（intensity modulated radiation therapy，強度変調放射線治療）はコンピュータ制御によりMLC（multi-leaf collimator）を移動させ，各ビーム内での強度を変えることで病巣部に最適な線量分布を得ようとする照射方法である．これにより通常照射方法と比べて腫瘍に線量を集中し周囲の正常組織への線量を低減することが可能となる．放射線による腫瘍制御を向上させ障害を減らす可能性のある治療方法であり，頭頸部癌，前立腺癌，婦人科癌，脳腫瘍，縦隔腫瘍など各臓器癌に適用が可能である．頭頸部癌の放射線治療では耳下腺などの大唾液腺障害による口渇が問題となるが，IMRTでは腫瘍への線量低減をしなくとも大唾液腺への線量を軽減させることが可能であり，患者の治療後のQOL向上が期待できる治療方法である．

4 緩和医療とターミナルケア

A 放射線治療を受ける患者への専門看護師のかかわり

1 緩和ケアと緩和ケアチーム

　癌患者の苦痛はトータルペインとよばれ，身体的，心理的，社会的，スピリチュアルな苦痛が様々に影響し合っている．また，癌患者の苦痛は終末期のみに生じるものではない．緩和ケアとは，癌の診断時から患者のみならず家族を含めたトータルペインを緩和し，その人らしい人生が送れるように支援する活動であるといえる．終末期癌患者を対象としたホスピス・緩和ケア病棟に加え，2002（平成14）年より一般病棟に入院する癌患者に緩和ケアを提供する緩和ケアチームに診療報酬が認められるようになった（図3-39）．緩和ケアチームは，癌の診断時から終末期まですべての癌患者とその家族を対象としているため，手術療法，化学療法，放射線療法などの抗癌治療を受けている患者にも緩和ケアを提供できる利点をもつ．

　癌患者とその家族がもつ苦痛は多様であり，多職種が協力して緩和ケアを提供することが重要である．国立がん研究センター中央病院の緩和ケアチームは，麻酔科・緩和ケア科医師，精神科医師，がん看護専門看護師，精神看護専門看護師，臨床心理士，ソーシャルワーカー，薬剤師，管理栄養士，鍼灸師，放射線治療専門医師，理学療法士，緩和ケアチームリンク

図3-39●緩和ケアプログラム

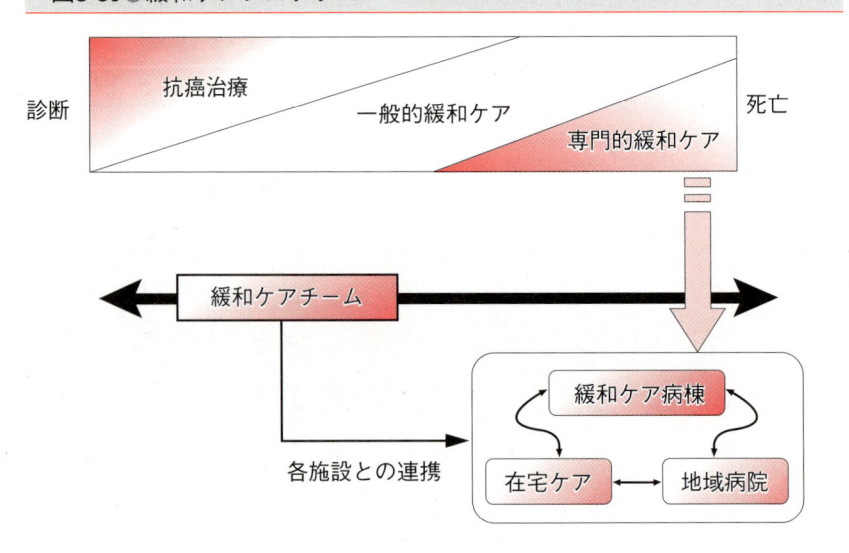

図3-40 ● 国立がん研究センター中央病院　緩和ケアチーム構成

精神科医師
精神看護専門看護師
臨床心理士
薬剤師
管理栄養士
ソーシャルワーカー
在宅医師, 訪問看護師
患者・家族
担当医師, 病棟看護師
緩和ケアチームリンクナース
理学療法士
IVR専門医師
麻酔科・緩和ケア科医師
がん看護専門看護師
鍼灸師
放射線治療専門医師

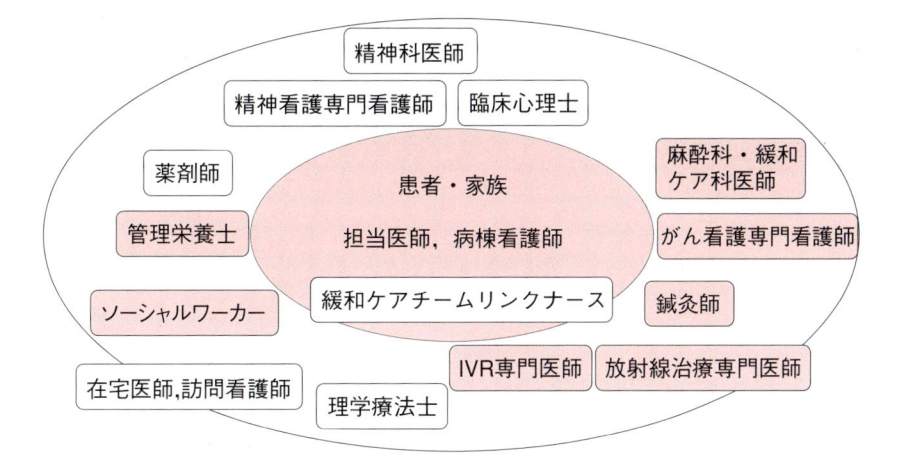

ナースなどから構成され，多職種が協力して患者とその家族のQOL（quality of life，生活の質）の向上を目指している（図3-40）．

放射線療法を受ける癌患者は，骨転移など癌性疼痛を有する患者が少なくない．疼痛により照射体位の保持が困難なために緩和ケアチームに疼痛マネジメントの依頼が出される場合もある．緩和ケアチームでは放射線療法の効果により痛みが緩和するまでの間，薬物療法，非薬物療法による疼痛マネジメント，日常生活の支援を行う．次に，緩和ケアチームによる疼痛マネジメントの現状を述べる．

2 疼痛マネジメント

1）痛みの評価

癌患者の痛みは，日常生活やQOLに大きく影響するため，呼吸，体温，血圧，脈拍に続く第5のバイタルサインとして常に評価されるべきである．疼痛アセスメント項目は，痛みの①部位，②強さ，③性質，④出現パターン，⑤増悪・緩和因子，⑥今までの疼痛治療とその効果，⑦痛みが日常生活やQOLに与える影響，⑧痛みや鎮痛薬についての信念，⑨疼痛治療の目標，などである．患者と医療者の間で痛みの強さやその変化が共有できるように，当院では0～10の11段階で表現するNRS（numerical rating scale，数値的評価スケール）を原則的に用いている．

痛みは，①皮膚・筋肉・骨に起因する体性痛，②体内臓器に起因する内臓痛，③神経線維の圧迫・障害に起因する神経障害性疼痛，に分類される．痛みの性質は，侵害受容性疼痛（体性痛，内臓痛）と神経障害性疼痛の鑑別に不可欠である．「電気が走るような痛み」「ちくちく刺されるような痛

み」「締めつけられるような痛み」などの表現や，皮膚分節（デルマトーム）に一致した知覚異常や痺れなどがある場合は，オピオイド（麻薬性鎮痛薬）が効きにくい神経障害性疼痛の可能性がある．

2）WHOがん疼痛治療指針（WHO方式）

癌性疼痛には，WHOがん疼痛治療指針（WHO方式）が標準的治療として確立している．WHO方式の5つの基本原則は，

（1）経口投与を基本とする（by the mouth）

鎮痛薬の経口投与は患者のセルフケアがしやすい．放射線療法は近年，外来通院で行われることが多いため，経口の鎮痛薬を基本とし，経口摂取困難などが生じた場合に非経口投与を医師と検討する．

（2）時間を決めて服用する（by the clock）

癌性疼痛の多くは，長期間痛みが持続する慢性痛である．そのため，鎮痛薬は作用時間が切れる前に定期的に使用し，痛みがない状態を維持することが大切である．

（3）痛みの強さに応じた鎮痛効力の薬剤を選ぶ（by the ladder）

WHO鎮痛薬ラダー（図3-41）に沿って，痛みの強さに応じた鎮痛薬を選択する．痛みの強さが選択基準であり，「癌の終末期だからモルヒネを使う」わけではない．強い痛みの場合は，強オピオイドとよばれる麻薬性鎮痛薬が用いられ，μ受容体に作用して強い鎮痛効果を発揮する．強オピオイドは他の薬剤と異なり，使用量に上限がないため，副作用がコントロールできれば痛みの強さに応じていくらでも増量可能である．

（4）患者ごとの個別的な量で（for the individual）

オピオイドは，鎮痛効果も副作用の程度にも個人差がある．患者の痛

図3-41● WHO鎮痛薬ラダー（WHO方式）

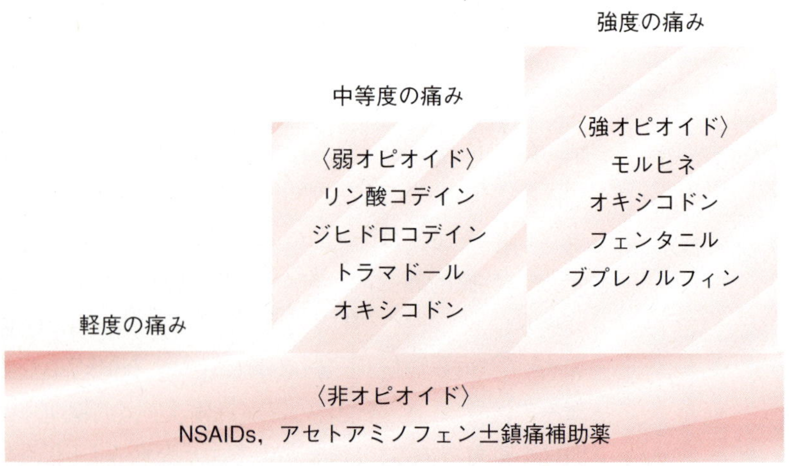

強度の痛み

中等度の痛み

〈強オピオイド〉
モルヒネ
オキシコドン
フェンタニル
ブプレノルフィン

〈弱オピオイド〉
リン酸コデイン
ジヒドロコデイン
トラマドール
オキシコドン

軽度の痛み

〈非オピオイド〉
NSAIDs，アセトアミノフェン±鎮痛補助薬

が和らぐのに必要な量まで，副作用をコントロールしながら調節を行う．

（5）細かい配慮をする（with attention to detail）

鎮痛効果と副作用を継続的に観察する．オピオイドの3大副作用は，眠気，悪心，便秘である．眠気と悪心は継続して使用していると軽減あるいは消退するが，便秘は持続するので下剤を用いた排便コントロールが必要である．

3）突出痛のマネジメント

癌性疼痛には，持続的な痛みだけでなく，間欠的に増強する痛み（突出痛）がある．持続的な痛みには長時間作用型の鎮痛薬がベースラインとして用いられ，突出痛には速効性の薬剤がレスキューとして使用される（図3-42）．

放射線療法の対象となることが多い骨転移の痛みは，からだを動かしたときに強い痛みを感じ，安静時と体動時で痛みの強さが大きく変化する．そのため，体動時痛に合わせてベースラインの鎮痛薬をどんどん増量していくと，オピオイドが過量になることがあるので注意する．

4）オピオイドローテーションについて

現在国内では，WHO鎮痛薬ラダーの第3段階（強オピオイド）として，モルヒネ，オキシコドン，フェンタニルの3種類がある．同じ強オピオイドでも，鎮痛効果と副作用の程度が異なる場合があり，他の種類の強オピオイドに変更する（オピオイドローテーション）ことで鎮痛効果と副作用のバランスを改善し，疼痛マネジメントの質を高めることができる．

フェンタニルは，モルヒネやオキシコドンと比較して便秘の副作用が軽いため，下剤を適切に用いても排便コントロールが難しい場合，モルヒネ，

図3-42● 癌性疼痛に対するベースライン鎮痛薬とレスキュー投与の考え方

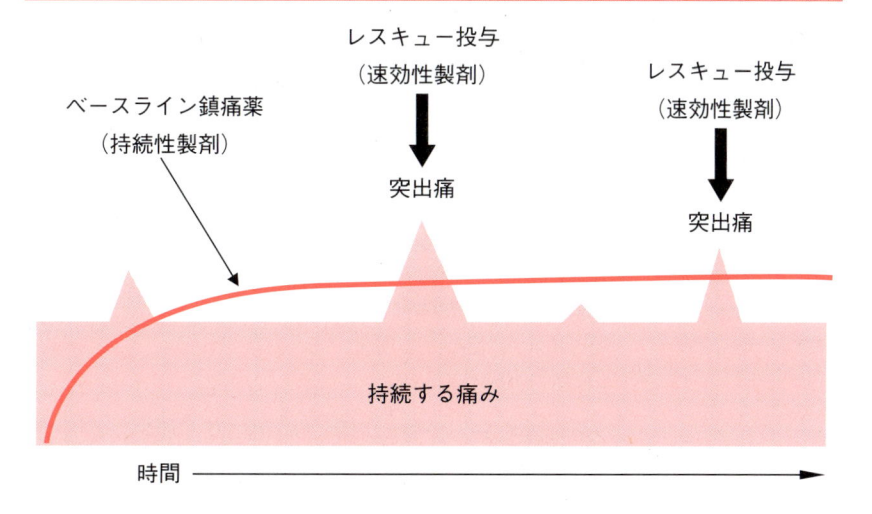

オキシコドンからフェンタニルに変更することで排便状態が改善することがある．

5）疼痛緩和の目標設定と継続評価

疼痛緩和の目標は，第1目標：痛みがなく睡眠できる，第2目標：安静時に痛みがない，第3目標：体動時に痛みがない，であり，段階的に目標を設定する．オピオイドを開始したら，①痛みの変化，②副作用，③日常生活と痛みとの関係，④目標の達成度と患者の満足度，を定期的に評価する．ペインスケール値の変化だけでなく，痛みによって制限されていた患者の日常生活が改善したか，副作用の評価を行う．

3 放射線治療を受ける患者の看護

山本さん（仮名），50歳代の男性，会社員．
診断名：皮膚癌，骨転移．
家族背景：妻，長女と3人暮らし．
200X年春に皮膚癌と診断され，切除手術を受けた．その後化学療法を受けていたが，翌年夏頃から腰部痛が出現し，痛みによる歩行困難のため入院した．骨X線で第2腰椎転移による圧迫骨折がみられ，放射線治療予定である．

1）疼痛アセスメント

山本さんは，「腰は重い痛みで，太ももはくぎで刺されるような何ともいえない痛み」と言い，痛みの強さは腰と両大腿部のどちらも安静時はNRS4，体動時はNRS7である．食事のために起き上がったり，トイレに歩行することで痛みが増強する．腰と両大腿部の皮膚は，触れると感覚が鈍い感じだという．

第2腰椎の部分に叩打痛があり，骨転移による体性痛と考えられるので，NSAIDsの定期投与が必要である．大腿部は第2腰椎のデルマトームに一致しており，「くぎで刺されるような」という表現からも神経障害性疼痛と考えられる．

癌の骨転移痛の発生機序には，①骨膜と骨髄に分布する痛覚受容器が機械的に刺激されて生じるもの，②炎症に伴い発痛物質が遊離され，近くの組織に分布する痛覚受容器が刺激されて生じるもの，がある．また，脊椎椎間孔から出てくる脊髄根が圧迫されることにより，皮膚表面の感覚低下を伴う神経障害性疼痛が混在していることも多く，体動時痛を伴いやすいのが特徴である．骨転移痛の緩和には，放射線療法の効果が期待される．

2）計画，実施

　山本さんには入院日から，ロキソプロフェンナトリウム（ロキソニン®）3錠，塩酸オキシコドン徐放錠（オキシコンチン®）10mg/日が開始された．放射線療法は，第1腰椎から第3腰椎に3 Gy/回，10回で計画され，病棟から放射線治療室までの移送はストレッチャー移動とした．ベッドからストレッチャーに移動するときの痛みを緩和するため，移動の30分前に塩酸モルヒネ液（オプソ®）5 mgのレスキュー（臨時追加投与）を使用した．移動時は山本さんのからだの下に横シーツを敷いて支持面積を広くし，圧迫骨折のある腰部を屈曲したり，ひねったりしないよう頭部から下肢までを一体として，看護師と放射線技師で静かに平行移動させることとした．

　放射線療法開始時には，放射線治療部看護師が山本さんに放射線治療のスケジュールを説明したり，痛みの部位・程度や増強因子について病棟看護師から放射線治療部看護師や診療放射線技師に情報提供することで，痛みの増強や不安を軽減するようにした．

　山本さんとその家族には，担当医から放射線療法の効果が出るまで腰椎の安静を保ち，荷重を避けることが必要であると説明があった．腰椎転移の場合はコルセット装着も効果があるため，コルセットの作成を担当医に依頼した．日常生活面では，山本さんの安静度を担当医に確認したところ，できる限り床上安静となったため，排尿は尿器による排泄とし，排便はコルセットを装着したうえで，歩行器で自室内のトイレに歩行することになった．食事は臥床したままで食べやすいように管理栄養士と相談し，主食はパンやおにぎり，副食は一口大に切ってもらった．山本さんは糖尿病があり，オキシコンチン®の開始も伴い，排便コントロールに十分注意する必要があった．そこで，排便量，水分・食事摂取量を細かく観察し，水分摂取を励行してもらったり，下剤の内服を調整した．

　また，安静臥床の状態では抗重力筋を中心に筋力が低下するため，放射線療法後のリハビリテーションに備えて，不必要な筋力低下をきたさないように理学療法士の指導の下，痛みの増強がない範囲で等尺性筋収縮運動なども看護計画に加えることとした．

3）評　価

　癌の骨転移をきたした患者への看護で大切なのは，体動時痛をきたす患者の動きをできるだけ少なくするよう，食事，排泄，移動などの日常生活活動を援助することである．また，特に脊椎転移や大腿骨転移の場合は，放射線療法の効果が得られるまで，病的骨折や麻痺をきたさないように，

一定期間の安静臥床が必要であることを患者と家族に十分説明して，協力を得ることが重要である．山本さんは，「早くトイレに歩いて行けるようになりたい」という希望をもっていたが，担当医から安静臥床の必要性と期間を説明され，看護師の日常生活援助を受けならが安静臥床を守ることができている．

看護師が観察した痛みの変化や副作用の情報を見ながら，担当医がオキシコンチン®30mg/日まで増量した．その結果，安静時痛はNRS2に軽減したが，体動時はオプソ®5mgを使用してもNRS4までであった．腰椎圧迫骨折による神経障害性疼痛の緩和を目指して，鎮痛補助薬として抗痙攣薬クロナゼパム（ランドセン®）が開始となったので，効果と副作用の観察を継続していく．

B 癌患者の心理とサイコオンコロジー

1 サイコオンコロジーとは

サイコオンコロジーとは，癌患者の心理・社会・行動学的側面を扱う領域である．癌の診断や治療成績の向上，そして，癌の情報開示など，医療を取り巻く社会状況の変化に伴って発達してきた．本項では，サイコオンコロジーで明らかになっている癌患者の精神症状とその治療およびサイコオンコロジーにおける看護師の役割について概説する．

2 癌患者の危機に対する通常の反応

癌の診断や再発といったストレスに対する一般的な反応として，ショック・混乱，次いで不安・落ち込み，そして新たな生活への出発という3つの時期に分けられる．まず，癌と言われて強い衝撃を受ける．「癌であるのは何かの間違いだ」という否認や「何をやっても無駄だ」という絶望感が強まる場合もある．これが最初のショック・混乱の時期で，通常2～3日続く．その後，今後のことに対しての漠然とした不安や気持ちの落ち込み，不眠症状などが現れ，一時的に日常生活に支障が生じる場合もある．また，「なぜ癌にならなければならないのか」という怒りや疎外感・孤立感を感じる場合もある．これが，2番目の不安や落ち込みといった精神的苦痛と，それに基づく睡眠障害などの症状が現れる時期で，1～2週間続く．やがて，次第に現実的な適応が可能になり，つらい状況にありながらも物事の明るい側面に視点を向けることができるようになる．通常は，2～3週間程度で，このような再適応の時期を迎えることができるようになるといわれているが，このような反応が持続したり精神的苦痛が強い場合は，専門

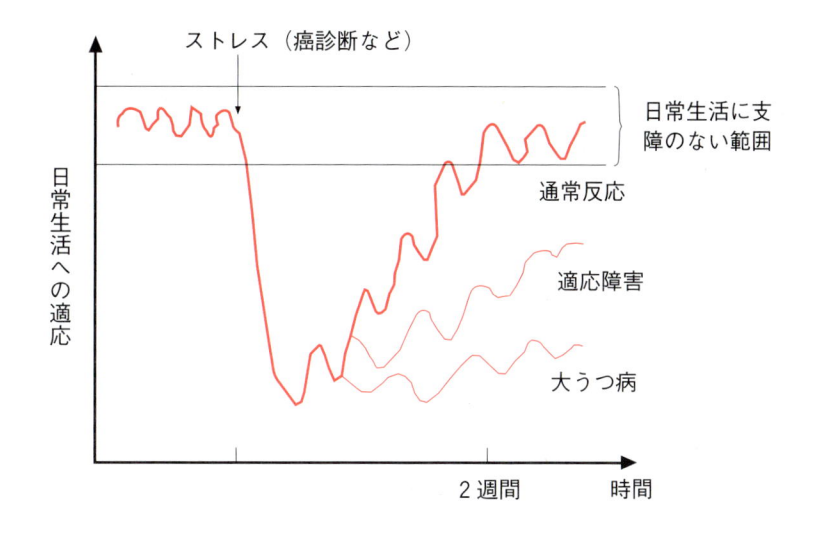

図3-43●ストレスに対する心理反応

的な介入が必要になる（図3-43）．

3 癌患者にみられる精神症状

患者の有している精神的苦痛が，精神医学的介入の必要な状態か否かを判断する際には，精神医学的診断基準を用いることが一般的である．癌患者に高い頻度で存在する精神症状は，適応障害，うつ病，せん妄の3つである．有病率調査において適応障害は4～35％，うつ病は3～12％に認められる．また，疾患の進行に伴い，せん妄の有病率が高くなり，緩和ケア病棟入院時では28％の患者に認められるとの報告がある．

4 癌患者の精神症状の診断と治療

1）うつ病，適応障害

（1）診　断

うつ病の診断基準を表3-14に示す．症状9項目のうち睡眠障害，食欲低下・体重減少，思考・集中力低下，易疲労性・気力の減退の4項目は癌に伴う身体症状としても出現するが，精神症状を過小評価しないために，うつ病の症状として評価することが推奨される．

適応障害の診断基準を表3-15に示す．適応障害は通常反応とうつ病の中間に位置する連続的な状態と考えられる．

（2）早期発見，スクリーニング

うつ病，適応障害はしばしば見逃されやすいため，スクリーニングを実施することが望ましい．気持ちのつらさと支障の寒暖計（図3-44）でカッ

表3-14● うつ病の診断基準（米国精神医学会　DSM-Ⅳ）

診断基準	臨床症状
1．抑うつ気分	気分が沈んで憂鬱，落ち込む
2．興味・喜びの喪失	何をしてもつまらない，興味がもてない
3．精神運動制止・焦燥	反応が遅い，動作が鈍い，いらいらしてじっとしていられない
4．無価値観・罪責感	自分のことをつまらない人間だと思う，まわりに迷惑をかけている
5．希死念慮	死にたい，自殺企図
6．食欲低下・体重減少	食欲が出ない，最近体重が減った
7．睡眠障害	夜眠れない，朝早く眼が覚める
8．易疲労性・気力の減退	疲れやすい，気力が出ない
9．思考・集中力低下	決断できない，物事に集中できない

表3-15● 適応障害の診断基準（米国精神医学会　DSM-Ⅳ）

A．はっきりと確認できるストレス因子に反応して，そのストレス因子の始まりから3か月以内に，情緒面または行動面の症状の出現
B．これらの症状や行動は臨床的に著しく，以下のどちらかにより裏付けられている：
　(1)そのストレス因子に曝露されたときに予想されるものをはるかに超えた苦痛
　(2)社会的または職業的（学業上の）機能の著しい障害
C．他のⅠ軸診断は満たさず，既存のⅠ，Ⅱ軸障害診断の悪化でもない
D．症状は死別反応を示さない
E．そのストレス因子（またはその結果）が終結すると，症状はその後6か月以上持続することはない

トオフ値以上の苦痛を認める場合は，うつ病か適応障害である可能性が高く，より綿密な精神的ケアの提供が必要である．可能であれば精神科医などの精神保健の専門家への紹介が望ましい．

(3) 治　　療

① 精神療法（カウンセリング）

　癌臨床の場面では精神療法的かかわりが必須であり，最も一般的に行われるのは支持的精神療法である．患者は診断直後や初期治療の時期は，今後病状がどうなっていくかという不安を抱えているかもしれない．無事治療が一段落しても，再発に対する不安が容易に生じてしまう．進行・終末期になれば，隔絶された孤独感や疎外感を抱いているかもしれないし，残される家族への思いを抱いているかもしれない．身体機能の低下により，今までの役割を果たせない苦悩や些細なことでも介助が必要となる状況で自律性の喪失を感じ，時に絶望的な感情にさいなまれているかもしれない．

図3-44 ● 気持ちのつらさと支障の寒暖計

1. この1週間の気持ちのつらさを平均して寒暖計の中の最も当てはまる数字に○をつけてください．

2. その気持ちのつらさのためにこの1週間どの程度，日常生活に支障がありましたか？

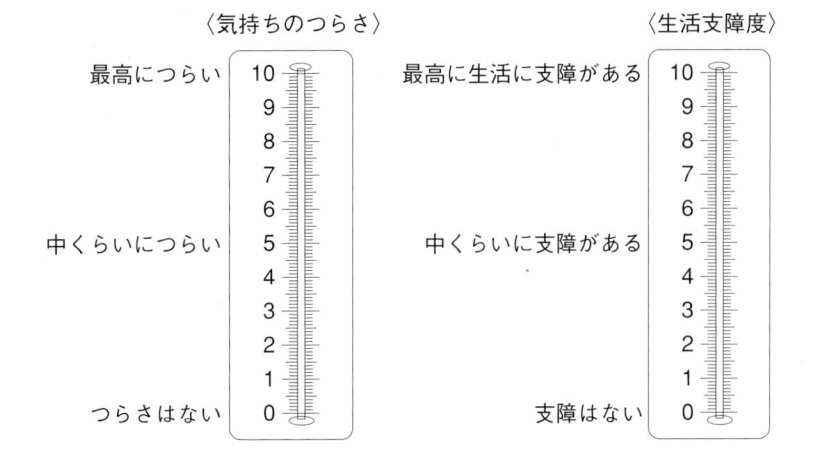

〈気持ちのつらさ〉

最高につらい 10
9
8
7
6
中くらいにつらい 5
4
3
2
1
つらさはない 0

〈生活支障度〉

最高に生活に支障がある 10
9
8
7
6
中くらいに支障がある 5
4
3
2
1
支障はない 0

出典／国立がん研究センター東病院精神腫瘍科 http://www.ncc.go.jp/jp/ncce/clinic/psychiatry.html

　支持的精神療法とは，それぞれの患者の思いを批判・解釈することなく受容し，できる限り理解しようと努力しながら，一貫して患者の苦しみを支えようとするかかわりである．そのためには医療者の価値観をひとまず置いて，患者の個別性を尊重し，患者が歩んできた今までの生活史や築いてきたもの，乗り越えてきたことなどを十分に傾聴することが大切である．

　自身の思いが医療者に伝わったという感覚をもてたときに患者の苦悩は癒される．医療者は厳しい状況に直面している患者を前にすると，どうすることもできないという無力感にとらわれ，病室を訪れたくないという感情をもつこともまれではない．しかし，医療者のだれもがもつこのネガティブな感情に気づいたうえで，定期的に患者の病室を訪れ，患者の思いにじっと耳を傾けることが必要である．

　② 薬物療法

　うつ病に対しては，精神療法と薬物療法を併用するのが一般的であり，抑うつ気分が強い適応障害に対しては，精神療法のみでは効果が不十分である際に，うつ病の軽症例に準じて薬物療法を考慮する．不安が強い適応障害の患者に対してはベンゾジアゼピン系抗不安薬が有用である．

2）せん妄

(1) 診　断

表3-16 せん妄の診断基準（米国精神医学会　DSM-Ⅳ）

診断基準	具体的な臨床症状
A.意識障害	・質問に集中できない ・前の質問に対し同じ答えをする ・覚醒が保てず，すぐうとうとしてしまう
B.認知機能障害 （失見当識など） 知覚障害（幻覚など）	・最近の記憶があいまいである ・新しいことを5分後には忘れてしまう ・時間と場所に関する見当識を失っている ・誤解（物音を聞いて「知人が来ている」）， 　錯覚（壁のシミをみて「虫がいる」）， 　幻覚（「だれかそこにいる」） ・しばしば幻覚を現実のものと確信し，不安・興奮
C.数時間～数日のうちに出現，日内変動	午前中おとなしく協力的であった人が，夜には点滴を抜いたり，部屋から飛び出そうとする
D.身体疾患,物質（薬剤,アルコール）などの原因がある	

　せん妄は，軽度から中等度の意識混濁に幻覚，妄想，興奮などの精神症状を伴う特殊な意識障害である．表3-16にせん妄の診断基準を示す．入院時には普通に疎通可能であった患者が，全身状態の増悪やオピオイドの増量などに伴って物忘れがひどくなる，的はずれな応答が出現するという場合にはまずせん妄を疑う．

(2) 治　　療

　せん妄の治療は第一に原因への介入であり，環境への介入と対症療法である薬物療法も有効である．せん妄の表現形は精神症状であるが，その原因は身体疾患やオピオイドなどの薬物である．癌患者におけるせん妄の原因を示す（表3-17）．

表3-17 癌患者におけるせん妄の原因

原　因	例
中枢神経系への直接的侵襲	脳転移，脳炎，髄膜炎
臓器不全による代謝性脳症	肝・腎機能障害，呼吸不全
電解質異常	ナトリウム，カリウム，カルシウムの異常
薬剤性	モルヒネ，ステロイド，抗うつ薬，睡眠薬など
感染症	肺炎など
血液学的異常	貧血
栄養障害	全身性栄養障害（悪液質）
腫瘍随伴症候群	ホルモン産生腫瘍

① 原因への介入

原因の同定を行うためには精神症状の推移と身体状態や投与薬剤の相関をみながら因果関係を評価する必要がある．せん妄の主原因を同定した後，介入を行う．たとえば，脱水に対する補液，感染症の治療，モルヒネからフェンタニルへのオピオイドローテーションなどである．

② 環境への介入

見当識を保つために時計やカレンダーを置く，夜間も薄明かりを点ける，日中は日当たりをよくして覚醒水準を保つ，家族や医療スタッフとの接触を頻回にする，家庭で使い慣れたものを置く，といった環境介入が必要である．危険回避の観点からは，危険物（はさみ，小刀）の撤去，頻回の訪床を行う．

③ 薬物療法

対症療法的には夜間不眠，焦燥感，興奮などの症状緩和を目的に抗精神病薬を用いた薬物療法を行う．通常は夜間のみ使用し，適宜日中も追加投与する．ハロペリドール（セレネース®）が第1選択であり，興奮が強い場合は，血圧の低下に注意しながらクロルプロマジン（コントミン®）を使用する．ベンゾジアゼピン系の睡眠薬単独投与はせん妄を増悪させるので避ける．

(3) 本人・家族への説明

せん妄の経過を本人が部分的に覚えていることも多く，改善後にその体験を振り返って動揺することもまれではない．また，せん妄を目の当たりにする家族も大きく動揺することが多い．癌患者にしばしば出現する症状で特殊な病態ではないこと，治療によって改善が見込まれる可逆的な症状であることを繰り返し説明し，可能な限り不安を和らげる．

5 サイコオンコロジーにおける看護師の役割

1）支持的なかかわり

癌患者に対する心のケアを行う際の基本姿勢は支持的なかかわりである（支持的なかかわりについては「精神療法（カウンセリング）」の項を参照）．多忙な臨床現場において，看護師には患者の訴えをゆっくり聴くことよりも目先の仕事を優先せざるをえない場合が往々にしてあるが，時には「じっくりと話を聴くこと」を意識的にケアプランに取り入れることが重要である．

2）身体的アプローチ

看護師が日常行っている身体的ケアは，患者に「心地よい」感覚を提供

することによって安心感をもたらすことのできる看護独自の精神的ケアととらえることができる．身体を拭いたり，痛みのある部分をさるといった身体的ケアを提供することで，患者の気持ちが和らぎ，心を開いてくれることもある．なお，不十分な疼痛コントロールは抑うつの危険因子になりうることから，痛みが存在する場合は，そのコントロールを優先することが大切である．

3）不安・抑うつを呈する患者へのアプローチ

（1）症状の早期発見

前述のとおり，うつ病の診断基準に含まれる睡眠障害，食欲低下・体重減少，易疲労性などは，癌そのものによって引き起こされることも多く，身体症状との鑑別が困難な場合もある．そこで24時間患者に接している看護師がうつ病の知識をもち，意識的に精神症状の観察を行うことで，うつ病の早期発見に貢献できる．具体的には，からだの具合を確認するのと同様，「最近気分の落ち込みが続いているようなことはありませんか」と質問する．そして，うつ病が疑わしいと思われる場合は速やかに担当医師に相談し，精神科治療につながるよう働きかける．

（2）薬物治療に関するアプローチ

抗うつ薬は効果発現まで数週間かかることや具体的な副作用症状の説明を加えることで，患者の不安軽減に努める．また，服薬開始後は，薬の効果および副作用について観察し，適宜医師への報告を実施する．

4）せん妄を呈する患者へのアプローチ

せん妄を呈する患者への看護師の役割としては，せん妄の早期発見，せん妄の治療に対する介入，環境への介入，本人・家族への説明がある．24時間患者に接している看護師は，せん妄を早期に発見できる立場にあるため，せん妄の徴候に気づいたらいち早く医師に報告し，早期対処に努める．また，せん妄の治療に対する介入としては，原因治療の確実な遂行と薬物療法の効果のモニタリングがある．環境への介入と，本人・家族への説明については，前述の「せん妄」の項を参照してほしい．

6 専門看護師・認定看護師とは

提供する看護の専門性を高めるため，日本看護協会では以下の資格を認定している．

専門看護師（certified nurse specialist；CNS）は，少子高齢化や癌をはじめとした生活習慣病の増加，医療が高度化・複雑化するなかで，様々な健康上の問題やニーズをもつ個人，家族および集団に対して卓越した看

護を実践する．看護系大学大学院の専門看護師コースなどを修了後に日本看護協会専門看護師認定試験に合格した者が専門看護師として認定される．現在，特定されている専門看護分野は，がん看護，精神看護，地域看護，老人看護，小児看護，母性看護，慢性疾患看護，急性・重症患者看護，感染症看護，家族支援，在宅看護の11分野であり，専門看護師は，実践，相談，調整，倫理調整，教育，研究の役割を果たす．

認定看護師（certified expert nurse；CEN）は，特定の看護分野において熟練した看護技術と知識を用いて，水準の高い看護を実践する．認定看護師教育課程の修了後に日本看護協会認定看護師認定審査に合格した者で，実践，指導，相談の役割を果たす．現在，特定されている認定看護分野は，救急看護，皮膚・排泄ケア，集中ケア，緩和ケア，がん性疼痛看護，がん化学療法看護，感染管理，訪問看護，糖尿病看護，不妊症看護，新生児集中ケア，透析看護，手術看護，乳がん看護，摂食・嚥下障害看護，小児救急看護，認知症看護，脳卒中リハビリテーション看護，がん放射線療法看護，慢性呼吸器疾患看護，慢性心不全看護の21分野である．

《参考文献》
・横田敏勝：臨床医のための痛みのメカニズム，改定第2版，南江堂，1997.
・世界保健機関編，武田文和監訳：がんの痛みからの解放；WHO方式がん疼痛治療法，第2版，金原出版，1996.
・季羽倭文子，他監：がん看護学；ベッドサイドから在宅ケアまで，三輪書店，1998.
・大場正巳，他編著：新しいがん看護，ブレーン出版，1999.
・国立がんセンター中央病院看護部編：がん看護；看護診断と標準看護計画，医学書院，1998.
・Holland, J.C., Rowland, J.H. : Handbook of Psychooncology, Oxford University Press, 1990.
・Chochinov, H. M., Breitbart, W. 編，内富庸介監訳：緩和医療における精神医学ハンドブック，星和書店，2001.
・山脇成人編：リエゾン精神医学とその治療学〈新世紀の精神科治療4〉，中山書店，2003, p.51-58.

〈付：放射線治療に関する用語解説〉

線量と線量率　線量とは（ある基準点あるいは領域に照射される）放射線の量．物質内への吸収線量として，グレイ（Gray; Gy）という単位が使われ，「病巣に60Gyを照射する」という形で表される．1センチグレイ（cGy）は1Gyの1/100の量．シーベルト（Sievert; Sv）は線量当量を表す言葉で被曝・防護関係で使われるが，量的にはグレイと同じと見てよい．また線量の概念には「処方線量」

「投与線量」「計算線量」の区別がある．線量率dose rateとは単位時間当たりの線量で，Gy/時などの形で表す．小線源治療では線量評価点での線量率によって高線量率（HDR）（12Gy/時以上），中線量率（MDR）（2～12Gy/時）および低線量率（LDR）（2Gy/時以下）に分けられる．今日の小線源治療は線源の強度が強いため短時間で目的とする高線量が得られるので高線量率照射治療とよばれる．一方，今日行われるヨード線源I-125による前立腺癌の治療は，線源は永久に挿入されたままであるが，低線量率治療に属する．

GTV，CTVとPTV　放射線治療が目標とするものは悪性腫瘍だけでなく周囲の正常組織が含まれるため，「腫瘍」とはいわず「標的」という．したがって照射範囲（照射野）の設定には以下の規定がある．すなわち肉眼的腫瘍体積，臨床標的体積，および計画標的体積であり，ICRU Report 50および62で規定され，通常，治療前のCTおよびMRIなどの画像情報を用いて決定している．肉眼的腫瘍体積（Gross Tumor Volume; GTV）とは悪性の病巣が識別でき，明らかにその領域を表示できる位置および範囲である．臨床標的体積（Clinical Target Volume; CTV）はGTVとその周辺に存在するミクロでの浸潤範囲を含む体積であり，通常，GTVから外側へ一定（1cm程度）の余裕（マージン）を取って設定する．計画標的体積（Planning Target Volume; PTV）とは，CTVにすべての位置的変動（呼吸移動など）を見込んだものである．

リスク臓器 organ at risk　放射線治療の標的に近接，あるいはビーム線束内に含まれる臓器・組織で，一定以上の放射線量を受けると長期的に障害を生じ，生命維持ないしは身体機能に著しい障害をきたすおそれのある臓器をいう．脳（ことに脳幹，視神経），脊髄，水晶体，甲状腺，心，肺，肝，腎，卵巣，精巣，骨髄などが該当する（その線量は表2-6を参照）．

放射線治療の中止と休止（中断）　放射線治療でいう中止とは，当初の計画どおりの照射線量にまで達せずに終了することである．休止（または中断）とは，何らかの理由（発熱，強い宿酔症状，白血球減少など）で当初計画の途中で治療を休むことである．治療休止による総治療期間の延長は，治療成績を低下させるといわれている．

リコール（照射想起）反応（現象）recall reaction (phenomenon)　化学療法後に，以前放射線を照射した部位に現れる反応．皮膚面には，過去の照射野に一致して紅斑が現れ，また食道などの粘膜にも炎症が現れ，つかえ感がぶり返すなどする．アドリアマイシン，ゲムシタビンやタキサン系薬剤で顕著である．

第4章 放射線診断と看護

1 X線診断と看護

A 一般撮影（単純撮影）

　一般撮影とは，X線を人体に当てて，その透過光を画像化する検査である．CT（computed tomography）などの断層像とは異なり，最も単純で多く撮影され，古くから骨折や胸部・腹部疾患などの診断に用いられてきた．画像化にはフィルム（および増感紙と，それらを入れるカセッテ），またはX線を検出できるCR（computed radiography）やFPD（flat panel detector）などの装置を用いる．

1│原　理

　たとえば，晴れた日の南の窓を思い浮かべてほしい．太陽の光がさんさんと差し込んで部屋の中も非常に明るくなる．そこにレースのカーテンを掛けると太陽の柔らかい光が部屋を照らす．また，厚地のカーテンを掛けると太陽の光は遮られ部屋は暗くなる．

　元は同じ太陽の光も遮る物により，透過した後の光の量が変化する．X線も同じで，元は同じ量のX線を人体に当てても，からだを構成する物質（骨，脂肪，空気，筋肉，水）などにより，透過した後のX線の量が変化する．これらを画像にしたものが一般撮影といえる．それでは，からだを透過した目に見えないX線をどのように画像化しているのだろうか．フィルムを用いて画像化する場合，X線が直接フィルムに感光する割合は少なく，通常，増感紙によりフィルムを感光させている．増感紙とは，X線を受けると（黄緑色に）光る蛍光物質で，X線の量により光量も変化する．目に見えないX線を，増感紙により目に見える光に変え，フィルムを感光させているのである．

　たとえば，図4-1のように，丸い球体をX線で撮影したとする．球体の辺縁aは厚みが薄いだけX線が多く透過し，球体の中心bではその逆に厚みが厚いだけX線はほとんど透過しない．これを増感紙に反映させると，球体にかかっていない場所cはX線の量が一番多く，増感紙から発する光の量も多くなり，球体の辺縁aではいくらかX線の透過量が減っているため増感紙から発する光の量も多少減り，球体の中心bではX線がほとんど透過しないため増感紙からはほとんど光を発しない．この状態をフィルムに感光させ現像すれば，光量の多い所は黒くなり，光量が少なくなるにつれ白くなる画像が得られるのである．

図4-1 ● X線の透過量と現像後のフィルム濃度

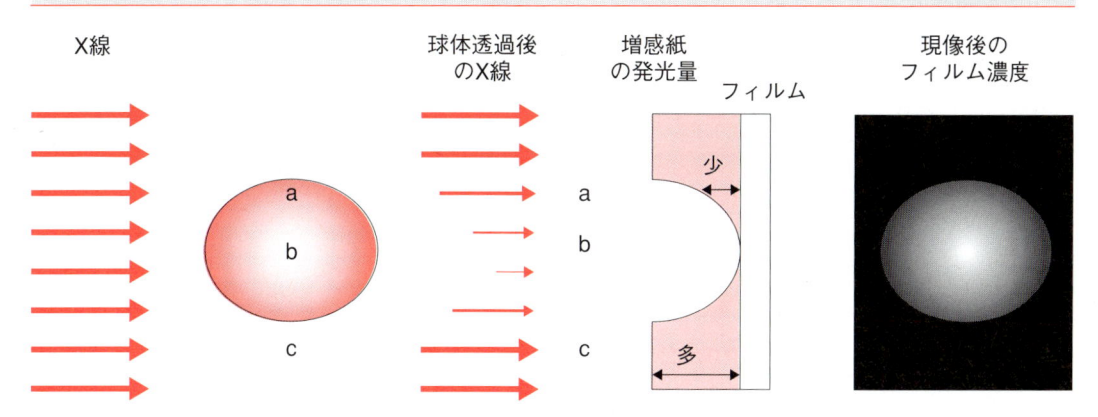

　CRとよばれるシステムを用いて画像化する場合，被写体を透過したX線をフィルムではなくIP（imaging plate）というプレートに，一時的にX線強度を記憶させる．その後，IPにレーザービームを当てることにより記憶されたX線強度に比例した光量を発するため，この光量を読み取りデジタル化して画像化する．

2 検査時の注意事項

検査時には，以下のことに注意する．
①他の検査と異なり，特に前処置などの必要はない．
②撮影の際，撮影範囲にボタン，ファスナーなどの金属製品がある場合は，着替えの必要がある．
③胸部や腹部など撮影部位により息止めが必要な検査がある．また，撮影部位ごとに様々な体位をとる必要があるため，放射線技師の指示に従う．
④現在妊娠している，または可能性のある人は検査前に必ず医師または放射線技師に申し出てもらう．

3 撮影装置

一般撮影装置を，下記に示す．ほかにも多種多様な装置がある．

(1) 立位撮影装置（CR）
主に胸部・腹部立位，頸椎などの撮影に使用する（図4-2）．

(2) 臥位撮影装置（CR）
主に腹部臥位，骨盤，胸椎，腰椎などの撮影に使用する（図4-3）．

(3) パノラマ撮影装置（CR）
上・下顎撮影に使用する（図4-4，5）．

図4-2●立位撮影装置

図4-3●臥位撮影装置

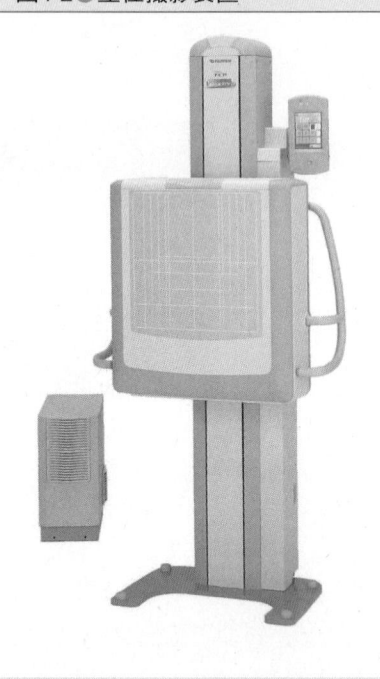

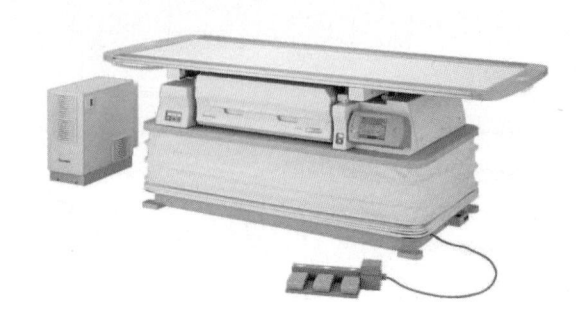

図4-4●パノラマ撮影装置

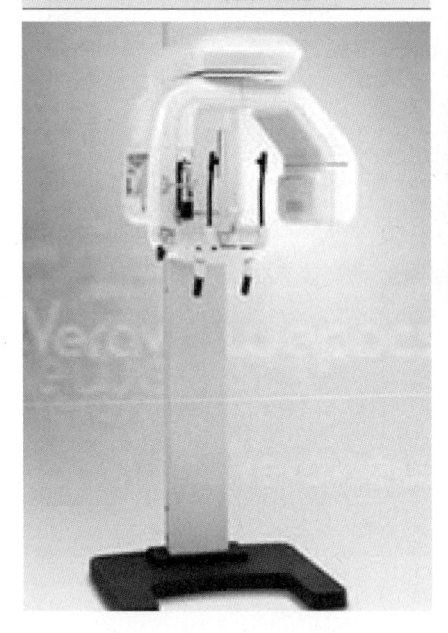

図4-5●パノラマ画像

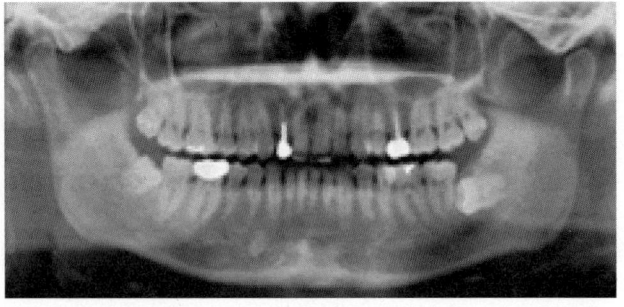

(4) ポータブル撮影装置

自力で移動不可能な患者のため，病室，手術室などで使用する専用の撮影装置である（図4-6）．ほぼ全身の撮影が可能だが，X線の出力や患者の様態，付属のドレーン・チューブ類などにより制限を受けることがある．撮影部位の下にカセッテを挿入して撮影するため，医師や看護師による補

助が必要なことがある.

(5) 骨塩定量装置（DXA）

DXA（dual energy X-ray absorptiometry）とは，「2種類のX線の吸収」を用いて骨の密度を測定するものである（図4-7）．その簡便さから病院などで広く普及しているが，特に腰椎正面と大腿骨頸部の測定は骨粗鬆症の診断における基準の一つにあげられている．

DXA法では，骨と軟部組織を区別するためX線ビームにフィルターを通し，2つの異なるエネルギーピークをもつX線ビームにする．2つのエネルギーピークをもったX線は，被検者を透過し検出器によって検出され，パルス高の解析によって，骨と軟部組織を区別し，骨塩量（g）が測定される．

さらにX線を照射した方向からみた骨の投影面積（cm^2）が計測され，この骨塩量を投影された骨の面積で除したものがDXA法の骨密度（g/cm^2）である．DXA法で測定される骨密度とは面積当たりの密度であって，体積密度（cm^3）ではない．からだの向きや体格の影響を受けやすいので測定誤差を少なくするよう十分な注意が必要であり，測定部位は腰椎（正面，側面），大腿骨，前腕骨，または任意の部位の測定も可能である．

図4-6● ポータブル撮影装置

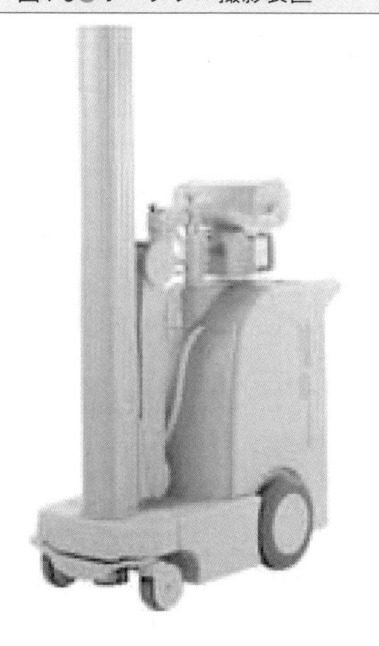

図4-7● 骨塩定量装置

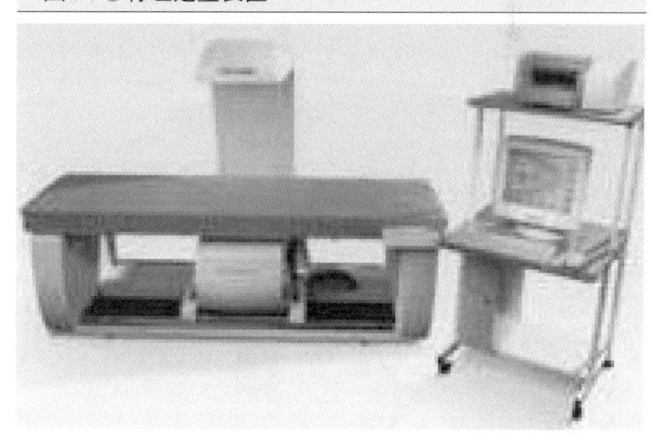

B 乳腺撮影（マンモグラフィ）

1 乳腺の解剖と放射線検査

　乳房は，乳腺，間質組織，脂肪，血管，皮膚などX線吸収係数が近似している組織からなっている．このため，乳房や甲状腺，全身の軟部組織などにある腫瘤や石灰化は，一般の撮影電圧ではX線が透過してしまうので検出することが困難である．乳腺疾患を描出するには，乳房専用のX線装置を使用する．30kV前後の低電圧で撮影することを軟線撮影という．

　検診にも利用され，その精度管理の検討をマンモグラフィ検診精度中央委員会が実施している．

2 乳房撮影―マンモグラフィの撮影方法

　乳房撮影において，被曝線量を低減し高画質のマンモグラムを得るには，乳房を適正に圧迫することが重要である．乳房を薄く引き伸ばすことで，少ない放射線でしこりの形がはっきりわかるのである（図4-8）．このため，乳房撮影の際には，片方ずつ，乳房を圧迫板にて圧迫する．病院における検査では，乳腺の構造上，最も全体をよく表しブラインドエリアの少ない内外斜位方向（mediolateral oblique；MLO）撮影と，それを補完する頭尾方向（craniocaudal；CC）撮影の2方向が標準撮影法として行われる．

図4-8 ●マンモグラフィの撮影

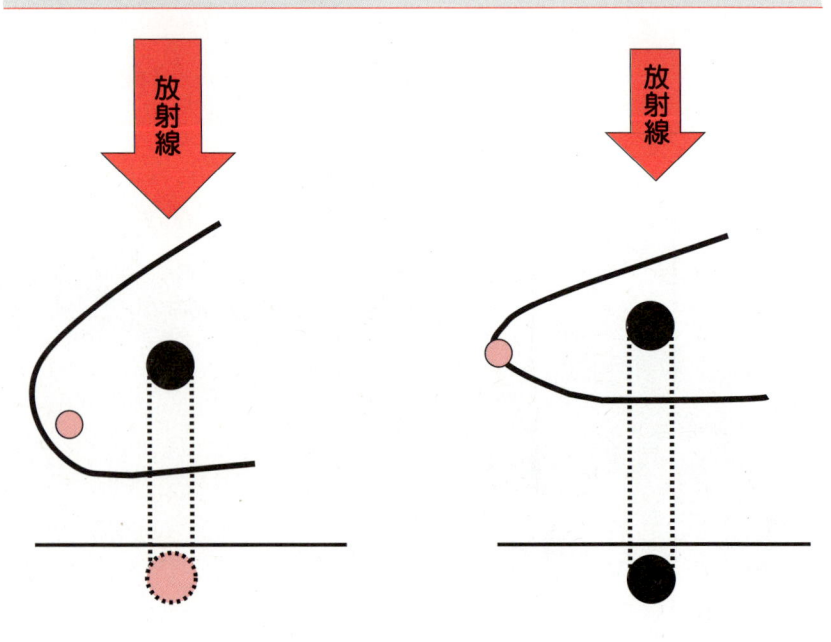

症例によっては，標準撮影法では描出しにくい部位を他の方向からの撮影や関心領域に重点をおいたポジショニングによって追加撮影する．

また，異常乳頭分泌の原因となる病変部位の同定，およびその性状を知るためには，分泌のある乳管口より造影剤を注入し乳房撮影を行う（乳管造影）．

3 マンモグラフィの読影

読影の際のポイントは，腫瘤，石灰化，その他の所見である．

1）腫瘤性病変

乳房腫瘤を認める場合，その形状，辺縁または境界，濃度を評価することにより良悪性の判定を行う．

①症例1：良性腫瘍（線維腺腫 fibroadenoma）（図4-9）
②症例2：良性腫瘍（嚢胞 cyst）（図4-10）
③症例3：浸潤性乳管癌 invasive ductal carcinoma（スピキュラ spiculeなし）（図4-11）
④症例4：浸潤性乳管癌（スピキュラあり）（図4-12）

2）石灰化病変

乳腺における石灰化は，乳管内の壊死物質への石灰沈着，分泌物の結晶化による石灰化，間質の硝子化などによって発生する．マンモグラフィ上，明らかな良性石灰化と良悪性の鑑別を必要とする石灰化に分けられる．

悪性疾患に伴う石灰化は非常に小さく，個々の石灰化においても濃淡を

図4-9●線維腺腫

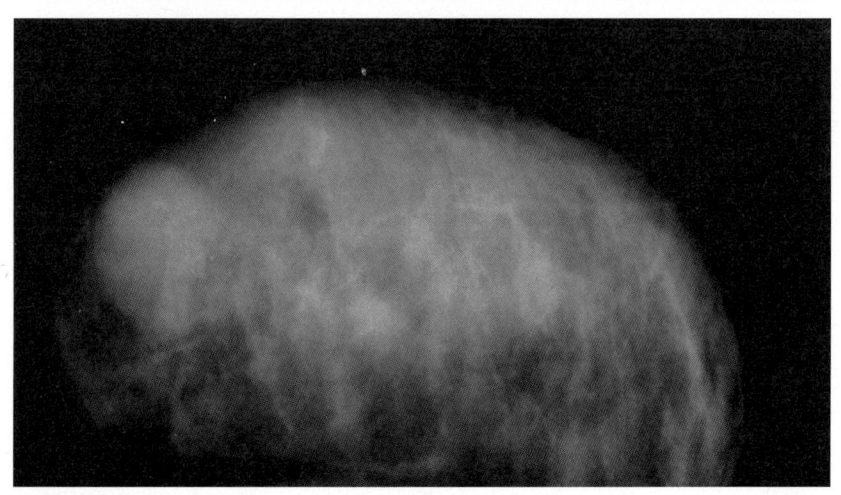

境界明瞭平滑

図4-10●囊　胞

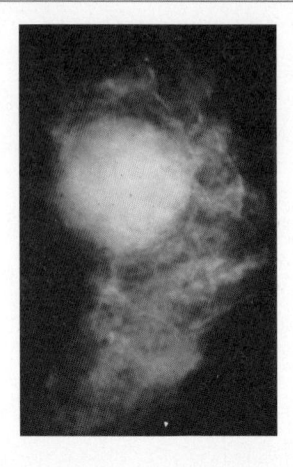

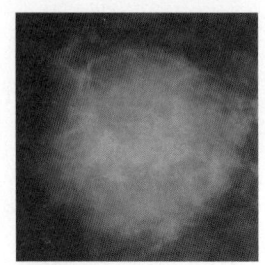

境界明瞭ほぼ平滑,
圧迫にて濃度（白さ）低下

図4-11●辺縁不整・微細鋸歯状

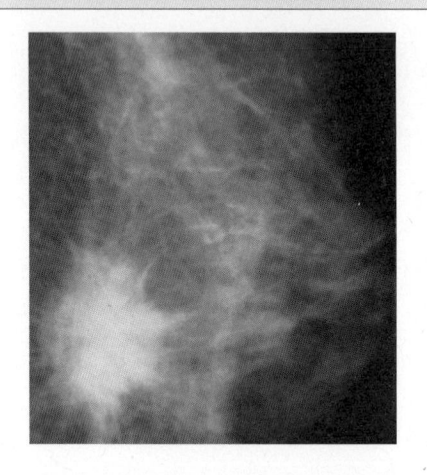

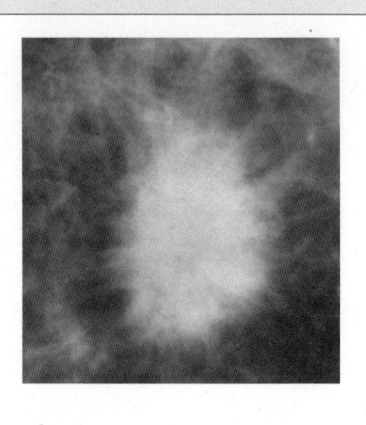

図4-12●スピキュラ

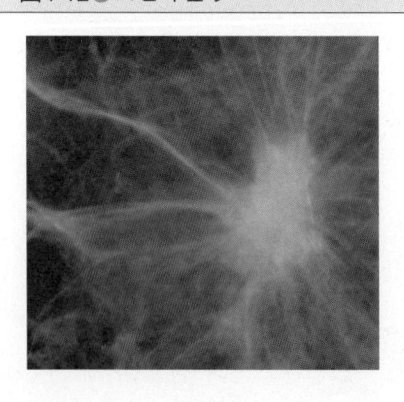

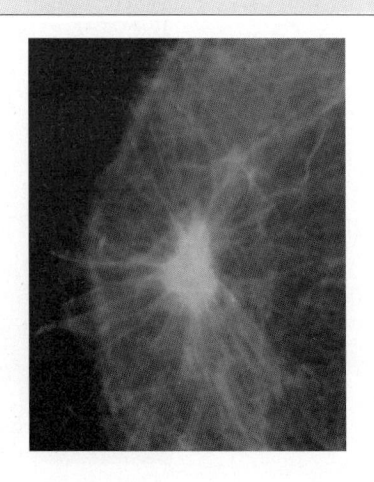

伴い，辺縁が淡いことが多い．

　一方，良性の石灰化は悪性疾患に伴う石灰化より大きく，しばしば辺縁平滑な円形を呈する．

（1）明らかな良性石灰化
①皮膚や血管の石灰化（図4-13）
②線維腺腫の石灰化（図4-14）

（2）良悪性の鑑別を必要とする石灰化
形態と分布より，悪性の可能性を判定する（カテゴリー分類）（図4-15，16）．

①カテゴリー1または2の石灰化…良性
②カテゴリー3の石灰化…おそらく良性（悪性を完全には否定できない）

図4-13●血管の石灰化

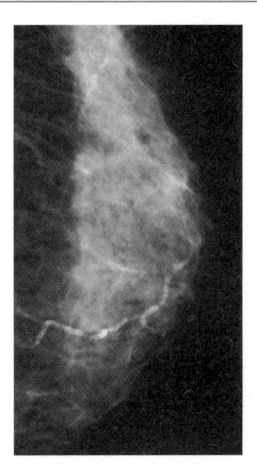

平行線または線状の管状石灰化

図4-14●陳旧性線維腺腫

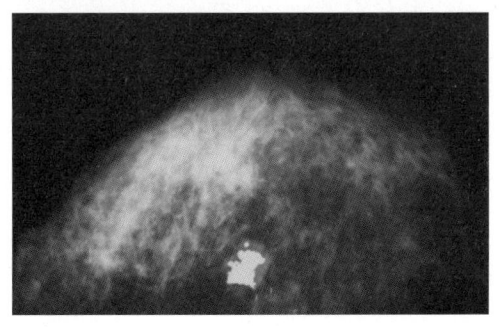

粗大またはポップコーン状の石灰化

図4-15 ● 浸潤性乳管癌

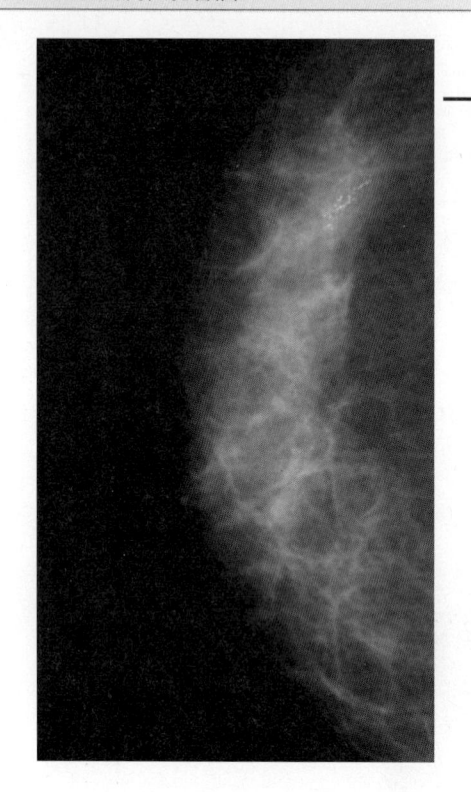

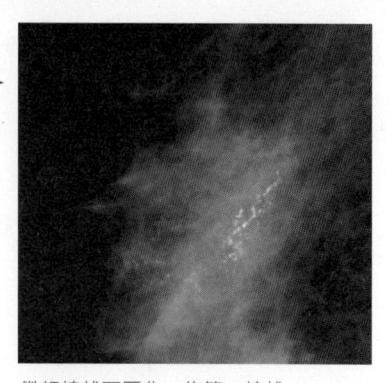

微細線状石灰化，集簇〜線状

③カテゴリー4の石灰化…悪性疑い
④カテゴリー5の石灰化…悪性

(3) その他の所見

左右乳腺の非対称や，明らかな腫瘤ととらえられない構築の乱れ，リンパ節の所見などにも注意する．

(4) 看護の留意点

以下に看護の留意点をあげる．

①よいポジショニング（乳房を圧迫板ではさんで体位をとる）は受診者がリラックスした状態から生まれる．受診者が不安感をもたずにリラックスして検査を受けることができるように，また検査が円滑に進むように，撮影前にパンフレットや口頭で検査内容やポイントを十分に説明しておく．
②メガネやネックレス，湿布，絆創膏ははずしておく．
③制汗剤，パウダー，汗などはよく拭き取る．
④撮影の支障になる髪はゴムなどで束ねておく．
⑤手術の傷跡，いぼやほくろ，自分で気がついたしこりなどがあれば，検査技師に伝えてもらう．

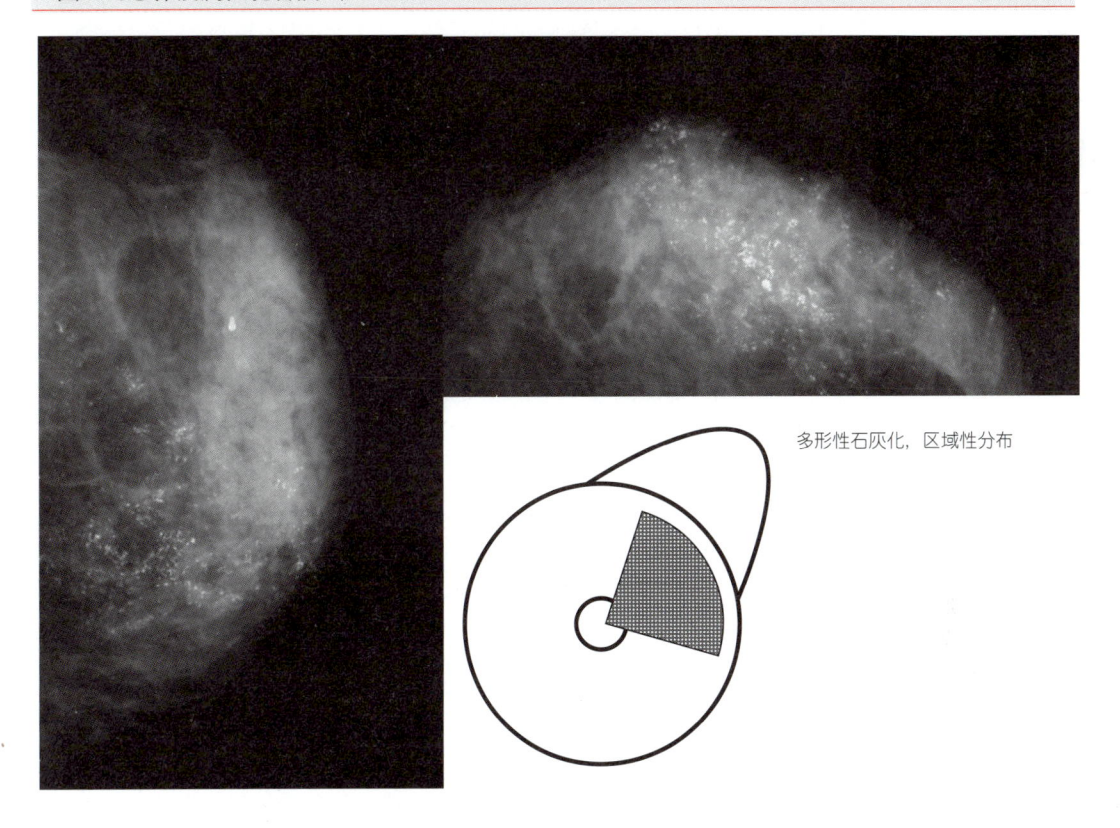

図4-16 ●非浸潤性乳管癌(ductal carcinoma in situ; DCIS)

多形性石灰化，区域性分布

C 消化管造影検査

　消化管造影検査とは，口や肛門から造影剤を投与し，癌や潰瘍などの病変の有無を診断する検査法である．投与した造影剤の流れ方やたまり方を透視により直接観察しながら，最もよいタイミングで撮影するX線透視撮影という方法がとられる．撮影台は，前後・左右の動きだけでなく，直立状態から水平や頭低位の状態にまで傾けることも可能である（図4-17）．撮影台を動かし，患者の体位を様々に変えて撮影する．そのため，患者が撮影台から落ちないようにすること，指を撮影台の隙間に挟まないようにすることなどの注意が必要である．自由にからだを動かすことのできない患者には適切な介助が必要である．

　術者や介助者にとっては，X線の発生する位置をあらかじめ確認しておく必要がある．通常，消化管や血管の造影の場合はX線管球はテーブル（寝台）の下にあり目立たないが，被曝を避けるためには透視の場合はなるべくテーブルの下に潜り込むような動作を避ける必要がある．X線管球が上（天井側）にあるオーバーチューブ型の場合は，術者・介助者の上半

図4-17●撮 影 台

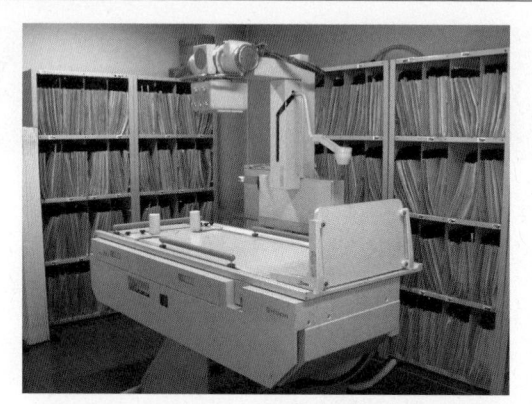

X線透視装置のついた撮影台（オーバーチューブ型）．水平の台は，直立あるいは頭低位にすることも可能である．

身の被曝が無視できず，時として水晶体や甲状腺の保護が必要となる．

　造影剤としては，X線吸収が大きい陽性造影剤であるバリウムと水との懸濁液（硫酸バリウム製剤，図4-18）が最もよく用いられる．二重造影法とは，バリウムに加えて，ガスも投与する．そうすることで消化管壁を伸展させ，壁にあらかじめ付着させたバリウムにより，微細な凹凸を描出する方法である．癌，潰瘍，ポリープなどの診断に威力を発揮する．下部消化管では，潰瘍性大腸炎，クローン病，結核といった炎症性疾患にも有用である．バリウムは水にほぼ不溶で，放置すると沈殿するため，使用直前によくかきまぜる必要がある．体内吸収はされないため，投与されたバリウムはそのまま排泄される．体内で水分が吸収されるとバリウムは固まり，排出が困難となる．そのため，検査後は水分を大量に摂取するように説明し，下剤も服用する必要がある．特に便秘がちの患者には注意が必要であ

図4-18●硫酸バリウム製剤

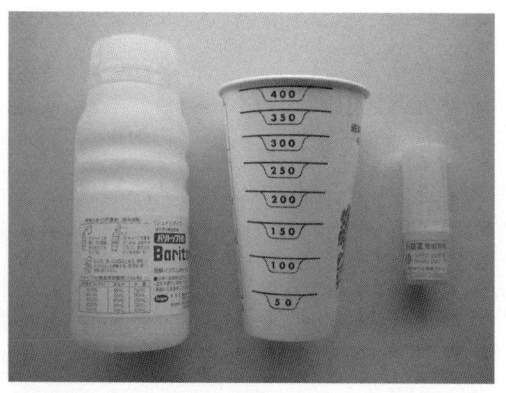

左から硫酸バリウム製剤，目盛入りのコップ，発泡剤．

る．また，腹膜腔内に漏れたバリウムは重篤な腹膜炎を引き起こすため，消化管閉塞や穿孔のおそれのある場合（消化管手術後早期も含む）にはバリウムの使用は禁忌である．このような場合には水溶性ヨウ素造影剤を使用する．アミドトリゾ酸ナトリウムメグルミン製剤であるガストログラフィン®が使われることが多い．高浸透圧なため，肺に入ると刺激が強く肺水腫をきたすので，誤嚥や肺との瘻孔の有無に注意が必要である．高浸透圧で水分を吸収するため，脱水や電解質異常をきたすこともある．なお，検査後はバリウムと異なり下痢気味となるため，下剤の投与などの必要はない．ヨード造影剤の経口的な投与の場合には経静脈性の投与と異なり，ヨウ素過敏症を発症することはまれである．

　消化管に内容物（食物残渣，糞便）が存在すると診断の妨げになるため，消化管造影検査には前処置が必要である．上部消化管造影検査の場合には，検査前日夜から絶食とする．一方，大腸造影検査の場合には，経口洗腸法（ブラウン法）とよばれる，検査前日からの低残渣食摂食と下剤投与が必要である．

　消化管の蠕動を抑制し，より精密な画像を得るために抗コリン薬（鎮痙薬である臭化ブチルスコポラミン；ブスコパン®など）を用いる．副交感神経を抑制することから頻脈や散瞳が起きるため目がよく見えなくなることがあるので，車の運転をする場合などには注意が必要である．また，重症心疾患，緑内障，前立腺肥大症などでは投与は禁忌で，そのような合併症の場合には，グルカゴンを用いる．グルカゴンは，抗コリン薬に比べ作用は弱い．高価であり，また，褐色細胞腫の患者には禁忌である．

1）上部消化管造影検査

　上部消化管造影検査（図4-19）では，150〜240％のバリウムを200m*l*前後飲用後，X線透視で観察しながら食道，胃，十二指腸を撮影する．二重造影像を得るためにガスを産生する発泡剤を5g前後飲ませる．発泡剤投与後ゲップをしてしまうと，ガスが少なくなり，きれいな二重造影像を得られないので，ゲップをしないようによく説明する必要がある．二重造影法に加え，消化管をバリウムでいっぱいに満たした充満像（充盈像），圧迫筒で圧迫しながら撮影する圧迫像などを適宜撮影する．集団検診で9枚前後，通常の検査では12〜15枚程度撮影する．

2）小腸造影検査

　小腸造影検査では，60〜100％のバリウム300m*l*前後を飲ませて検査をする．精密な検査が必要な場合には，ゾンデを小腸まで挿入して検査をする．

図4-19●上部消化管造影検査

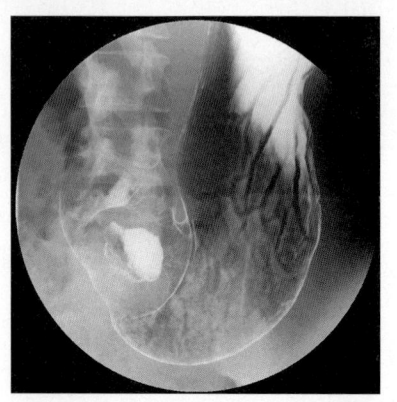

胃前底部中央に潰瘍を伴う隆起性病変を認める（胃神経鞘腫）．

3）大腸造影検査

大腸造影検査（図4-20）は注腸検査ともよばれ，60〜80％のバリウム250m*l*前後を肛門から投与後，空気も1000〜1500m*l*ほど注入して二重造影法を行う．肛門からの注入に際しては，バルーン付きカテーテルや専用の器具を用いる（図4-21）．高齢者では，肛門から造影剤が漏れてしまうことも多く，シャワーの用意や清掃用具の準備が必要である．

図4-20●大腸造影検査

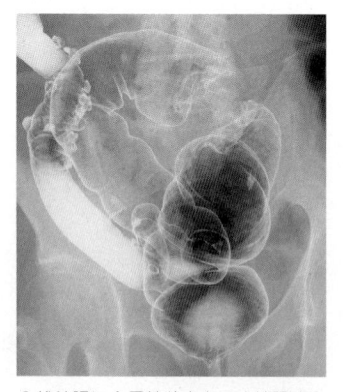

S状結腸に全周性狭窄を示す結腸癌を認める．口側には憩室を多数認める．

図4-21●大腸造影検査器具

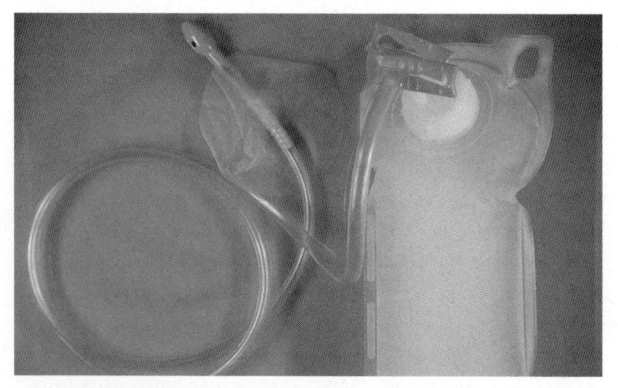

ビニール製の大腸造影検査専用のディスポーザブル器具．バッグ部分にバリウムと空気をあらかじめ入れ，肛門より注入する．

D X線CT

1 X線CTとは

　CTは，X線源とそれに対向する検出器とを180°以上回転させて得られるX線の減衰率からコンピュータによって算出し構成された断層像を得るものである．

　CTでは，X線減衰率が小さいもの，すなわち低吸収なものが黒く，X線減衰率が大きいもの，すなわち高吸収なものが白く表現される．

　基準として，真空はX線をまったく吸収せず気体もほぼ吸収率は0であるため，撮影されたCTの人体の外側は黒となる．反対に最もX線を吸収するのが金属や骨などで，これらはCT上では白く表現される．この真空から金属までの吸収率を，便宜上－1000から1000までに分けて数値化したものをCT値とよぶ．代表的な組織のCT値は図4-22のようになる（p.231参照）．図4-23〜25は画像の例である．

2 造影剤とは

　異なる組織でもCT値が似通っていれば，その境界がはっきりわからないような場合がある．こういった場合に使用するのが造影剤である．

　造影剤はヨウ素Iが主成分である．ヨウ素はX線吸収率が高く，ヨウ素が分布した場所は高吸収，すなわち白くなることを利用したものである．

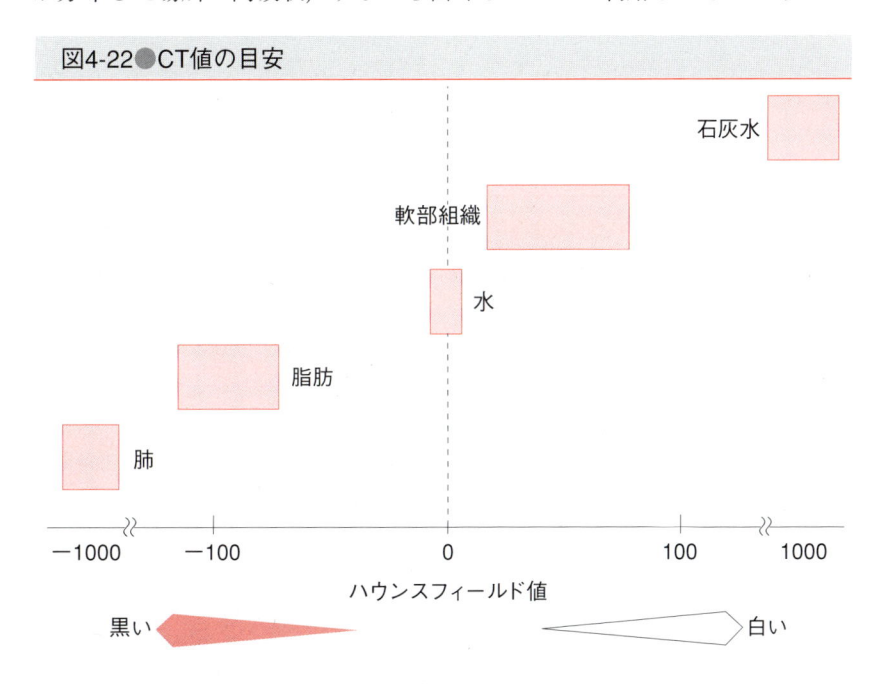

図4-22 ●CT値の目安

図4-23 ● 胸部正常

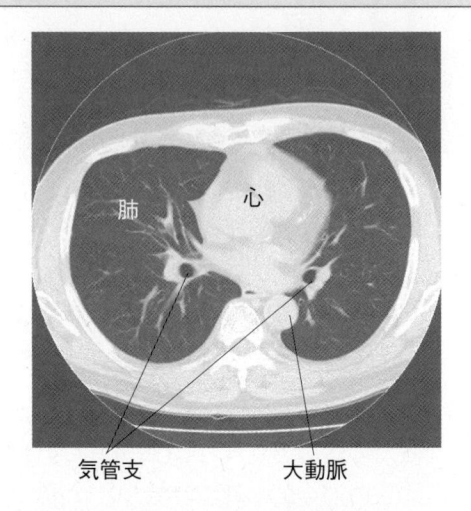

図4-24 ● 肺　癌

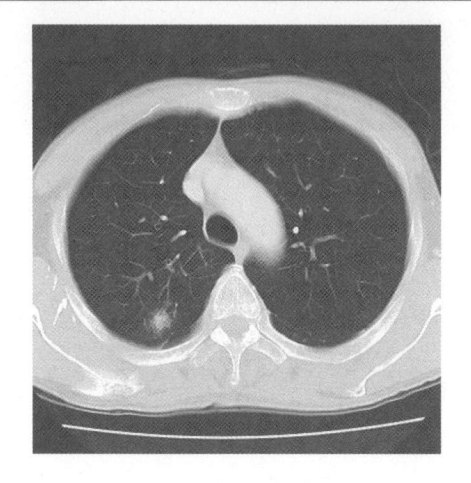

図4-25 ● 腹部正常

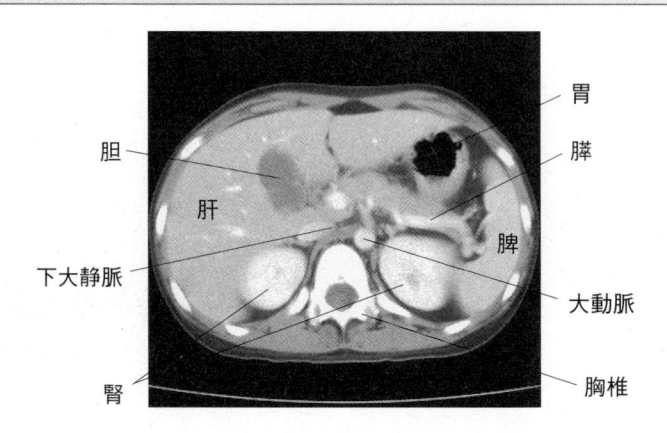

一般にCTに用いられる造影剤は，経静脈的に投与される．造影剤は血管内や細胞周囲の間質液の中に分布し，細胞内には吸収されないという特徴をもち，そのため，十分に全身に造影剤が行き渡った後の撮影（この状態のことを平衡相という）では，液体が多く細胞が少ない，すなわち間質成分の多い場所は分布する造影剤が多いため高吸収となり，細胞が密に詰まった場所は間質成分が少なく造影剤の分布は少ないため低吸収となる．

　また造影剤は，末梢静脈より投与され，右心系から肺へと還流し左心系を経て全身へ動脈血として送られる．その後，全身の組織を通って静脈へ帰ってくる．そのため，撮影するタイミングを選べば，主に造影剤が動脈内を流れている（すなわち動脈相）撮影や，静脈内を流れている（静脈相）撮影が可能になる．

　このことは腫瘍の存在診断などに有用で，動脈相や静脈相，平衡相を撮り分けることで，正常な組織と腫瘍との血流動態の違いを利用し，腫瘍の存在を明確に示すことができる．

　たとえば，肝細胞癌は肝動脈からほとんどの血流を受けているのに対し，正常な肝組織は門脈から多くの血流を得ている．また，腫瘍は増殖が盛んで細胞が密に詰まっているという特徴がある．そのため，動脈相（造影剤注入開始後40秒前後）のCTでは肝細胞癌は正常肝実質に比べ高吸収な腫瘍として認められ（図4-26），門脈相（造影剤注入開始後70秒前後）では肝実質は造影剤が流入し高吸収になるのに比べ，肝細胞癌は造影剤がすでに静脈に流れ出し低吸収となって認められる（図4-27）．さらに時間がたち平衡相（造影剤注入後3分後）では，細胞が密に詰まった腫瘍部分が肝実質より低吸収となる（図4-28）．

　腫瘍の種類により，血流に富むもの，乏しいもの，早く造影効果を示すもの，ゆっくり造影効果を示すもの，まったく造影効果を示さないものなど血流動態は様々である．造影のされ方をみることで，その腫瘍の診断の大きな手がかりとなる．

3 X線CTの副作用

1）被　　曝

　単純X線やCTの撮影の際，患者から放射線被曝を心配して問題がないかと質問を受けるが，結論から言えば，通常臨床で用いられる撮影方法では，何ら悪影響はないといえる．

　癌の発生率は一度に200mSv以上を被曝した場合，その線量に応じ増加することがわかっている．逆に200mSv以下の被曝では，癌が増加するという証拠はない．

図4-26●肝細胞癌動脈相

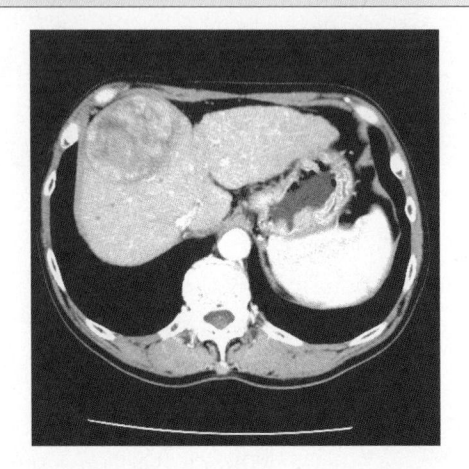

図4-27●肝細胞癌門脈相

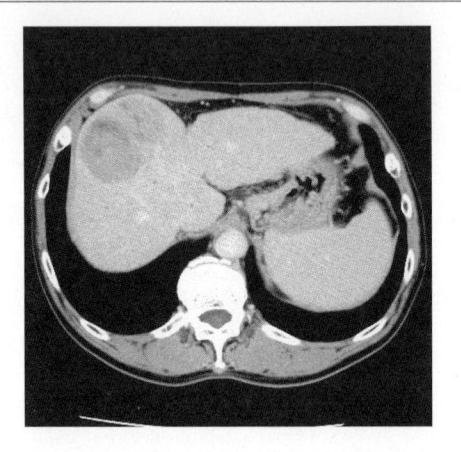

図4-28●肝細胞癌静脈相

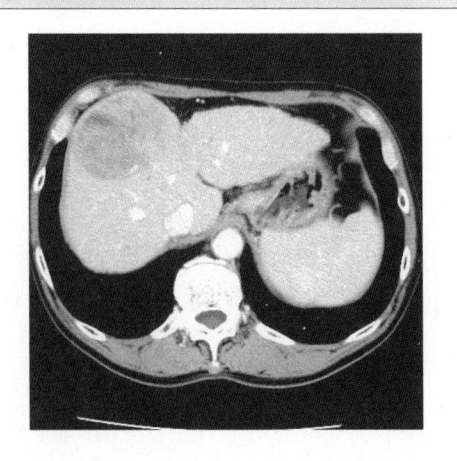

表4-1 ● X線検査とCT検査の被曝量

検査	部位	被曝量（mSv）
一般X線	頭部	0.1
	胸部	0.4
	胃（バリウム）	3.3
X線CT	頭部	2.4
	胸部	9.1
	上腹部	12.9
	骨盤部	10.5

出典／西澤かな枝，他：CT検査件数及びCT検査による集団実効線量の推定，日本医学放射線学会雑誌，64（3）：73, 2004. 一部改変．

　また，胎児が一度に100mSv以上の被曝を受ければ，奇形や知能低下の出現する確率が高くなるとされている．
　これに対し臨床で用いられるような撮影での被曝量は**表4-1**のようになり，発癌や胎児に対する影響は考えにくい非常に少ない被曝量であることがわかる．
　もちろん影響が確認できないとはいえ，無駄な被曝は避けるべきであり，適応をよく考慮したうえで施行されるべきである．
　しかしながら，日本ではどこでも十分な放射線科的な検査を受けられる恵まれた環境にある．被曝を恐れるあまり，検査の施行が遅くなり，その結果，疾患の発見を遅らせることは，非常に残念なことである．被曝量に関して医療者が正確な知識をもち，患者に伝えることで，検査を行うことに対する患者の理解を得ることができ，疾患の早期発見につながる．当たり前のことではあるが，必要と思われる検査であれば，患者を粘り強く説得することも必要であろう．

2）造影剤の副作用

　ヨウ素系造影剤は，現在は非イオン系の製剤になり，大幅にアレルギー反応の発症率は減少した．それでも，約3％には嘔吐や蕁麻疹など，何らかの副作用が認められ，0.04％には呼吸困難，血圧低下，意識消失，心肺停止などの重篤な副作用が認められる．
　また，通常は投与後30分以内での発症が多いが，投与後1時間以上経ってからの遅発性発症の報告も少なくなく，十分な経過観察が必要である．
　また，造影剤は腎排泄であり，腎機能の低下した患者への投与は慎重である必要がある．筆者らは，クレアチニン値が1.5mg/mlであれば，投与しないようにしている．また数日後に急性腎不全をきたすことも報告されているため，急激な尿量減少，浮腫，呼吸困難などが認められた場合はすぐに病院へ連絡を取るよう患者に説明しておく必要がある．

E 経皮的針生検

　生検とは組織（臓器の一部分）を採取して，病理学的な診断を行う一連の検査処置である．あらゆる体幹部における腫瘤性病変が生検の対象となる．病変の良悪性の判定，また悪性であれば治療方針の決定を目的とする．採取方法として，内視鏡や外科手術を用いた方法もあるが，ここでは画像診断技術を応用した経皮的針生検法について概説する．

1 生検針

　検体の採取法は，カッティング針による組織採取と吸引針による細胞採取に分けられる．ここでは，一般に多く施行される組織採取に使用される器具について概説する．カッティング針は，内套針と外套針からなる二重針構造であり，内套には検体回収をしやすい溝状のカットが施されている．この二重針が連動して素早く病変に刺入することによって，針の溝の部分に組織が削り取られる仕組みである（図4-29）．

2 肺生検

　一般にCTガイド下で行う．ただし，胸壁直下の病変では超音波ガイド下に行うこともある．以下，CTガイド下生検（図4-30）の手法を概説する．病変部近くの体表にマーカーを置いた状態で，血管や気管支などと病変との位置関係を見て，穿刺部位ならびに穿刺方向を決定する．以下，既述の要領で組織採取ないし吸引細胞診を行う．生検術術中には，試験穿刺による方向確認や本穿刺における穿刺前後の確認など，必要に応じて，適

図4-29●カッティング針

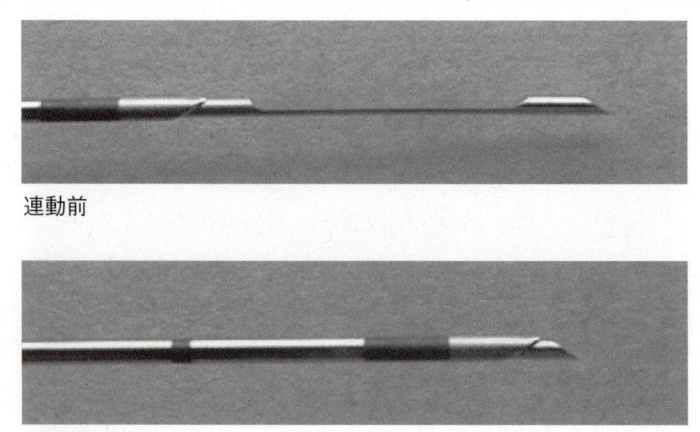

連動前

連動後

図4-30 ●CTガイド下肺生検

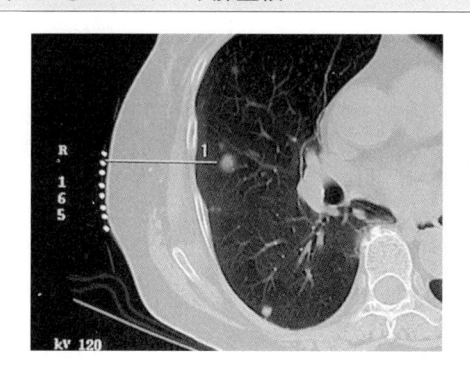

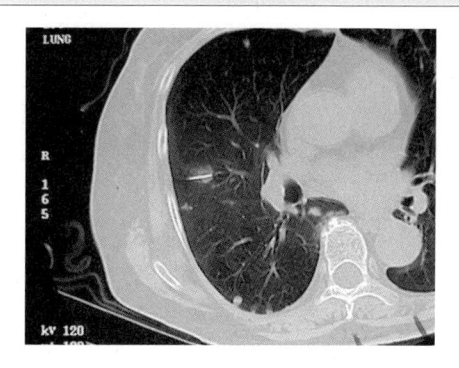

宜CTを撮影しながら段階的に手技を進めるのがコツである．さらに終了時には，CTおよび胸部単純X線写真を撮影して，気胸や血胸などの合併症の有無を確認することが肝要であるが，生検直後より著明な呼吸症状（咳，血痰，喀血，胸痛，呼吸困難感など）が突然生じることも十分念頭において，厳重に術中観察をする．また，術後2時間ないし数時間後および翌朝に胸部単純X線写真を撮影して，遅発性気胸の発現，その他の合併症の有無を評価する．

〈看護のポイント〉

主な合併症として，気胸（30％），喀血（5％）がある．ただしチューブ挿入を必要とするような気胸発生はまれである（5％以下）．

検査中，患者のむやみな体動が生検の精度を低下させ，ひいては検査時間の延長や合併症の重篤化をきたしかねないことを十分理解させたうえで，体動を極力控えるように患者に指示する．術中は呼吸状態やSpO$_2$，バイタルサインの変動などに注意が必要である．喀血が生じた場合は対側の肺に流れ込まないよう，患側の肺を下側に側臥位にする．

術後は胸部単純X線撮影の担当医確認までの床上安静（通常，約2時間）が必要である．大きな咳をしないように説明をする．

3 腹部臓器の生検

大血管や神経以外の臓器であれば，生検が可能である．肝・脾・腎臓などの実質臓器では超音波ガイド下，それ以外の臓器ではCTガイド下で手技を行うことが多い．病変や対象臓器に応じて，適切な方法を事前に検討する．

超音波ガイド下では，リアルタイムに刺入した針と病変との関係を把握できる点が利点である．まず超音波で標的ならびに周囲臓器や血管の位置関係を確認して，穿刺部位と穿刺方向を決定する．局所麻酔施行後，生検針を刺入する．この際，出血防止のため，正常実質を生検ルートに介在さ

図4-31●後腹膜リンパ節生検

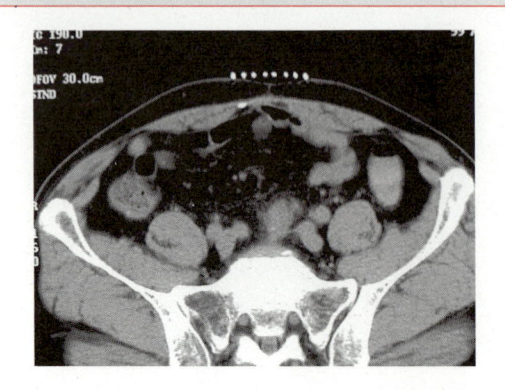

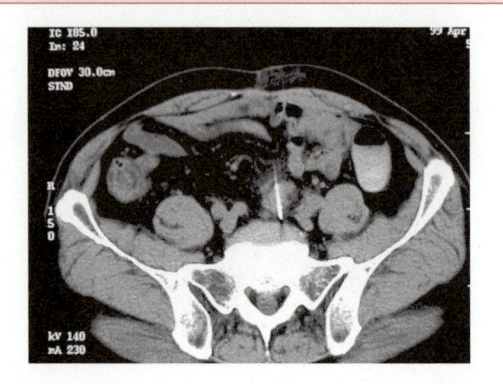

せるようにする．また，生検ルートに大血管や主要臓器が介在しないように工夫する．標的を穿刺したら，生検針に自動生検装置を装着して，組織を採取する．抜針後，もう一度超音波で観察を行い，出血などの合併症がないことを確認して終了する．

　CTガイド下の穿刺は以下の手順で行う．皮膚にマーカーを置いた状態のCTで穿刺部位および穿刺方向を決定する．局所麻酔後，標的の直前まで針を刺入し，その方向をもう一度CTで確認する（図4-31）．自動生検装置で検体を採取する．抜針後，最後にもう一度CTを撮像して出血などの合併症がないことを確認する．

〈看護のポイント〉

　合併症としては，出血，動静脈瘻，臓器損傷，血管損傷，腸管損傷など．術前・術中に十分な説明や声かけを行い，不安を取り除く．術中では出血や疼痛，バイタルサインの変動などに注意．術後は出血や疼痛，感染症に注意．

② 血管撮影・IVRと看護

A 腫瘍IVR総論

　血管撮影とは，血管内に造影剤を投与することにより血管内腔の状況を把握する診断法であるが，より詳しく診断するためには目的の血管部位に造影剤を注入する必要がある．このため，カテーテルやガイドワイヤーなどの「血管を介して目標部位に到達する」ための道具が開発された．その後，単に目標部位に到達するだけではなく，その部位の血管を広げたり詰めたりする道具が開発され，この結果，血管撮影はそれまでの「診断」の

みではなく，腫瘍を栄養する血管から直接的に薬剤を注入したり血管を塞栓するなどの「治療」の手段へと発展した．また，これらの道具は他の管腔臓器である胆道系や尿路系にも応用可能であるため，「血管撮影の技術を用いて治療」を行う領域が形成されるに至った．このような「血管撮影の技術を用いた治療」がIVR（インターベンショナル・ラジオロジー—interventional radiology）の原点であるが，現在は，管腔臓器に限らず，目標部位に経皮的に直接針を刺して行う治療（ラジオ波焼灼療法や生検など）も含め，広く「画像誘導下に行う経皮的治療行為」全般がIVRとよばれている．その特徴は，経皮的治療であるため，一般に低侵襲かつ迅速に行うことができる点であり，腫瘍の治療を目的とする局所治療にとどまらず，QOLを重視しなくてはならない緩和治療においても重要な位置を占めるに至っている．しかし，歴史が浅く，また新たな技術や道具が続々と開発され劇的に進歩しつつあり，かつ手技も多彩であるため，エビデンスの蓄積や技術の標準化が十分ではない．このため，看護においては，まず「どのような道具を用いて，からだの中でどのような治療を行うのか」という基本を十分に理解したうえで，実際の手技をそれぞれの現場に合わせて知る必要がある．また，術後看護にあたっても，IVRは患者の体外から見えない治療であるため，内部でどのような治療が行われたかを十分に理解して臨むことが重要である．

B 腫瘍に対するIVR

1 経血管的治療

1）腫瘍塞栓術・動注化学療法

動脈にカテーテルとよばれる細い管を挿入し，腫瘍に血液を供給している末梢動脈まで挿入してから，栄養血管を塞栓することにより，腫瘍を壊死させたり，腫瘍に直接抗癌薬を注入する，癌などへの治療の一手段である．

（1）適　応

腫瘍塞栓術（transcatheter arterial embolizathion）と動注化学療法は，肝細胞癌では多発例に対する標準的治療として全国の施設で行われている．そのほか，腎癌，転移性肝癌には動注化学療法と腫瘍塞栓術の併用療法，肺癌や膀胱癌には動注化学療法，子宮筋腫には腫瘍塞栓術が施行されている．そのほかの腫瘍にもその腫瘍の特徴を鑑み腫瘍塞栓術もしくは動注化学療法が施行されることもある．

(2) 肝細胞癌での施行

肝細胞癌に対する肝動脈塞栓術は，多発肝細胞癌に対しては標準治療として行われている．ただし，門脈閉塞，難治性腹水，高度黄疸を認める症例では適応外となる．

基本的には血管造影に準じて行う．まず十分なインフォームドコンセントを行い，患者の同意を得る．術前には前投薬を用いることも多い．また，術後安静時間が長いため，尿道カテーテルも挿入しておく．

多くは右大腿動脈より穿刺し，透視とCTを用いて，腹腔動脈（図4-32）から肝動脈（図4-33）へとカテーテル（通常はマイクロカテーテルを用いる）を挿入する．カテーテルから薬剤を注入するわけであるから，カテーテルから病変全体が造影され，かつ正常組織がなるべく造影されないような位置に挿入されることが望ましい（図4-34）．塩酸エピルビシンやアドリアマイシンなどの抗癌薬を注入した後，ゼラチンを主成分とする塞栓物質を用いて栄養動脈を塞栓する．

術後はシステムを抜去し，穿刺部を圧迫止血する．肝細胞癌の患者では，凝固機能が低下していることが多いため，出血には十分な注意が必要である．止血後も圧迫帯などを使用し数時間は下肢屈曲と体位交換を禁じた絶対安静が必要である．

多くの患者は，術後腹部の違和感や，悪心・嘔吐，悪寒・発熱などを認める．また，数日にわたり肝障害を認め，それに伴い全身倦怠感などを訴えることも多い．

合併症としては，通常の血管造影の手技に伴う出血や血管損傷，感染，造影剤アレルギー以外にも，胃や食道，膵臓，腸管などの他臓器の塞栓や，抗癌薬や肝動脈塞栓に伴う肝不全などを認めることがある．

〈看護のポイント〉

局所麻酔下で行われるため，施行中の患者の不安や緊張は強い．常に患者の様子に気を配り，積極的に声をかけていくことが重要である．また薬剤や塞栓物質が投与されると，血行動態の変化や疼痛などによりバイタルサインが大きく変化することもある．時にはショック状態になることもしばしばみられる．検査の進行状況を把握し，危険なタイミングにはすぐ対応できるようにしてもらえれば術者も非常に心強い．

2）動注リザーバー

動注リザーバーとは，腫瘍血管に細いカテーテルを挿入し，ポート（図4-35）とよばれる器具に接続して皮下に埋め込むことで，容易に繰り返し動注化学療法を可能にするものである（図4-36）．

(1) 適　応

図4-32●腹腔動脈造影

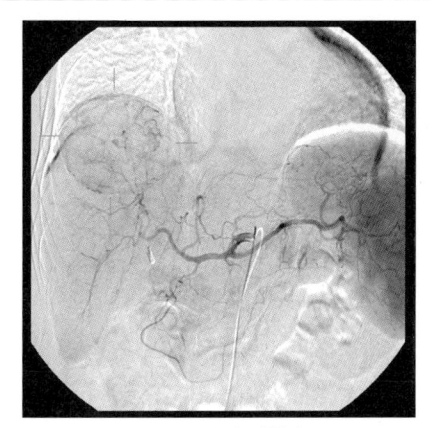

肝右葉頭側に，肝細胞癌が描出されている．

図4-33●肝動脈造影

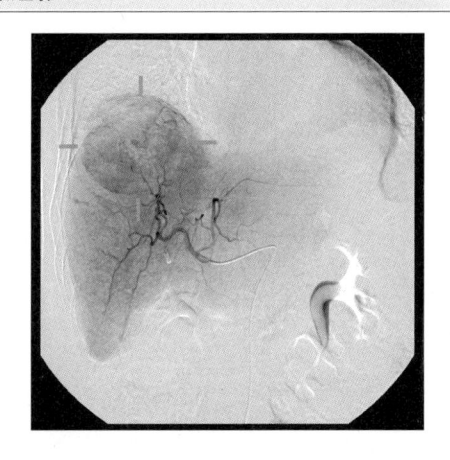

図4-34●栄養動脈の選択的造影

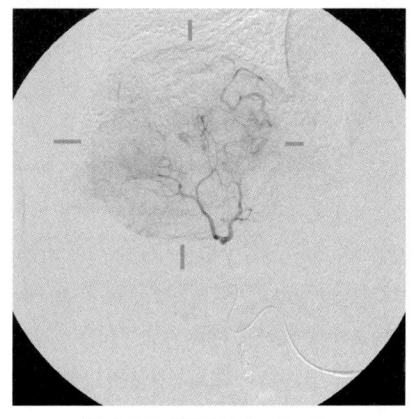

腫瘍のみが描出されている．

2 血管撮影・IVRと看護

図4-35●ポート

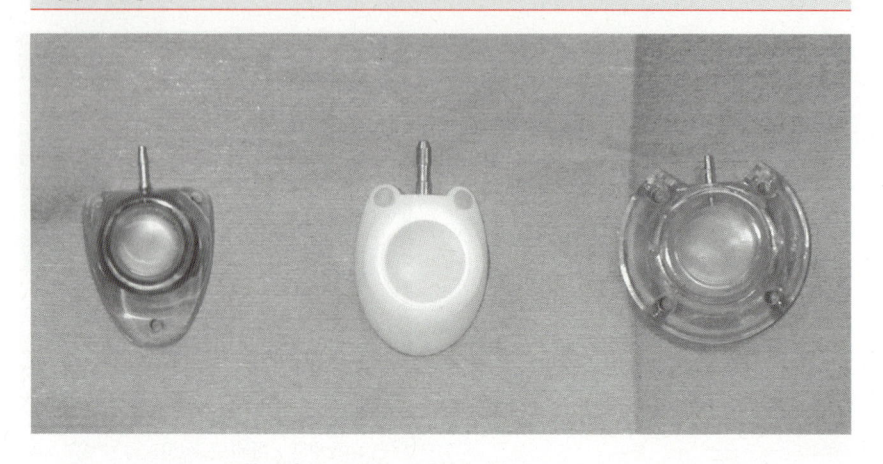

図4-36●ポートの模式図

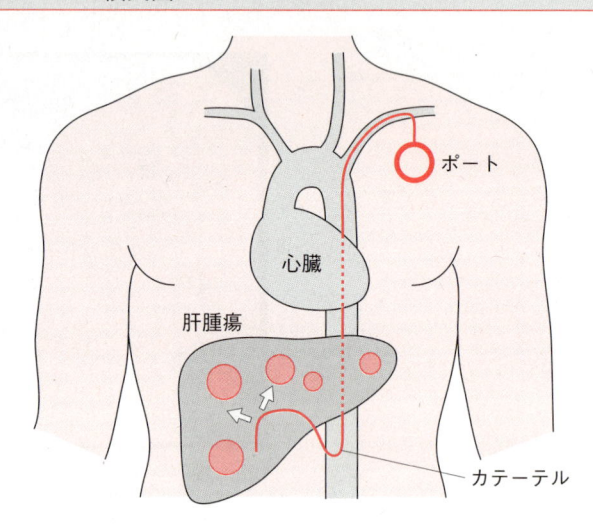

　大腸癌の転移性肝癌に施行されることが多いが，ほかにも肝細胞癌や胆管細胞癌などの肝腫瘍，膀胱癌にも施行されている．カテーテルの留置する場所は血管内ではないが卵巣癌に対する腹腔リザーバー療法なども行われている．

(2) 転移性肝癌での施行
　まず重要なことは，カテーテルを挿入する血管からすべての腫瘍が血流を受けること，かつ抗癌薬が腫瘍のない臓器に流れてしまわないことである．そのためには，カテーテルを挿入する1本の血管に，肝臓に入る血液の流れすべてを集めることが必要になる．肝臓には肝動脈以外の側副血行路が認められることがあるため，それらの血管を造影し，もし肝臓に流れ込んでいる血管があれば塞栓する．また，肝動脈から胃や膵臓に流れる血

図4-37 ● リザーバー留置術

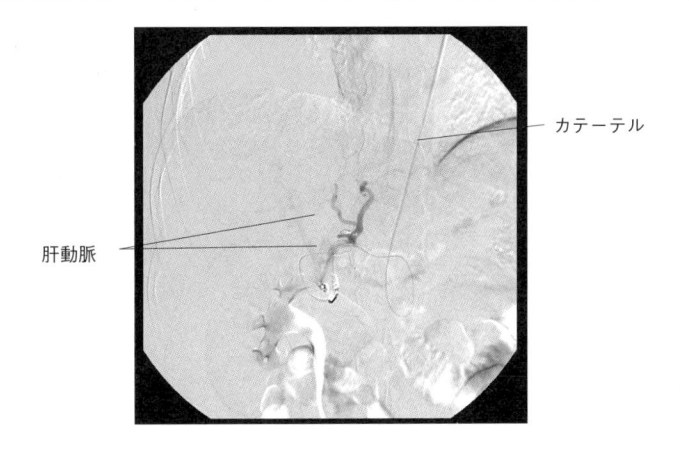

管があるため，これらも塞栓する．これを血流改変術という．

その後，カテーテルを留置し，ポートとよばれる器具に接続し皮下に埋め込む（図4-37）．ポートには専用の穿刺針で経皮的に繰り返し注入することができるため，通常の点滴と同様の感覚で，動注化学療法を行うことができる．

〈看護のポイント〉

リザーバー留置術は，ほぼ通常の血管造影に準ずるが，やや手技に時間がかかるため，患者の負担は大きい．

また，治療開始後，カテーテルの破綻や逸脱などが認められることがある．ポート部でカテーテルが破損すれば，治療時ポート部に腫脹や疼痛を認めるし，カテーテルが肝動脈から逸脱し胃や膵臓に抗癌薬が流れれば腹痛や違和感を訴えることが多い．治療開始後いつもと違う症状がないか，観察や問診は重要である．カテーテルの状態は定期的にX線透視で確認するが，治療開始時にそのような症状がないか観察することが大切である．

また，ポートは通常の注射針では絶対に穿刺せず，必ず専用針を用いる．専用針以外で穿刺すると穴が開き薬剤が皮下に漏出することになる．

3）緊急止血

腫瘍は周囲の組織を破壊しながら成長する．そのため，時には血管を破綻させ，その出血が生命にかかわることも少なくない．進行癌ではそういった腫瘍に伴う出血に対する緊急止血術も腫瘍IVRの一角をなしている．また，腫瘍摘出のための外科的手術も大がかりなものや血管の再建を伴うものも少なくなく，術後出血をきたすことも多い．

緊急止血が必要な出血をきたしやすい腫瘍としては，頸動脈などに狭い範囲で接している甲状腺癌など頭頸部の腫瘍，浸潤性が強く周囲に血管の

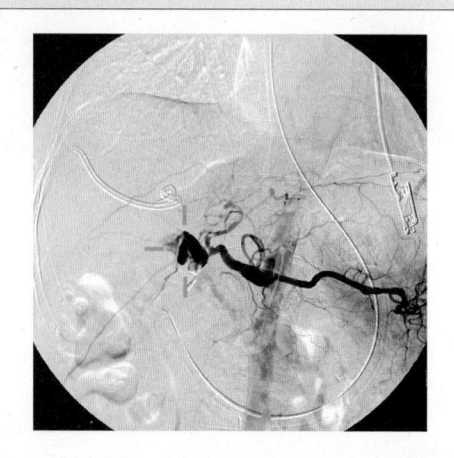

図4-38●管外造影（extravasation）

豊富な膵癌，腫瘍そのものが血管に富み破裂することがある肝細胞癌，潰瘍部分から出血する胃癌などがあげられる．

　緊急止血術自体は，通常の血管造影に準じて行われる．活動性出血があれば血管外漏出像として認められる（図4-38）．状況に応じ，コイルやジェルスポンジ，NBCA-Lipiodolなどを用いて責任動脈を塞栓し，止血する．

〈看護のポイント〉

　緊急止血術中は患者のバイタルサインや顔色に絶え間ない観察が必要である．突然の呼吸状態の悪化や意識レベルの低下，致死性不整脈の出現や心停止なども認められる．緊急カートはすぐに使用できるよう準備しておき，AED（自動体外式除細動器）などの除細動器も手配しておく必要がある．また，緊急事態に備え，なるべく多くの人手を確保しておくことも重要である．

2 非経血管的治療

　非経血管的治療とは，経皮的に直接腫瘍に針を刺し，治療を行うことをいう．

1）局所注入療法

　肝腫瘍に対するエタノール注入療法（PEIT）が一般的に行われている．直径3cm以下，3個以下の肝腫瘍を適応とすることが多い．超音波やCTによるガイド下に専用針を腫瘍に穿刺し，無水エタノールを注入する．1回に注入する無水エタノールは5mℓ未満であることが多い．術後，疼痛や発熱を認めるが一過性であることが多い．

2）ラジオ波焼灼療法（RFA）

　ラジオ波を発する専用針を腫瘍に穿刺し，凝固壊死させる治療法である．エタノール注入療法に比較し，治療範囲にばらつきが少ない点で優れており，近年肝臓癌の治療法として普及した．また，肺腫瘍に対する治療としても施行されている．

　超音波またはCTガイド下に腫瘍を穿刺し，焼灼状態をモニタリングしながら施行する．1か所を治療するのに10分前後の通電時間になる．

　治療部位によっては疼痛などが問題になるので，術前より鎮静や鎮痛に対する配慮が必要である．

3）腫瘍生検

　腫瘍の存在や特徴は，CTやMRIなどの画像診断や腫瘍マーカーなどの血液検査で，かなり正確に推定できるようになったが，最終的には腫瘍の正確な種類がわからないと，治療を開始することができない．そのためには，組織を採取したうえで病理学的な検査を行うことが必要になる．胃や大腸などの管腔臓器であれば内視鏡を用いて組織を採取するが，充実臓器では外科的に採取するか，もしくは針を刺して組織を採取することになる．

　超音波やCTなどの画像誘導下に生検針を用いて生検することで，侵襲なく短時間で行うことができる．生検針は2重針で，内筒にくぼみがあり，そのくぼみに入り込んだ組織を外筒で切り取るようにして，細長い組織を採取する．そのほか，通常の注射針で陰圧をかけて細胞を吸引採取する吸引細胞針なども行われている（図4-39，40）（第4章①-Eを参照）．

〈看護のポイント〉

　これら非経血管系IVRは長い針を画像誘導下に穿刺していくため，患者が安静を保てることが成否を左右する．局所麻酔下で行うため，患者の不安も強く，いかに患者の不安を軽減するかが重要な課題になっている．ラジオ波焼灼療法（RFA）は施行時間も長く，徐々に疼痛も強くなることが多いため，頻繁に声をかけ，様子を観察することが大切である．出血などの合併症もあるためバイタルサインにも注意を払う．

C 症状緩和のためのIVR

1 緩和医療のIVR

　進行癌患者をはじめ，末期の状態の患者には，疼痛，低栄養状態，腹水

図4-39 ● 副腎腫瘍

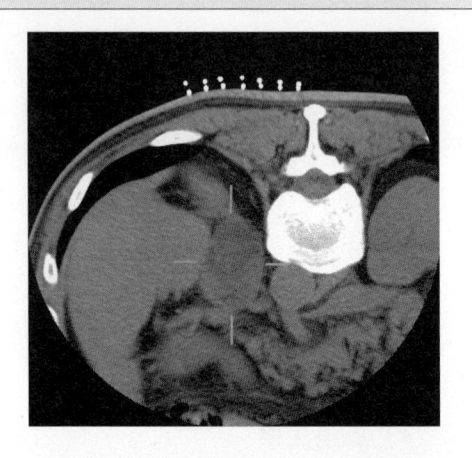

図4-40 ● 副腎生検

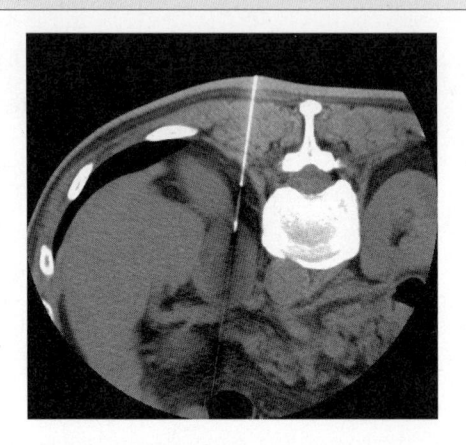

貯留などの，様々なつらい症状が起こってくる．これらに対して，処置自体はつらくなく，安全に，しかも劇的な効果を目指して，種々のIVRが考案され，実地臨床として成果をあげている．

1）疼痛対策

進行癌では骨転移やそれに伴う病的骨折などで，食事も摂れないほどのつらい痛みがしばしば生じる．これらに対して，鎮痛薬や時には睡眠薬を使用してのコントロール，または放射線治療が一般的に実施される．近年では，椎体形成術や骨へのラジオ波焼灼療法といった新たなIVRが考案され，目覚ましい成果が得られている．

椎体形成術とは，画像誘導下に病変部に正確かつ安全に針を進め，骨セメントを注入して骨の強度あるいは安定性を補強するという治療である（図4-41, 42）．

図4-41●椎体形成術（CTイメージ）

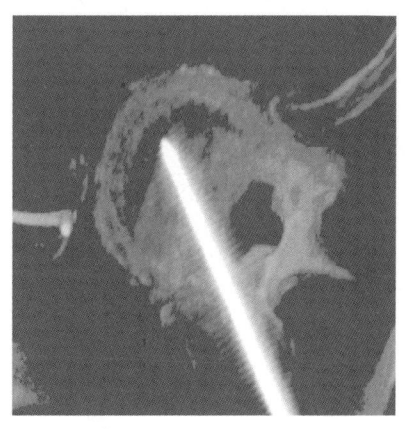

椎弓根を介して骨に針を挿入する．前方中央1/3の位置に進め，骨セメントを注入する．

図4-42●椎体形成術（透視イメージ）

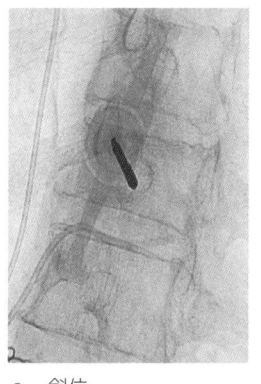

a　斜位
b　側面 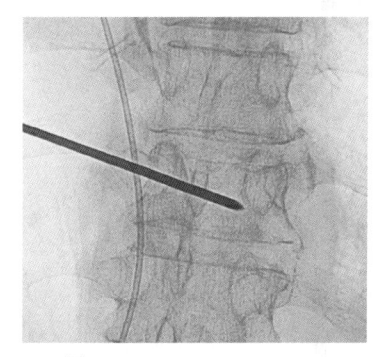

　また骨ラジオ波焼灼療法とは画像誘導下に，病変部に正確かつ安全に電極針を進め，病変部を加熱・壊死させるという手技である．
　これらの治療法はいずれも数十分から数時間程度の処置時間で，しかも効果としては疼痛が完全ないし大幅に軽減する劇的な手技である．また，従来の放射線治療などと比べて即効性が期待されている．ラジオ波焼灼療法では，骨以外でも，骨盤内に発生した腫瘍による疼痛などに鎮痛効果がある．合併症としては神経損傷や出血，感染，術中の痛みなどがある．

2）中心静脈経由の栄養管理

　末期状態の患者では様々な理由から食事ができないという状況も多い．超音波や血管造影手技といったIVR手技を用いて中心静脈にカテーテルを挿入留置することで，高エネルギー栄養管理が可能となる．一般には中心

図4-43 ● 中心静脈栄養

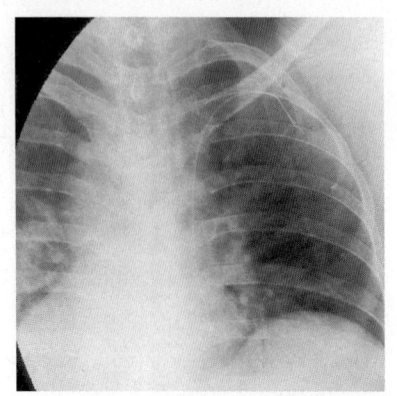

a　挿入直後，胸部単純X線写真
　（左鎖骨下静脈経由）

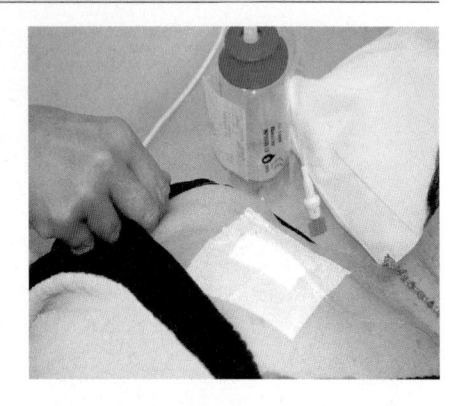

b　治療外観，ポート穿刺

静脈カテーテルが用いられるが，在宅・外来療養のQOLを高める工夫として，最近では中心静脈ポート（CVポート）が広く使用されるようになってきた（図4-43）．

ポート穿刺やカテーテル操作では，清潔作業や針の逸脱予防のための確実な固定が重要となる．胸壁皮下に埋設したポートを刺せば，連結されたカテーテルを介して，薬剤は心臓近くの血管に到達するので，安全かつ確実に中心静脈栄養を施せる．また皮下ポートを埋設することで，感染予防にも配慮がなされている．合併症としては，中心静脈を穿刺する際に，誤って肺や動脈を傷つけることによる気胸や出血がある．

3）消化管通過障害

末期癌患者では様々な理由で消化管閉塞をきたしうる．胃管やイレウスチューブ挿入は減圧によって症状を緩和する目的で施行される．ただし，長期留置となると，しばしば口や鼻，咽頭の違和感や感染が問題となり，患者のQOLを低下させる．

経皮的胃瘻造設や腸瘻，頸部食道経由のイレウス管留置術はこれらの問題点を解消するIVRとして用いられ，症例によっては経腸栄養ルートとしても使用可能である（図4-44）．

消化管狭窄に対するステント治療は，現状では食道のみが保険適用だが，胃，十二指腸，大腸（図4-45）に対しても手術不能症例などの実地臨床で成果をあげていて，手術よりもつらくない治療法として今後のさらなる発展が期待される領域である．

合併症としては，消化管穿孔による腹膜炎（食道への手技では縦隔炎）がある．

図4-44 ● 経皮経食道胃管挿入術（PTEG）

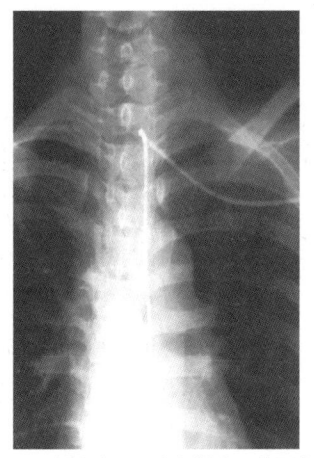

a　挿入直後，胸部単純X線写真

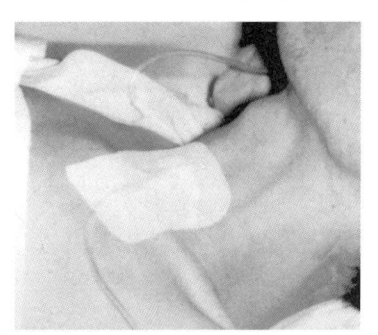

b　治療概観．チューブの固定が重要

図4-45 ● 大腸ステント

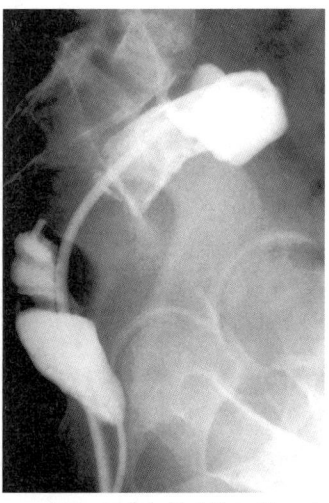

a　カテーテルとガイドワイヤーを駆使して，腫瘍による狭窄部を通過させる．

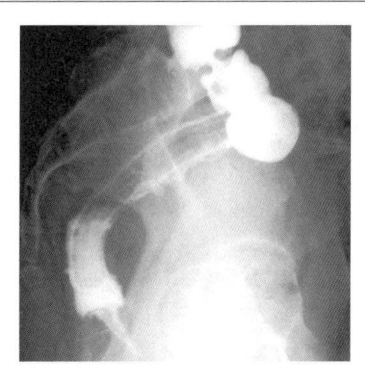

b　狭窄部にステントを留置する．これで通過障害が改善された．

4）閉塞性黄疸

　進行癌（膵癌など）では，しばしば胆管狭窄をきたして，皮膚や眼球の黄染ならびに肝機能障害といった症状（黄疸）を生じることがある．これに対して，肝内胆管を直接穿刺して，チューブを留置するという経皮的胆管ドレナージで症状を軽減することができる．さらに狭窄部に胆管ステント（図4-46）を留置することで，チューブを抜去できる．

図4-46 ● 胆管ステント

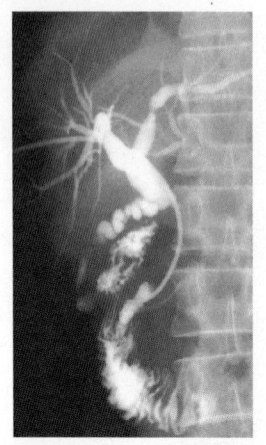

a 経皮経肝的に胆管を穿刺する．ガイドワイヤーとカテーテルを駆使して総胆管の狭窄部を通過する．

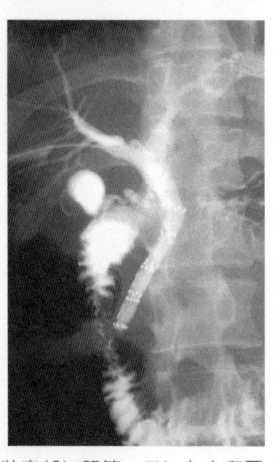

b 狭窄部に胆管ステントを留置する．これで閉塞性黄疸は改善された．

合併症としては，出血や急性胆管炎がある．バイタルサインの変動や悪寒戦慄の出現に注意する．

5）浮腫や腹水

末期癌患者では，腫瘍や血栓などによって静脈が狭窄・閉塞し，四肢や顔面がひどくむくむことがある．また様々な原因により腹水が貯留することによって，腹部の膨隆・圧迫・むくみなどの症状が生じうる．これに対して，従来は利尿薬やたんぱく製剤を投与することで対処がなされてきたが，必ずしも良好な結果を得られなかった．しかし，最近では静脈ステント留置（図4-47）や経皮的肝内門脈静脈造設術（TIPS），腹腔−静脈シャ

図4-47 ● 大静脈ステント

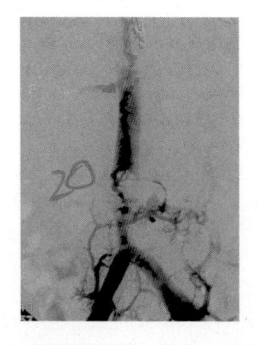

a 下大静脈造影．下大静脈の狭窄と側副路の発達がみられた．

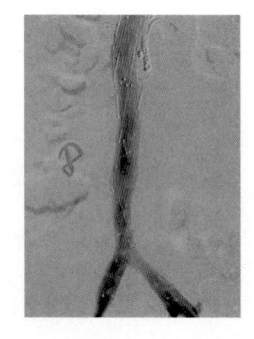

b 下大静脈にステントを留置する．通過は良好となり，側副路は消失した．

図4-48 ● シャント造設

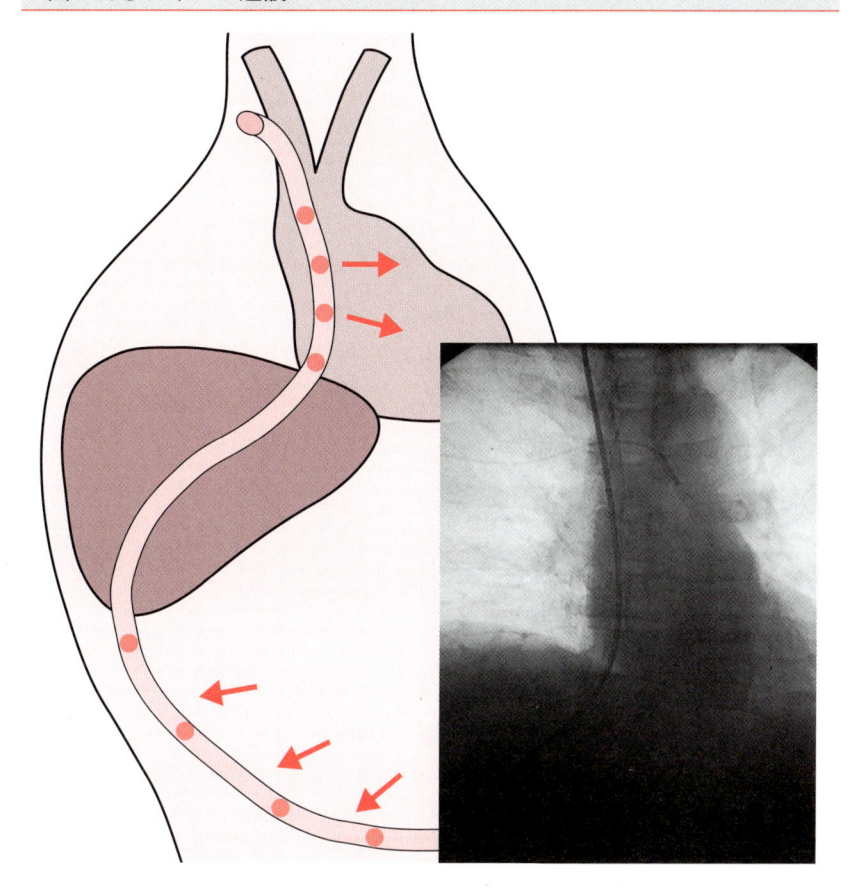

ント造設術（PVシャント造設），などといった治療法で，劇的な治療効果を目指すことが可能となった．PVシャント造設では，頸静脈より腹腔内へ挿入したカテーテルの先端と心臓レベルに側孔があり，後者には逆流防止機構がある．したがって静脈血がカテーテルに入ることなしに，腹水だけが血液内に還流されて，体外へ排出される仕組みとなっている（図4-48）．

合併症は，静脈ステントでは血栓遊離による肺動脈血栓症や出血，感染などがある．TIPSやPVシャント造設では，血管損傷や腹腔内出血，門脈血栓症，肝不全などがある．

2 その他の症状緩和のIVR

1）感染症対策

（1）膿瘍ドレナージ

膿瘍ドレナージは，元来は血管造影手技として考案されたセルジンガー

図4-49●膿瘍ドレナージ

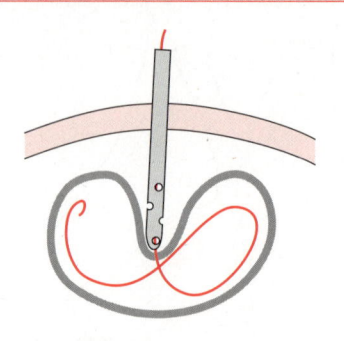

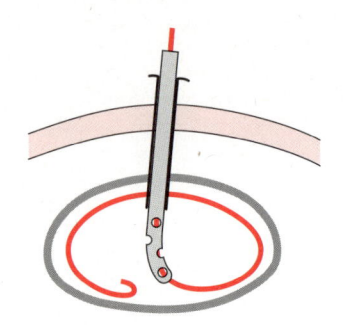

a　ガイドワイヤーとカテーテル挿入　　　b　ドレナージチューブ挿入

法により，体幹部のあらゆる部位の深部膿瘍腔にガイドワイヤーを挿入し，ドレナージチューブを留置することが可能である（図4-49）．穿刺経路はCTガイドもしくは超音波ガイドで，適宜使い分ける．術後，急激な排液の減少あるいは発熱が起こったら，チューブトラブルも念頭において，速やかなチューブ造影が必要である．合併症は，出血・疼痛・感染などがある．

2）こわれた臓器の修復

（1）気管ステント

気管ステントは，種々の原因で気管や気管支に生じる狭窄に伴う呼吸困難の改善を目的とする．治療後に最も喜ばれるIVR手技の一つである．合併症は，誤嚥，肺炎，気管損傷などがある．

（2）腎　瘻

腎瘻とは，尿管狭窄・水腎症に対するドレナージ治療のことである．泌尿器科で施行されることも多いが，IVR手技の一つである．内外瘻チューブに交換すれば，在宅通院治療しながら入浴も可能である（図4-50）．一般に超音波ガイド下で経皮的にドレナージカテーテルを尿路内へ挿入して，ドレナージチューブを留置する．手技はその他のIVRに類似している．合併症としては，出血，敗血症，ショックがある．

（3）胆嚢ドレナージ

基本的には超音波ガイド下で，感染などで緊満した胆嚢を穿刺してドレナージチューブを留置する．合併症としては，胆嚢穿孔，敗血症，胆汁性腹膜炎などがある．呼吸性移動の多い臓器であり，チューブの逸脱に注意が必要である．

図4-50 ● 腎　瘻

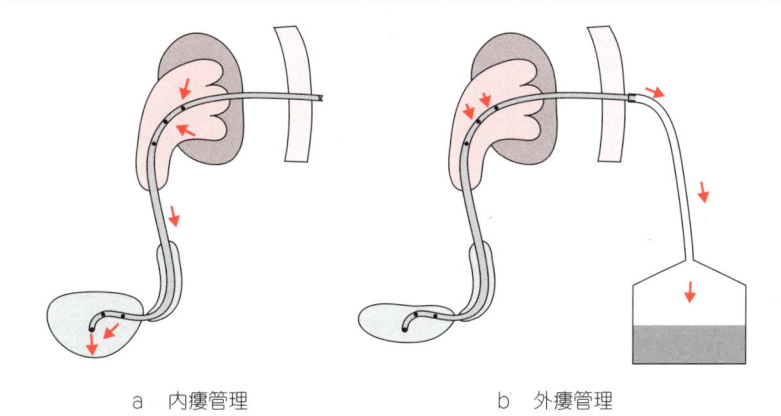

　　　a　内瘻管理　　　　　　　b　外瘻管理

D IVRにおける看護

1 IVRにおける看護総論

　IVRは，外科治療に比べ侵襲が少なく，QOLが重視される癌治療において広く活用されている．IVRは患者の覚醒下で行われるため，患者の精神的苦痛や手技に伴う身体的苦痛に十分配慮することが必要であり，そこでの看護師が担う役割も大きい．

　身体的苦痛としては，手技に伴う疼痛や造影剤などの使用薬剤に伴う副作用，治療中の同一体位の保持などがあげられる．精神的苦痛としては，処置内容や処置室の環境などによる不安，手技に伴う疼痛への不安など様々である．また，癌治療におけるIVRは，同じ治療方法でも何を目的に行うかで患者背景が異なり，看護師はこれらのIVRの特性と目的を理解し，安全・安楽なIVRを受けられるように看護していく必要がある．

　IVRの現場では，治療を行う医師，看護師，診療放射線技師など多職種のスタッフが患者を担当する．短時間のなかで患者との良好な信頼関係を構築し，IVRを成功させるためには，病棟・IVR担当看護師間の連携はもちろん，IVR担当医師や診療放射線技師などのスタッフ間での必要な情報の共有が重要となる．看護師には，医療チームのなかで，患者の状況を的確に反映したIVRが実施できるようコーディネートする役割を果たすことが求められる．

　表4-2にIVRにおける看護のポイントについて示す．

表4-2 ● IVRにおける看護ケアのポイント

メンタルケア	安心	声かけ，説明，自己紹介，訴えの傾聴，質問への回答
	プライバシー保護	前張り貼り，不必要な露出を控えさせるための介助
	苦痛の軽減	保温・音楽選択，口渇への対処，不快感への対処，タッチング，痛みへの対処，マッサージ，訴えへの対応，同一体位による苦痛への対処，尿意への対処，検査時間の短縮
	安楽	清拭，検査着の整備，枕の交換，ベッドへの移動
異常の早期発見	観察	血圧測定，足背動脈触知（下肢しびれ，皮膚色確認），点滴管理，尿量管理，モニター装着（測定），状態観察（造影剤使用後，治療中，カテーテル操作中），患者の訴えの確認，止血後の穿刺部の確認，酸素管理
安全管理	安全への配慮	圧迫固定，ライン類（点滴や尿道カテーテル）管理，モニター類のコード管理，加圧バッグ管理，使用薬剤確認，声かけ，シリンジポンプ管理，医師への状況確認，患者情報の確認（申し送り，カルテ），止血固定介助
	事故防止	搬送中の注意，移動介助，静脈注射実施，固定介助，実施事項記録
	感染防止	手洗い，薬剤準備，清潔の保持，術中の滅菌操作，片づけ
継続看護	情報提供	申し送り（病棟看護師，IVR担当看護師），カルテ注射実施入力・記録
	情報収集	申し送り（病棟看護師，IVR担当看護師）
	看護記録	カルテ注射実施入力・記録
検査・治療環境整備	医師介助	ガウン装着介助，透視モニター位置調整
	検査介助	使用薬剤準備，静脈注射施行，カテーテル類準備，使用物品準備，造影準備，機械類位置調整，決められた患者体位への交換時の介助，覆布かけ介助，検査台準備，モニター類準備，消毒準備
	スムーズな介助のための準備	尿瓶準備（予測），止血準備，次検査準備
	片づけ	物品片づけと補充，モニター類外し，検査室整備，不要物品片づけ
他職種への協働・サポート	チーム医療	隣室の検査の手伝い，検体出しの手配，リーダーへの連絡，病棟への迎え衣類の連絡
	情報提供と情報交換	所見と今後の方針等の医師への確認，使用カテーテル類の技師への情報提供，必要な患者情報の伝達
	コスト管理	コスト用紙記入

2 腫瘍に対するIVRでの看護

1）TAEを受ける患者の看護

TAE（transcatheter arterial embolization：経皮的動脈塞栓術）が対象となる肝細胞癌患者は数年にわたり繰り返し治療を受けるケースが多い．このため，治療に伴う苦痛などへの援助と併せ，患者が治療を継続できるように，精神面やセルフケアに対する援助が重要となる．TAEの手順に合わせた看護のポイントについて述べる．

(1) 術前処置

大腿動脈穿刺の場合，穿刺部位の視野確保と，固定テープをはがすとき

の痛みを予防するため両側の大腿動脈触知部位周囲の除毛を行う．穿刺部位が右から左に変更されることもあるため，両側とも行う．治療終了後に下肢の血流障害の有無を観察するため，足背動脈にあらかじめマーキングを行う．

(2) 術中から病棟帰室まで

治療は長時間を要することがあり，治療中の体位が安楽に保持できるように，安楽枕などを使用し調整を行う．また，褥瘡予防のため，マトレスの工夫なども考慮する必要がある．

術中はカテーテル操作に伴う合併症や，造影剤・局所麻酔薬の副作用症状が発現する可能性がある．さらに抗癌薬の注入や塞栓物質による異物反応および腫瘍の変性壊死，肝虚血による発熱，腹痛，悪心・嘔吐などの症状が現れる可能性がある．異常の早期発見のため，バイタルサインの観察のほか，患者の表情変化や疼痛などの観察を行う．

治療の副作用が発現するまでの時間や程度には個人差があり，術中から病棟帰室後も継続した観察が必要である．身体的症状に関しては薬剤投与も検討し，できるだけ安楽な状態が保てるよう援助する．

治療後は穿刺部位の圧迫止血を行う．その際，血流障害や神経障害が起こる可能性がある．動脈が強く圧迫されると，下肢の虚血状態から疼痛が出現し，圧迫力が不十分な場合は，再出血の可能性がある．また静脈が圧迫されると，静脈還流を妨げ血栓を形成し，圧迫帯除去後，肺梗塞を起こすおそれがある．

以上のことを考慮し，医師による圧迫止血終了後，圧迫帯を使用して適切な圧迫を行う．その後も，異常の早期発見ができるように，足背動脈の触知，足先のしびれ，疼痛の有無，下肢の皮膚色の変化，静脈怒張の有無の観察を行う．

また，異常の早期発見のためには，患者自身が体調の変化に気がつき医療者へ報告できるように指導を行うことも重要である．治療後に予測される症状出現時は，速やかに看護師に報告するよう指導する．また，術後の肺梗塞を予防するため，足関節の背側・底側屈曲運動の必要性の指導を行い，安静中も下肢末梢の静脈血還流を促進できるよう援助していく．

病棟看護師へ申し送りを行う際は，術中の情報が病棟で生かされる内容であることが望ましい．バイタルサインなど術中の状態と併せて，精神的側面を踏まえた情報提供を行う．初回治療時の対応が2回目以降の不安要素となることもあり，術中・術後の苦痛だった点について，情報の整理および検討を行うことが求められる．病棟看護師・放射線科看護師間で情報を共有することにより，継続的に看護を行う．

2）動注リザーバーを挿入する患者の看護

　手術不能な悪性肝腫瘍の抗癌薬治療を目的として行われる．リザーバーを使用して，肝動注化学療法を行うことで外来治療が可能となる．患者は血流改変術とリザーバー留置という大別して2つの手技を受けなければならない．このため，身体的・精神的ケアと外来通院にあたりセルフケアに関する患者指導および継続看護が重要となる．

　術中の身体的ケアでは，局所麻酔下で行われるため，手技に伴う疼痛コントロールが重要となる．特にリザーバー留置時は，留置部位の切開時に疼痛が出現しやすいため，前投薬の効果を確認しながら鎮痛薬の使用について医師と相談し，適切な疼痛コントロールを行う．精神的ケアでは，手技に伴う疼痛に関連した不安，恐怖感や，手術不能となった場合の新しい治療に対する不安など，様々な患者背景を理解し，精神的支援を行う．

　リザーバー留置後は，肝動注化学療法が開始される．外来での治療となるため，自己抜針を含めたセルフケアの指導が重要となる．患者の理解度を評価し，必要時は家族に対しての指導を行う．指導内容や指導後も引き続き必要な継続看護情報は，担当する外来看護部門へ伝達し，退院後も継続した看護が提供できるように連携を行う．また，外来通院中は，肝内の薬剤分布の評価や留置カテーテルの移動の有無を把握するため，血管撮影による血流状況の変化を定期的に確認する必要がある．定期検査の必要性の指導のほか，心窩部痛などの消化器症状が出現した場合は抗癌薬の副作用症状との鑑別が必要になるため，体調の変化に対する報告の必要性についても指導を行う．

　患者は，治療効果に関する不安や家庭でのセルフケアなど，様々な不安を抱えている．看護師は患者の置かれている状況を常に理解し，外来通院が継続して行われるよう支援していく．

3）RFAを受ける患者の看護

　RFA（radiofrequency ablation：ラジオ波焼灼療法）は病変を誘導加熱し壊死させる治療法で，肝病変の治療では局所制御率が高く近年急速に普及してきている．これより治療中における看護のポイントについて述べる．

　治療は，病変部位により右上肢を挙上した体位で行う．同一体位を保持し安全に治療を完遂できるように，術前より安楽な体位の工夫を行う．また，術中は焼灼に伴う疼痛が出現する．疼痛が出現した場合は追加で鎮痛薬が使用できることを伝え，積極的に疼痛コントロールをしていく．また，治療部位によっては，疼痛が強く出現する可能性がある．この場合，術前

より硬膜外チューブを挿入した疼痛コントロールを行うことがあり，硬膜外チューブに対する知識や使用薬剤の作用についても学習する必要がある．

また，熱傷予防のため貴金属類の除去を確認し，対極板が大腿部にしっかり貼用されているか確認を行う．術中・術後をとおして，対極板の損傷や劣化により生じる小範囲の熱傷の有無を観察する．

患者は，通電による焼灼温度の上昇に伴い，患部に熱感を生じ発汗することが多い．しかし，治療中は同一体位保持が必要なため，清拭などを行い少しでも安楽な状態で治療が続けられるように援助していく．

術後は，肝膿瘍，門脈内血栓などの合併症の出現の可能性があるため，バイタルサインや疼痛などの観察を継続していく．

RFAを受ける患者は，手技に伴う身体的苦痛に対する不安や治療効果など，様々な不安を抱えている．治療を継続できるように，患者の不安を把握し，精神的支援を行うことも重要となる．

3 症状緩和のためのIVRでの看護

症状緩和のためのIVRは，癌によって生じた患者が苦痛と感じている症状に対して行う治療であり，患者の多くは何らかの癌性疼痛を有している．癌の進行に伴う身体的苦痛や精神面に対する看護ケアなど，術前・術中・術後をとおした継続看護が重要となる．これより，各手技における看護のポイントについて述べる．

1) 管腔臓器の狭窄・閉塞に対するIVRでの看護

(1) 大静脈の狭窄に対するIVRでの看護

上大静脈症候群や下大静脈の狭窄に起因する腹水・下腿の浮腫などが治療の対象となる．上大静脈症候群を有する患者の多くは，呼吸苦を伴う．呼吸苦が強く，臥位になることが困難な場合もあり，術中は安楽な体位の調整と呼吸状態・循環動態の観察が重要となる．

下大静脈の狭窄を有する患者は，腹水貯留による腹部膨満苦，下腿浮腫に伴う下肢のだるさなどを伴う．臥位になることで，これらの症状が強く出現する可能性があるため，医師と相談のうえIVR手技が安全に実施できる範囲で，膝下に枕を挿入するなどの体位の調整を行う．

また，患者はIVRそのものに関連した不安のほか，現在出現している症状が治療中に悪化しないかなどの不安とIVRが成功することへの期待感をもちながら治療に臨んでいる．このため，患者の精神面に配慮した看護が重要となる．

(2) 気道の狭窄に対するIVRでの看護

気道狭窄に対するIVRを受ける患者は，呼吸苦症状が強く出現している．このため，治療が迅速にできるように介助することと，安楽な体位の調整が重要となる．また，患者は呼吸苦があることにより，死に対する恐怖感もあるため，少しでも患者の不安が軽減できるよう精神的ケアも重要である．

(3) 胆道の狭窄に対するIVRでの看護

胆道狭窄における治療は，PTCD（経皮経肝胆管ドレナージ法）ルートを介して挿入する方法と，内視鏡的に逆行性に挿入する方法がある．PTCDルートを介してステント挿入する場合は，ステントを挿入するまでに何回かにわたるIVRを受ける場合も少なくない．このため，患者は疾患に対する不安のほか手技に伴う苦痛に対する不安など様々な問題を抱えてIVRに臨んでいる．これらの問題を把握しながら，安全で安楽にIVRが受けられるよう援助を行う．

2）骨転移による疼痛に対するIVRでの看護

癌の骨転移巣に対してセメントを注入する経皮的椎体形成術では，術中検査台に腹臥位となる同一体位が必要となる．患者は骨転移に伴う疼痛を有しており，体位の保持が困難な場合もあるため，術中，安楽な体位が保持できるよう術前からの疼痛コントロールが重要となる．IVRチームのほか緩和医療チームなどの介入も必要とされることも多く，チーム医療が円滑にいくように看護師がチーム間の橋渡しをするコーディネーターの役割を果たすことも求められる．

3）難治性腹水に対するIVRでの看護

腹水を中心静脈に還流することにより，腹水を減少させ，循環血液量を増加させる目的で行われる．患者は腹水貯留に伴う腹部膨満による苦痛をもちながら治療に臨むことになる．

術中は医師と相談しながら，膝下に枕を挿入するなどできるだけ安楽な状態で体位がとれるよう援助していく．また，循環血流量の減少から口渇も強く苦痛に感じている患者も多いため，口唇をしめらすなどできるだけ苦痛の少ない状態で臨めるように援助する．術後は，腹水が中心静脈に還流することで，悪寒や戦慄を伴ったり，循環動態の変調が予想されるため，バイタルサインや患者の不安に対する援助が必要である．

4）経鼻留置チューブ離脱のためのIVRでの看護

頸部食道を経皮的に穿刺して胃管やイレウスチューブを挿入留置する方法で，経鼻的に長期に留置されるチューブによる苦痛を除去する目的で行

われる．
　このIVRを受ける患者は，イレウスに伴う悪心や腹部膨満感に伴う痛みや苦痛をもっての治療となる．術中の体位の調整や，手技中に嘔吐することも予測されるため，誤嚥に注意して看護にあたる必要がある．

3 MRI検査と看護

A MRI検査とは

　MRI検査とは，被験者を巨大な磁石の中に入れて特定の波長の電磁波を照射し，それに反応して体内から発生する電波を調べることによって画像を作る検査である．この節ではMRIの原理，装置の特徴，検査における看護上の禁忌および注意点，実際の検査で得られる画像について述べる．

1 MRIの原理について

　MRI（magnetic resonance imaging　磁気共鳴画像）とは，核磁気共鳴現象＊（nuclear magnetic resonance；NMR）を用いて得られた画像であり，人体においては主に体内の水素原子核に着目した検査である．超音波検査やX線を用いたCTとはまったく異なる画像が得られる．
　MRI装置の内部に非常に強くて均一な磁場（静磁場）を発生させ，装置内の人体に数十MHzの電磁波＊を照射すると核磁気共鳴現象が起き，体内の水素原子核から電波が生じる．この電波を専用のコイルを用いて受信し，画像化（撮像）する．
　〈MRIの原理ポイント〉
　・原子核に核磁気共鳴現象を起こす．
　・核磁気共鳴現象によって生じた原子核からの電気信号をコイル（アンテナの一種）で受信し，画像化する．

2 装置について

　MRI装置（図4-51）は強い磁場と電磁波を使用して行う検査装置である．X線を用いないため被曝はない．外部から，または外部への磁場・電磁波の漏洩を防ぐために，検査室全体に電磁遮蔽＊が施されている．部屋の内部には強い磁場が生じており，磁性体＊（金属）の持ち込みは厳禁である．一般には，部屋の入り口に「高磁場発生中」「金属持ち込み禁止」などの警告を掲示し，注意を喚起している（図4-52）．

核磁気共鳴現象：強力で均一な磁場（静磁場）の中にある種の原子核を置き，そこに特定の周波数の電磁波を照射すると原子核の中で共鳴現象という特殊な現象が起こり，その原子核から電磁波が放出されること．

電磁波：真空または物質中を電磁場（電波と磁場の総称）の振動が伝播する現象のこと．可視光線，X線，γ線なども電磁波である．MRI検査で用いる周波数はFMラジオやテレビ放送で用いられているものと同様である．

電磁遮蔽：電磁波が室外に漏洩すると精密機器の帯磁や誤作動の原因となる．室外からの電波などが室内に漏洩すると，磁場や信号の乱れにより，画像の劣化を生じることがある．

磁性体：磁界内で磁化される物質のこと．鉄のように強い磁性を示す（磁石に吸い寄せられる）ものを強磁性体，アルミニウムのようにほとんど磁性を示さない（磁石にくっつかない）ものを非磁性体（常磁性体）という．

図4-51●MRI装置外観

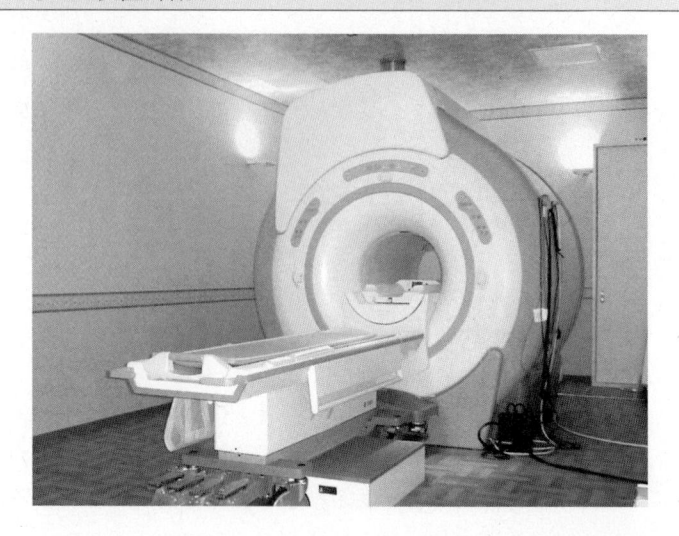

図4-52●警告表示の例

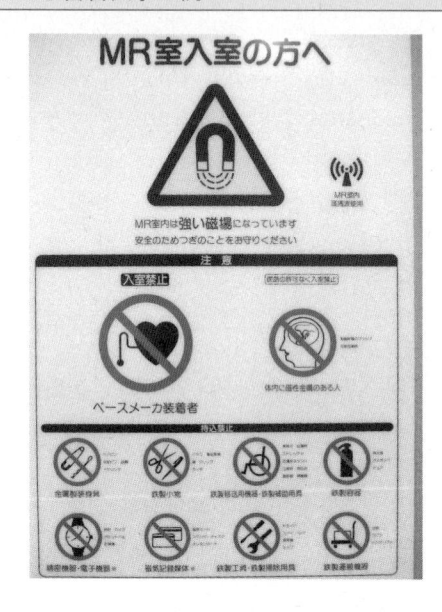

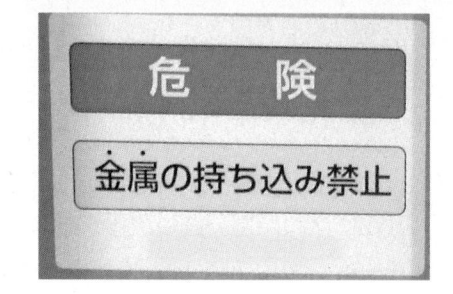

3 検査について

　MRI検査では，検査部位に合った適切なコイルを装着し，目的とする検査部位が装置の中央付近に入るように体位を取り，狭い筒状の寝台の中で15〜40分ほどの安静を必要とする（図4-53）．下腿や足首の検査の場合以外はからだ全体が装置に覆われることになるため，閉所恐怖症の有無を事前に確認する必要がある．撮像時には装置の中で磁場が変化するときに装置の一部が振動し，大きな音が発生する．検査中の動き（体動，呼吸運

図4-53● コ イ ル

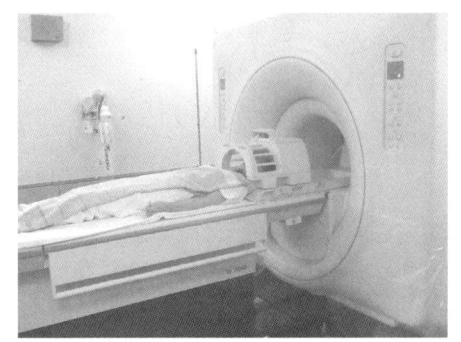

a 頭部撮影用のコイルを装着した状態

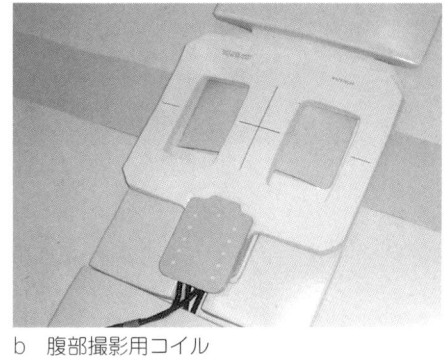

b 腹部撮影用コイル

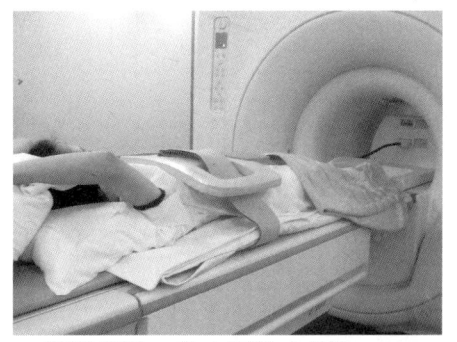

c 腹部撮影用コイルを装着した状態

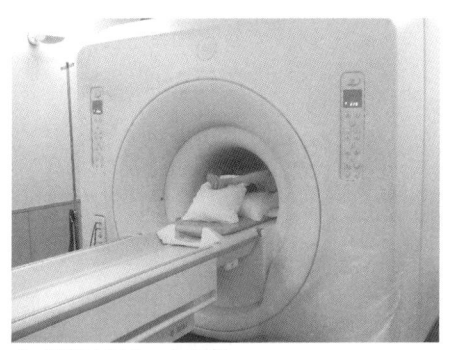

d 装置内に入った状態

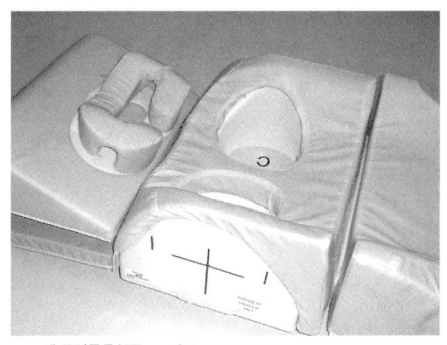

e 乳房撮影用コイル

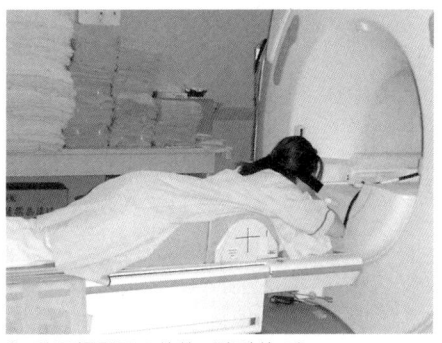

f 乳房撮影用の体位(腹臥位で)

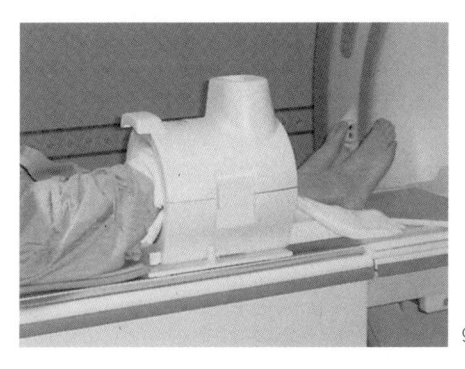

g 膝関節撮影用コイル

3 MRI検査と看護

動，胃腸管の蠕動運動）は画像のぼけやアーチファクトを生じる原因となるため，体動の抑制，息止めが必要となる場合がある．安静や同一の肢位が持続できない場合（小児，全身状態の悪い患者，痛みの強い患者など）は鎮静（麻酔）や鎮痛が必要である．

〈検査のポイント〉

- 閉所恐怖症の被検者の場合，十分な説明をする（他の患者のMRI体験談を伝える，事前見学を行うなど），精神安定薬を使用するなど，不安を除去するよう努め，最低限の撮像にとどめ検査を短時間化することが必要となる．
- コイルは検査目的部位に近接させる必要があるので，検査部位や目的に合わせて適切なコイルを使用する．
- 検査中は一定の体位・肢位を強制することになる．固定に伴って，不快感，圧迫感，疼痛，しびれを生じることがある．
- 大きな音のため不快感や頭痛などを生じることがある．対策としてヘッドホンや耳栓を使用する．
- 検査装置にはマイクがついており，操作室とはいつでも会話ができるようになっている．

B MRI検査における看護上の注意点

1 禁忌および注意事項

MRI装置周囲は強い磁場を生じている．検査室に入室する者は全員，**磁性体**の有無に特に注意を要する（医療器具を含める）．検査室に持ち込んでよいものは**非磁性体**のみである．これは被験者のみならず医師，看護師，診療放射線技師共に当てはまる．

心臓ペースメーカー，体内神経刺激装置，骨成長刺激装置，体内自動除細動器，人工内耳，そのほか磁気的・機械的に作動する体内医療器具などを有する者は検査室に入室してはならない．これらの医療機器を体内に有している患者には，MRI検査を行うことはできない．MRI室への持ち込みが禁止されているものの例を**表4-3**に示す．

そのほかの体内金属に関しても，体内に存在する金属の材質が不明な場合は，メーカーに確認するなど安全性の確認が必要となる．特に古いものに関しては材質が不明なことが多いため，厳重な注意を要する．

検査時には電磁波が照射される．このとき体内に磁性体，非磁性体にかかわらず金属があれば，電磁波によって金属に電流が発生する．発熱，熱傷の原因となることがあるため，熱感を自覚したら直ちに報告するよう，

表4-3 ● 持ち込み禁止用品

医療用品	装身具類
ストレッチャー 点滴台 車椅子 医療用ガスボンベ 心電図 血圧計 輸液ポンプ はさみ メス ピンセット 聴診器 補聴器 入れ歯　など	時計 ヘアピン ベルト ネックレス イヤリング かぎ 眼鏡 ライター キャッシュカード 携帯電話 定期券 使い捨てカイロ ポケットベル　など

被験者に注意を促すことが必要となる．

〈注意事項のポイント〉

- ある種の刺青，アイシャドー，戦時中被弾した創部に残っていた金属などで発熱・熱傷を生じた例がある．
- 義歯，義眼，指輪，義足，義手などで外せるものははずす．イヤリング，ネックレス，髪留め，湿布，使い捨てカイロなどは，はずし忘れしやすい．

MRI室での注意

　病棟からストレッチャーや車椅子で患者を搬送した場合には，非磁性体金属でできているMRI室専用のストレッチャーや車椅子に乗り換え，患者の輸液ポンプやモニターをはずします．搬送してそのままの状態でMRI室に入室することのないように注意しなければなりません．特に患者本人の意識状態が低下して協力が得られないときなどは，磁性体の有無，体内の医療機器の有無の確認などに特に注意を要します．入室するスタッフも金属製の装身具（イヤリングやヘアピン）や文房具（はさみやクリップ）などの磁性体を身につけていると強い力で牽引され，非常に危険です．たとえば白衣のポケットに入れた文房具やはさみが飛び出し，患者に危害が及んだり，MRI装置が破損したりする可能性があります．MRI室内に持ち込まれた酸素ボンベが装置に飛び込んで，検査を受けていた患者の頭に当たり脳挫傷で死亡した例や，使い捨てカイロを貼ったまま装置内に入り，カイロの袋が破れて内部の細かな金属が装置全体に貼り付いたために，MRI装置が使用不能に陥った例などがあります．

図4-54 ● 頭皮内の金属による画像の歪み　　図4-55 ● 下着の金具による画像の歪み

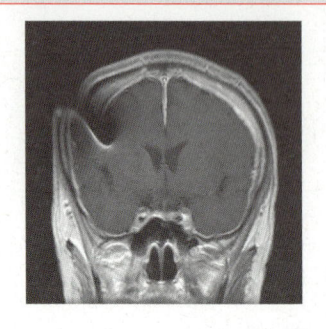

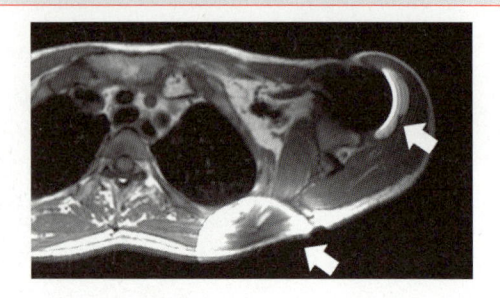

- 金属が外せない場合は装着したまま検査を行うことになる．磁性体，非磁性体にかかわらず，金属の周囲に画像上の乱れが生じる（図4-54，55）．

2 | その他の確認事項

　検査の目的によっては，特に腹部の検査の場合2〜4時間の絶食が必要となることがある．腹部検査の場合，腸管の蠕動を抑制するために，一般的に蠕動抑制薬を用いる．また，検査対象となる疾患・臓器によっては造影剤の投与を行う．これらの薬剤の使用歴・副作用歴の有無の確認が必要である．閉所恐怖症の有無，長時間の安静，同一肢位の保持が可能か，などの確認も怠ってはならない．

　妊娠初期の妊婦に対しては，高磁場や磁場の変化，造影剤による胎児への影響は不明な点が多いため，適応を慎重に決定する必要がある．

〈確認事項のポイント〉
- 腹部の検査の場合，食事の摂取によって腸管運動の亢進が起こり，病変の描出が不良になったり，病変が移動したり，アーチファクトによる偽病変などが生じたりする．
- 検査経験の有無，薬剤の使用歴・副作用歴・妊娠の有無の確認を行う．

C MRI検査の実際

1 | 頭　部

　脳血管障害（脳梗塞，脳出血，動脈瘤など．図4-56にMRA（MR angiography）で撮影した脳血管像を示す．血管の内腔を選択的に描出できる），脳腫瘍（図4-57），炎症・感染性疾患（脳炎や脳膿瘍）や脱髄変性疾患，先天奇形などの精査に用いる．

図4-56 ● MRAによる脳血管像

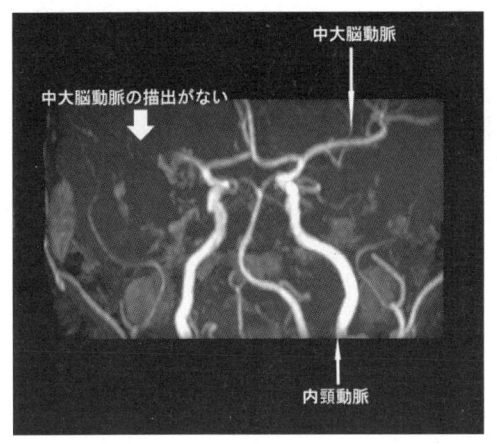

a 右中大脳動脈の閉塞がみられる（矢印）.

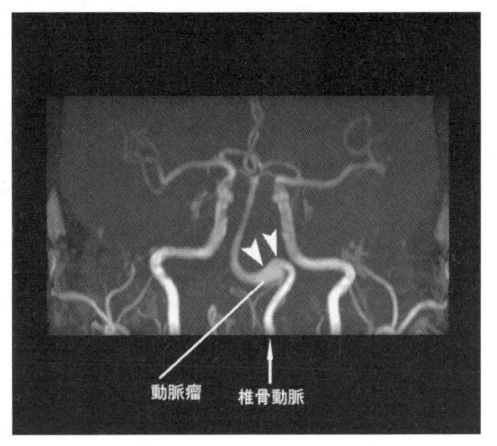

b 椎骨動脈の動脈瘤を認める（矢頭）.

図4-57 ● 原発性脳腫瘍（多形性膠芽腫）

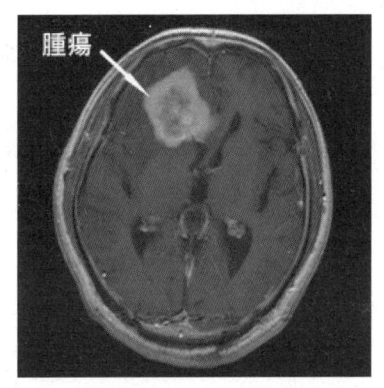

造影剤投与により，腫瘍が高信号（白い部分）に描出されている．

2 頭頸部

咽頭や副鼻腔，眼窩，頭蓋底などの腫瘤性病変（図4-58），副鼻腔炎や膿瘍などの炎症性疾患，顎関節症，頸部血管（図4-59），先天奇形の精査などの精査に用いる．

3 胸部

縦隔，肺の腫瘍（図4-60），心臓，大血管，乳癌（図4-61），先天奇形などの精査に用いる．

4 腹部

肝臓（図4-62），膵臓，胆嚢，脾臓，副腎，腎臓（図4-63），直腸（図4-

図4-58 ● 悪性腫瘍（横紋筋肉腫）

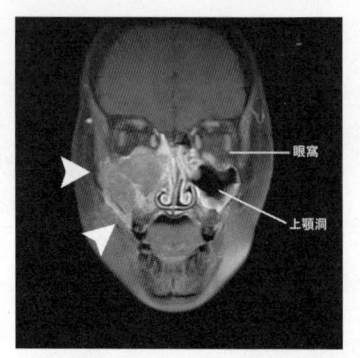

上顎洞に生じた腫瘍（矢頭）が右眼窩内に浸潤している．

図4-59 ● 頸部MRA（正常例）

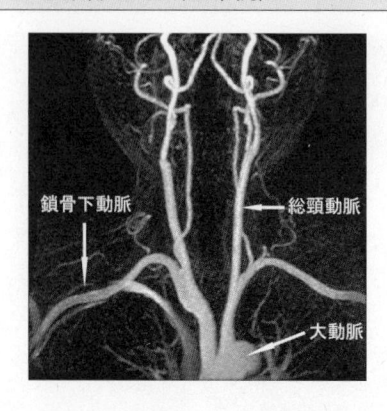

図4-60 ● 肺　癌

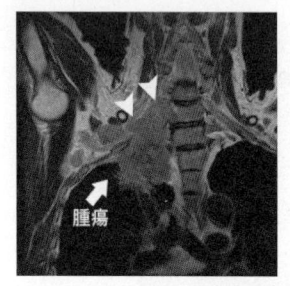

右肺尖部に生じた癌（矢印）が，胸壁に浸潤している（矢頭）．

図4-61 ● 乳　癌

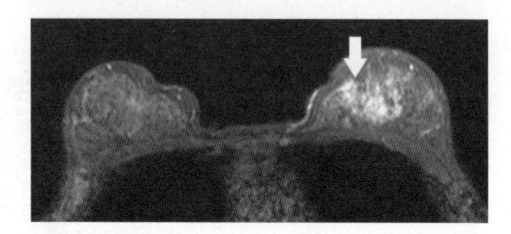

左乳房内の腫瘍（矢印）が，造影剤投与により高信号（白い部分）に描出されている．

図4-62 ● 肝腫瘍（転移性肝腫瘍）

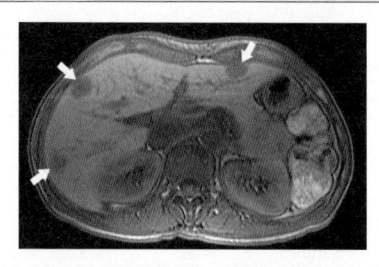

肝臓内に低信号（黒い部分）の腫瘤を認める（矢印）．

図4-63 ● 腎　癌

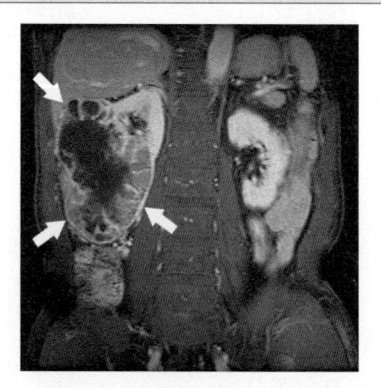

右腎に巨大な腫瘤を認める（矢印）．

図4-64●直 腸 癌

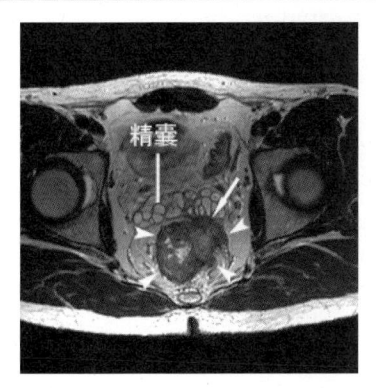

精嚢に浸潤する腫瘍を認める(矢頭).

図4-65●MRCP

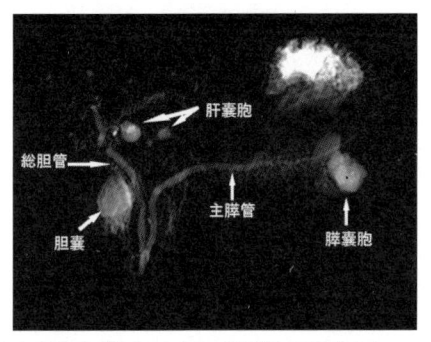

胆管や主膵管が高信号(白い部分)に描出されている.
膵嚢胞や肝嚢胞も描出されている.

図4-66●MRU

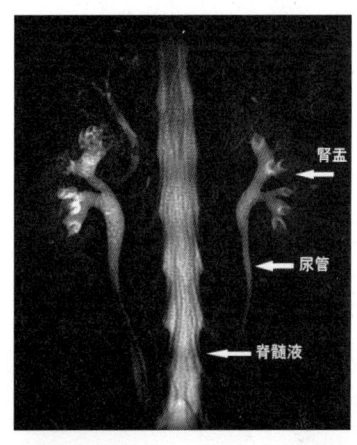

腎盂,尿管が高信号(矢印)に描出されている.正中に
脊柱管内の脊髄液が高信号に描出されている.

64),子宮,卵巣などの腫瘍,炎症性疾患,先天奇形などの精査に用いる.
MRCP(MR cholangiopancreatography)やMRU(MR urography)は造影
剤を用いることなく胆管や膵管を描出できる(図4-65,66).

5 脊 椎

椎間板ヘルニア(図4-67),感染,腫瘍(図4-68),骨折,先天奇形など
の精査に用いる.転移性骨腫瘍による脊髄圧迫が診断可能である.

6 四 肢

外傷(図4-69),腫瘍(図4-70),炎症性疾患,先天奇形などの精査に用
いる.

図4-67 ● 腰椎椎間板ヘルニア

第1腰椎
第2腰椎

第1腰椎と第2腰椎の間の椎間板が後方に大きく突出している（矢印）．

図4-68 ● 転移性骨腫瘍（多発例）

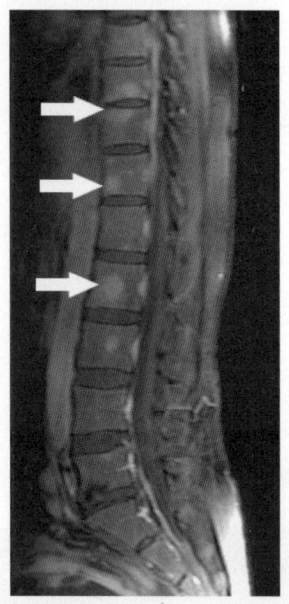

造影剤投与により，椎体に転移した腫瘍が高信号（白い部分）に描出されている．

図4-69 ● 外　傷

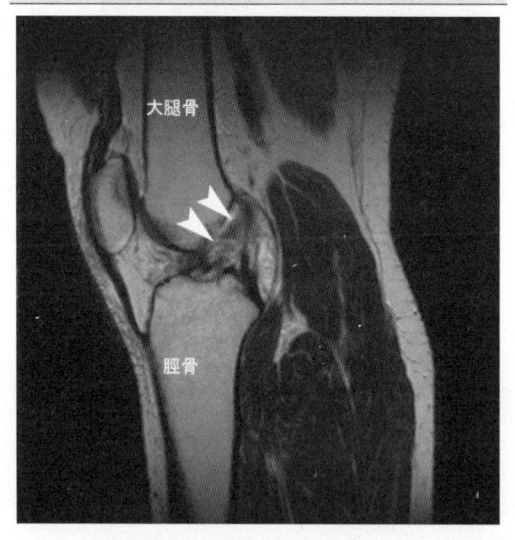

大腿骨
脛骨

前十字靱帯が断裂している（矢頭）．

図4-70 ● 右大腿骨悪性骨腫瘍（骨肉腫）

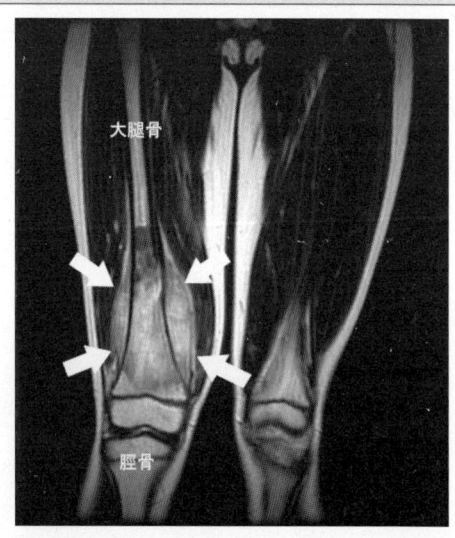

大腿骨
脛骨

骨髄内から骨外に進展する腫瘤（矢印）を認める．

222　第4章　放射線診断と看護

4 超音波検査と看護

1 超音波とは

　超音波とは,「人間の耳に聞こえないほど高い音程(周波数)の音」と定義されている音波のことである．人間の耳に聞こえる周波数は,約20～2万Hz(ヘルツ)であり,これより周波数の高い音を超音波という．主に350万～1000万Hzの周波数が使用されている．

2 超音波の性質

①光と同じように直進,反射する．
②液体・固体中はよく伝搬する．からだの中では水分の豊富な肝,膵,腎,脾などの実質臓器,または乳腺,筋肉,脂肪などの軟部組織中をよく伝わる．しかし,固体でも骨は表面で音波が強く反射されるため伝わりにくくなる．
③気体中は逆に伝わりにくい性質がある．したがって,空気を多く含む肺やガスを含んだ消化管には伝わりにくくなる．
④周波数が高いほど高解像度の画像が得られる．しかし,生体内では吸収されやすくなり,遠くに伝わらない．

3 超音波診断とは

　超音波診断とは,生体内に超音波を入射し,性質の異なる物質の境界面での反射を映像化し,その画像を診断することをいう．

　検査時に被験者の体表に直接当てる器具をプローブという．プローブと体表とのすき間には,ゼリーを塗布する．これは,超音波の伝搬の妨げとなる空気を排除したり,皮膚とプローブとの摩擦を軽減する働きをする．プローブの先端には,圧電振動子が装着されている．圧電振動子とは,電圧を加えると一定の振動をして超音波を発生させることのできる装置である．体表に当てたプローブから超音波が送信されて,生体内に入るとその超音波は音響的に性質の異なった臓器や組織の境界面で反響(エコー)し,再びプローブで受信される(このことから,超音波検査は別名「エコー検査」ともよばれている).

　超音波がプローブから送信されてから受信するまでに要した時間を計ることにより,臓器や組織までの距離を知ることができる．その計測値は電気的処理を経て映像化される．

体外式超音波検査は，体表からプローブを用いて検査するものであり，患者に苦痛を与えず，かつX線検査と異なり被曝の心配がないことにより，非侵襲性検査として，またCTやMRIと比較し軽量なため，どこにでも持ち運びができることから，日常的に臨床の場で行われている．

　超音波検査は，スクリーニング目的で検診などでも多用されている．しかし，超音波の性能を最大限に引き出すと，他のモダリティよりも優れている場合があり，精密検査の一つとしても重要な役割を担っている．

　また，ドプラ効果を応用したカラードプラ検査は，血管あるいは腫瘍内の血流信号を容易に観察でき，診断の向上に役立っている．

　最近では，造影超音波検査が，治療の一助を担っている．造影剤（微小気泡）を静脈内に注入し，超音波を当てると，血液内の気泡が壊れたり共振現象を起こしたりする．このことにより血流信号を増強させることができ，より的確に病変の血流動態を観察することができる．このように，造影超音波検査は，鑑別診断や治療効果判定に重要な役割を果たしている．造影剤といっても微小気泡なので，副作用なく行える安全な検査である．

　表4-4に超音波検査の適応，図4-71に超音波検査画像を示す．

表4-4●超音波検査の適応

領域	対象臓器	主な腫瘍性病変
腹部	肝	原発性肝細胞癌[図4-71a]，肝内胆管癌[同b1, b2]，血管腫[同c, d1, d2]，転移性肝腫瘍[同e〜j]，悪性リンパ腫，血管筋脂肪腫など
	胆嚢，胆管	胆嚢癌[同k]，胆管癌など
	膵	浸潤性膵管癌[同l, m]，内分泌腫瘍[同n1, n2]，転移性膵腫瘍，膵管内乳頭粘液性腫瘍[同o]，粘液性嚢胞腫瘍[同p]，漿液性嚢胞腫瘍[同q]，solid-pseudopapillary tumor（SPT）[同r]など
	脾	原発性脾腫瘍，悪性リンパ腫，転移性脾腫瘍など
	リンパ節	悪性リンパ腫，リンパ節肥大など
	胃	胃癌，粘膜下腫瘍（GIST*含），悪性リンパ腫など
	大腸	大腸癌，粘膜下腫瘍（GIST*含）など
	虫垂	虫垂癌，虫垂粘液性嚢胞腫瘍など
	副腎	副腎癌，褐色細胞腫，転移性副腎腫瘍など
	後腹膜	後腹膜腫瘍（脂肪肉腫等）など
	腹腔内	癌性腹膜炎（腹水含）など
泌尿器	腎	腎細胞癌[同s]，血管筋脂肪腫[同t]，転移性腎腫瘍など
	膀胱	膀胱癌など
	前立腺	前立腺癌など
	睾丸	精巣腫瘍，悪性リンパ腫など
婦人科	子宮	子宮体癌，子宮筋腫など
	卵巣	卵巣癌，転移性卵巣腫瘍，卵巣嚢胞性腫瘍など
頭頸科	甲状腺	甲状腺癌，腺腫様甲状腺腫など
	唾液腺	唾液腺腫瘍など
乳腺	乳腺	浸潤性乳管癌，浸潤性小葉癌，非浸潤性乳管癌，非浸潤性小葉癌，線維腫瘍，葉状腫瘍など
脈管	血管	腫瘍塞栓
整形	軟部臓器	軟部腫瘍

＊GIST：gastrointestinal stromal tumor

図4-71 ● 超音波検査画像

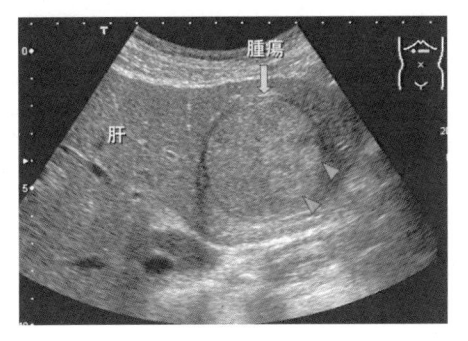

a 肝細胞癌
肝S2-3に腫瘍を認める（矢印）．ほぼ球形，境界明瞭，輪郭整，辺縁低エコー帯を有する．内部モザイクパターンを呈する（矢頭）．

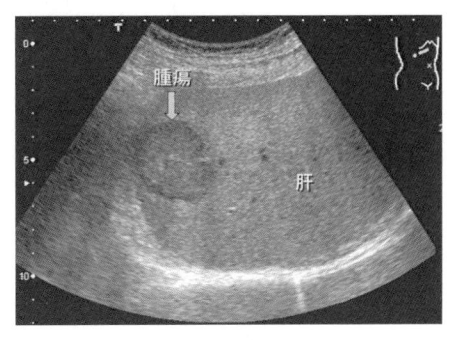

b1 肝内胆管癌（腫瘤形成型）
肝S6に腫瘍を認める（矢印）．不整形，境界明瞭，輪郭不整，辺縁低エコー帯を有する．内部等エコー不均一を呈する．

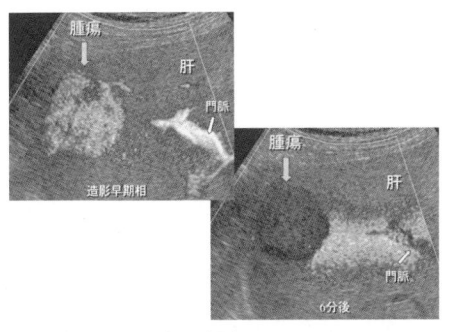

b2 肝内胆管癌（腫瘤形成型）
b1と同症例．超音波造影剤（レボビスト®）を用いた造影超音波検査．腫瘍は，造影早期相にて一部を除き造影効果を認める（左図矢印）．6分後の遅延相にて腫瘍内は完全な欠損像を呈する（右図矢印）．

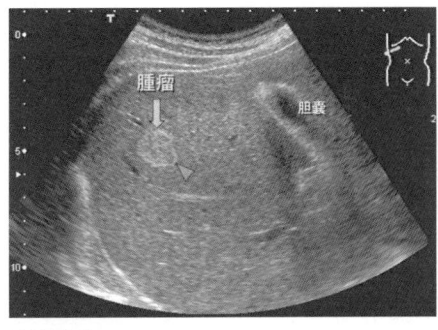

c 肝血管腫
肝S5に腫瘍を認める（矢印）．境界明瞭，輪郭不整，辺縁高エコー帯を有する（矢頭）．

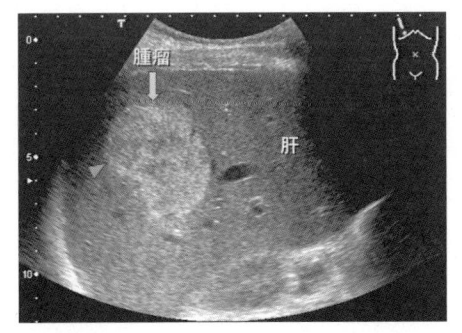

d1 肝血管腫
肝S7に腫瘤を認める（矢印）．境界明瞭，輪郭不整，辺縁高エコー帯あり（矢頭）．内部高エコーと低エコー成分混在する．カラードップラーにて，腫瘤内に明らかな血流信号を検出しない．

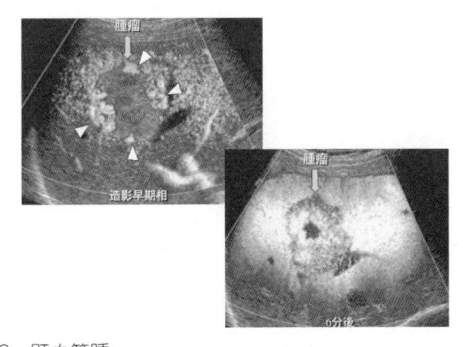

d2 肝血管腫
d1と同症例．超音波造影剤（レボビスト®）を用いた造影超音波検査．造影早期相にて腫瘤辺縁に斑状（spotty pattern）の造影効果を認める（左図上矢頭）．6分後の遅延相にても一部を除き造影効果を認める（右図下）．

図4-71 (つづき①)

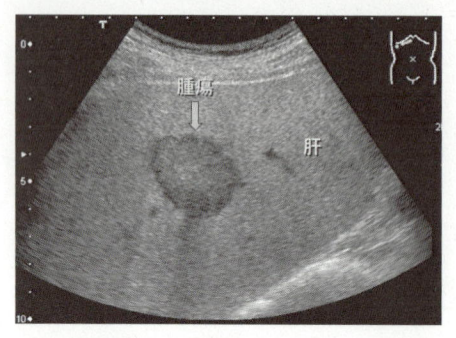

e 転移性肝腫瘍（S状結腸癌）
肝S8に腫瘍を認める（矢印）。境界明瞭，輪郭不整，辺縁低エコー帯あり。同心円状構造（target pattern）を呈する．

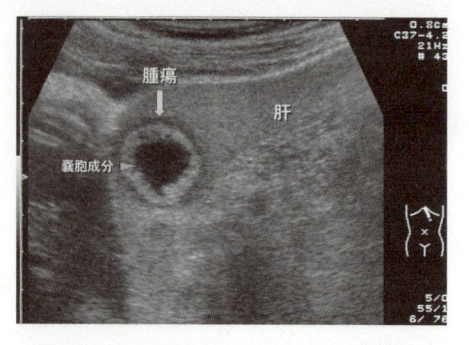

f 転移性肝腫瘍（食道癌）
肝S2に腫瘍を認める（矢印）。境界明瞭，輪郭不整，腫瘍辺縁より低エコー帯，高エコー帯，中心部囊胞成分を有し，同心円状構造（target pattern）を呈する（矢頭）．

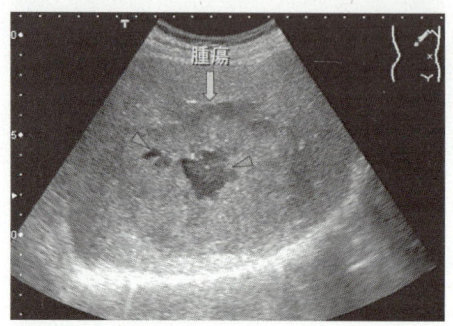

g 転移性肝腫瘍（胃癌）
肝S8-5-7に巨大な腫瘍を認める（矢印）。八頭状，境界明瞭，輪郭不整，内部囊胞成分を伴う（矢頭）。同心円状構造（target pattern）を呈する．

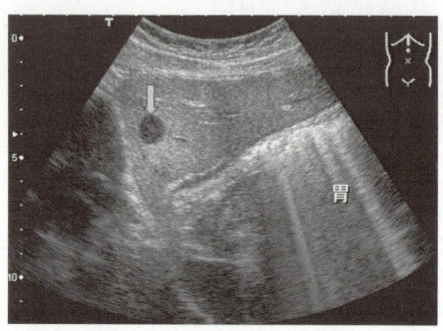

h 転移性肝腫瘍（浸潤性乳管癌）
肝S2に腫瘍を認める（矢印）。境界明瞭，輪郭不整，bull's-eye patternを呈する．

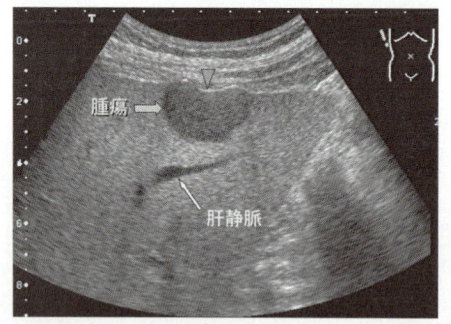

i 転移性肝腫瘍（下行結腸癌）
肝S5/6に腫瘍を認める（矢印）。勾玉状，境界明瞭，輪郭不整，umbilication（陥凹）を伴う（矢頭）．

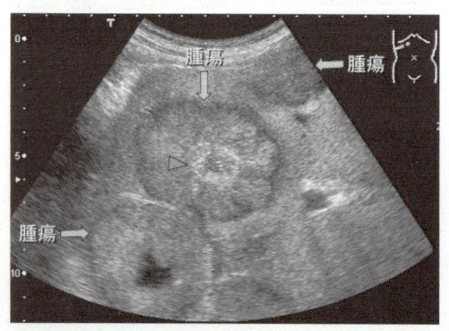

j 転移性肝腫瘍（下行結腸癌）
肝内に多数の腫瘍を認める（矢印）。境界明瞭，輪郭不整，辺縁低エコー帯を有し，内部に石灰化像（点状高輝度エコー成分）を伴う（矢頭）。同心円状構造（target pattern）を呈する．

図4-71 （つづき②）

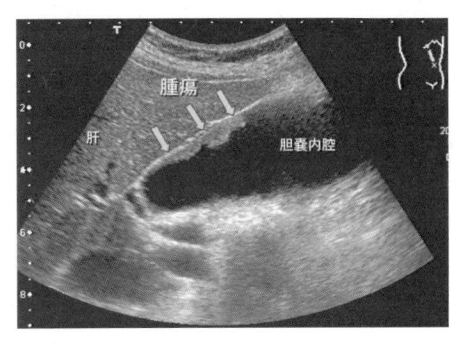

k 胆嚢癌
胆嚢頸部～体部の内腔に突出する隆起性病変を認める（矢印）．内腔面不整，裾野成分を伴う．

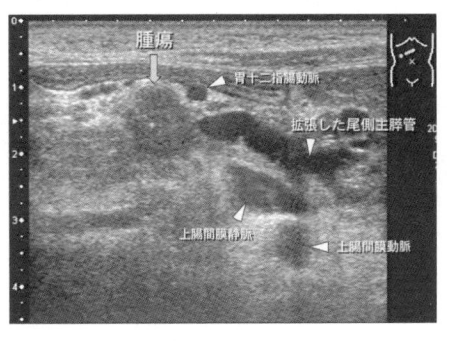

l 浸潤性膵管癌（膵頭部）
膵頭部に腫瘍を認める（矢印）．不整形，境界一部不明瞭，輪郭不整，尾側主膵管の拡張を伴う．

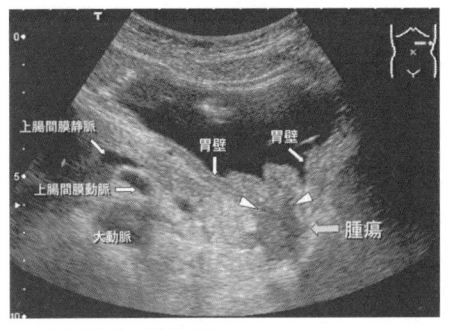

m 浸潤性膵管癌（膵尾部）
膵尾部に低エコー腫瘍を認める（太矢印）．不整形，境界明瞭，輪郭不整，突起状構造物（spiculations）を伴い胃壁に浸潤を認める（矢頭）．

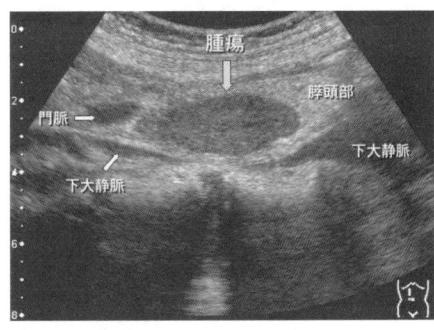

n1 膵内分泌腫瘍
膵頭部に腫瘍を認める（矢印）．背腹方向に扁平，境界明瞭，輪郭整，内部低エコー主体で不均一である．主膵管の拡張を認めない．

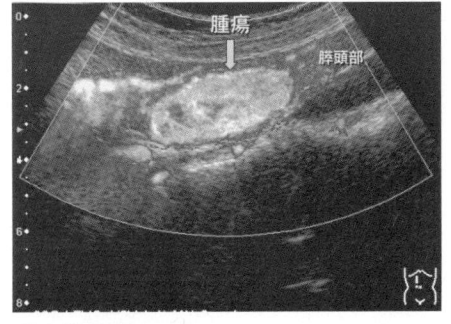

n2 膵内分泌腫瘍
n1と同症例．超音波造影剤（レボビスト®）を用いた造影超音波検査．造影早期相にて，一部を除いて腫瘍内に造影効果を認める（矢印）．

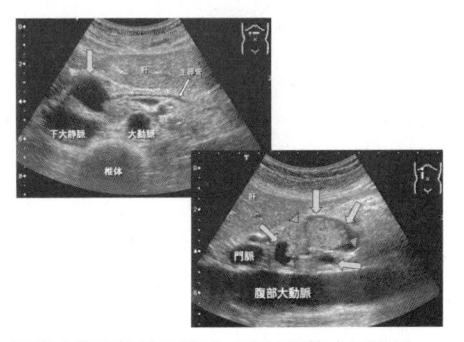

o 膵管内乳頭粘液性腺癌（癌は膵管内に限局，non-invasive）
膵頭部に嚢胞性腫瘤の集簇を認める（矢印）．嚢胞性腫瘤内に充実成分を認める（矢頭）．

図4-71 （つづき③）

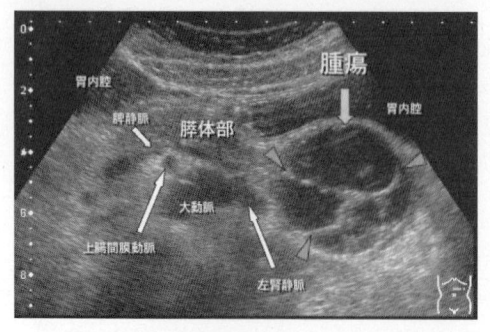

p 粘液性囊胞腫瘍（腺腫，膵）
膵尾部に囊胞性腫瘍を認める（太矢印）．類円形，境界明瞭，輪郭整．内部ほとんど囊胞成分である．内部に複雑な隔壁構造を伴う（矢頭）．

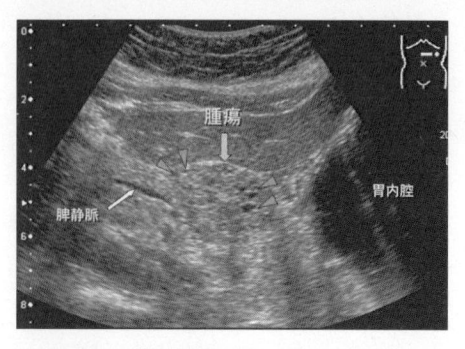

q 漿液性囊胞腫瘍（腺腫，膵）
膵体部に囊胞性腫瘍を認める（矢印）．類円形，輪郭不整，内部に大小様々な囊胞成分を有する（矢頭）．脾静脈を圧排している．

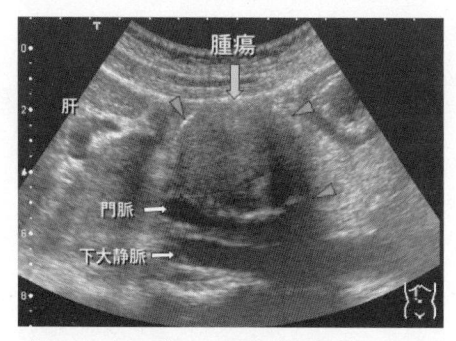

r solid-pseudopapillary tumor（SPT）
膵頭体部に腫瘤を認める（矢印）．類円形，境界明瞭，輪郭整．腫瘤表面はほとんど後方エコーの減弱を伴う高輝度エコーで覆われている（石灰沈着を疑う）．

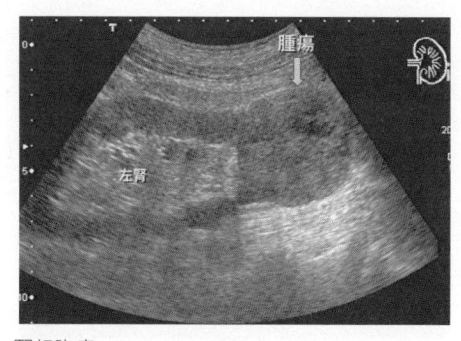

s 腎細胞癌
左腎下極に腎輪郭より突出する腫瘍を認める（矢印）．類円形，境界明瞭，輪郭整，内部は腎実質エコーと比較し，等エコー不均一を呈する．

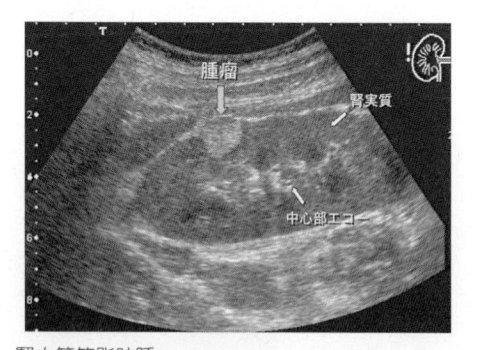

t 腎血管筋脂肪腫
右腎上極よりに腫瘤を認める（矢印）．境界明瞭，輪郭不整，内部エコーは中心部エコーとほぼ同等のエコーレベルを呈しており，脂肪成分を反映している．

4 看護にあたっての注意事項

超音波検査は，患者の条件によっては非常に観察困難となる場合がある．

1）条件不良となる場合

　①肥満
　②食後
　③腹部手術後
　④便秘による消化管ガスが多い
　⑤脂肪肝で超音波の深部減衰が強い
　⑥呼吸がうまくできない（肺切除後，横隔膜が上下しない場合など）

2）検査前の患者への指導

（1）食事時間や飲食の制限

　腹部臓器では，食後は非常に観察しにくくなる．たとえば，胆嚢を観察する場合，食後はもちろんのこと，脂肪を含んだ飲み物（乳製品など）などが摂取されると胆嚢は収縮し，内腔や壁の状態を正確に判断できなくなってしまう．胆管や膵や胃においても，食後は消化管の内容物の影響で観察困難となる．

　午前の検査であれば朝食を禁食に，午後の検査であれば昼食を禁食にすることを患者に説明する必要がある．

　飲み物は，上述した飲料水以外（水，お茶など）は摂取しても差し支えないこと，常用薬（血糖降下薬以外）は服用してよいことも患者に説明しなければならない．

（2）安全性について

　超音波検査は，まったく安全で，痛くない検査であるということを患者に説明し，検査前の不安感を取り除く．

3）他の検査との重複を避ける

　胃バリウム，注腸，胃カメラ，大腸カメラなどでは，多量の空気を消化管に入れて検査するため，これらの検査後は超音波検査を避けるべきである．

　看護師の正しい指導は，精度の高い超音波検査につながる．

《参考文献》
・全国国立病院療養所放射線技師会編：患者さんのために知っておきたい画

像診断情報100，医療科学社，2006.
- 川上憲司監：ナースのための画像の読み方マニュアル〈ナース専科1994年7月臨時増刊号〉，文化放送ブレーン，1994.
- 片山仁，他：MRIのABC，日本医師会雑誌，121(12)，1999.
- 青木茂樹：2週間でわかるMRI；MRI入門，中外医学社，1997.
- Beltran, J.：Current Review of MRI, McGraw-Hill Education, 1996.
- 日本がん看護学会誌，20(1)：338-339，2006.
- 山田章吾，高橋昭喜監，石橋忠司編：IVR；手技，合併症とその対策，改訂版，メジカルビュー社，2005，p.129-132.
- 坂本力監，京滋IVR懇話会，他編：ナースのためのIVRの実際と看護，第3版，日本シエーリング，2001，p.34-41，47-49，94-96.
- 宮坂和男，道谷英子編：放射線科エキスパートナーシング，改訂第2版，南江堂，2005，p.106-110，124-128.
- 黒田正子，他：IVRを受ける患者の心理的サポートのための看護師間の連携に関する調査；看護師間の連携上の問題点と工夫，聖路加看護大学紀要，31：52-55，2005.
- 浅井望美，他：IVRに従事する看護師の業務内容調査；4施設で行われたTAEの業務内容の分析から，第36回日本看護学会論文集〈成人看護Ⅰ〉，205-207，2005.
- 荒井保明：がんを知るための基礎知識21；IVR（インターベンショナル・ラジオロジー），がん看護，10（3）：261-266，2005.
- 荒井保明：IVR（インターベンショナルラジオロジー）の実用性と現状，遥か，2：19-23，2005.

〈付：画像診断に関する用語解説〉

ここでは，画像診断に特有の概念や手技，装置名称などについて解説する．主として，看護師が画像診断・IVR領域の業務に従事する際に見聞きし，かつ内容を理解しておくことが効率や安全に直結する内容を選んであるが，一部に親しみをもてるように雑学的な内容も含めてある．本章を一とおり学んだ後，補助的に通読するのがよいであろう．

CT（computed tomography：コンピューテド・トモグラフィ） 現在ではCTと言えばX線CTのことを指すが，この言葉自体はコンピュータ断層撮影というだけの意味である．実はMRIもかつてはNMR–CTとよばれていた時代がある．NMRとは nuclear magnetic resonance（ニュークレアー・マグネティック・レゾナンス：核磁気共鳴現象）の頭文字を取ったものであるが，"nuclear"という単語が"nuclear bomb"（核爆弾）を連想させ，一般社会から被曝があると誤解された

ためにMRIという名称が定着した．ちなみに，英語圏の一般社会ではCTよりもCAT（キャット）あるいはCATスキャンという呼び方が一般的で，これはcomputer assisted tomography（コンピュータ支援断層装置）の略である．

X線吸収　X線は人体を通過するが100％ではなく，臓器はその一部を遮り，それがフィルム上に陰影（X線が透過していない部分）を結ぶ．X線は反射するわけではなく体内で減弱・消滅していることから，これを「X線の吸収」とよぶ．たとえば，正常の肺は大量の空気を含むのでX線はほとんど吸収されずに透過するが，中に肺癌の腫瘍があれば，その部分は水分なのでX線は吸収され「影」ができる．X線CTの画像では，X線がどの程度吸収されたかを数値で表すことができ，これを「X線吸収値」または「CT値」とよぶ．「CT値が高い」（高吸収）ということは，X線が遮られて濃い影を作っているところであるから，その部分は「濃度（density デンシティ）が高い」（高濃度），つまり「高吸収＝高濃度」である．X線CTでは一般的には高吸収な部分がより白い色になるように画像が作られる．したがって，「高吸収＝高濃度＝白」となる．たとえば，ヨード造影剤は非常にX線吸収値の高い物質でありCTでは真っ白に写る．なお，CT値の単位は国際単位であり，1968年にCTを発明し，1979年にノーベル生理学・医学賞を受賞した英国人電気技師ハウンスフィールド（Hounsfield, G. N.）の名にちなんで，ハウンスフィールドユニット（HU）とよばれる（水は0HU，空気は−1000HUと決められている．最高は1000HUであるが，これは理論上の値である．すべての組織は−1000〜1000HUのいずれかの値を取る）．

信号強度　MRIでは組織の水素原子密度やその存在状態をコントラスト（濃淡の違い）として表現する．このコントラストは，同じMRIの画像でもスキャン方法によってまったく異なるので，X線吸収値のように組織固有の性質ではなく，たまたま表現された画像上の色にすぎない．MRIの場合は「濃度」という言葉は使わず，濃淡の濃い部分を「信号強度（intensity インテンシティ）が高い」と表現する．ちなみに，MRIでは「撮影」とはよばず「撮像」というが，これはX線を使って影を作らせる検査ではないからである．

分解能　「分解」とは「ばらばらにする」という意味であり，すなわち「物体をその構成単位に分ける」という意味である．ここから派生して，分解能とは「物事や現象の詳細を見極める性能」という意味になる．画像診断では，①小さいものを見分ける（空間分解能），②異なる濃度の部位を見分ける（濃度分解能），そして，③刻々と変わる状態を逐次とらえる（時間分解能），という3つの分解能がある．たとえば，実際には2つの異なる点が，1つにくっついて見えるような検査があったとすると，その検査は「空間分解能が低い」と表現する．あるいは，闇夜のカラスのように非常によく似た濃度（あるいは信号強度）の組織を正しく2つの異なる領域であると認識できるスキャン方法は「濃度分解能が高い」と表現する．また，造影剤投与直後から数秒おきに同じ部分を何度も撮影できる

ような装置があれば，これを「時間分解能」が高いと表現する．これはすなわち「スキャン速度が速い」というのと同義である．X線CTはMRIより空間分解能が高いので，小さな物を調べるのには向いているが，MRIは濃度分解能の点で勝っており，軟部組織（筋肉や脂肪）の内部構造などはMRIで検査すると情報量が多い．速さ（時間分解能）の点では，CT，MRI，超音波いずれもが一長一短であり，検査の目的によって使い分ける．

ガントリー CTやMRIの本体で，患者が入る丸い部分を指す．ストレッチャーや車椅子の患者が検査テーブルに移動した後は，実際の検査ポジションでも点滴ラインやドレナージチューブなどがガントリーに引っかからないか，酸素チューブは届くかなどについて十分確認する必要がある．なおMRI検査室では，患者も介護者も，ガントリーに近づく前にからだから金属・磁性体をすべて取り除く必要がある．

アーチファクト 虚像や画像の乱れのことで，金属や体動によるものが代表的である．金属は検査の際にからだから外し，CTでは撮影範囲に含めない，MRIでは検査室に持ち込まないようにする必要がある．消化管からの動きによるアーチファクトを避けるために蠕動を押さえる薬剤を使う場合がある．

経皮的（percutaneous パーキューテイニャス，パークタネウス） 文字どおり皮膚を経由して行う手技のことで，開腹・切開などの大がかりな手技の対語である．皮膚という意味のラテン語cuticula（クチクラ）から派生した言葉である．ちなみに毛髪表面を覆う薄い外膜をキューティクルとよぶが，同じ語源をもつ．

経管的（transluminal トランスルミナル） 管状構造の内腔を介して行う治療手技に用いる言葉である．IVRで使われる．ルーメン（lumen）とは血管やカテーテルの内腔のことである．管の太さはフレンチサイズ（French size ; Fr）またはゲージ（gauge ; G）で表すが，一般にカテーテルはフレンチサイズ，穿刺針などの針はゲージで表現される．現在，血管造影に使われるカテーテルは4〜5Fr（Frは数字が大きいほど太い）が標準であるが，膿瘍ドレナージなどで粘稠（ねんちょう：濃度が非常に濃いという意味）な液体を通すためには8〜10Frのルーメンを選択する場合が多い．静脈留置針などは24〜16G（Gは数字が小さいほど太い）が使われる．

以下に画像所見に関する用語でよく耳にするが，意味がわかりにくいものを示す．

GGO（ground glass opacity）・GGA（ground glass attenuation） ground glassとはすりガラスのことであり，opacityは不透過，attenuationは減弱という意味で，すなわちX線吸収のことを示している．つまり全体の意味は「スリガラス陰影」である．特にこのような略語を使用する場合は，CTにおける初期の肺腺癌の像を指す．

ニボー（niveau） フランス語で水準器のこと．これが転じてドイツ語では

「液面」や「レベル，高位」を表す言葉となり，やがて日本にも導入された．画像診断では，拡張した消化管や囊胞状構造内部にみられる液面形成のことを指す．特に腹部立位単純撮影で「ニボーがある」と言えば，それは消化管通過障害（いわゆるイレウス）の存在を意味することが多い．

シルエット・サイン（silhouette sign） 単純X線写真で，本来見えるはずの臓器輪郭が見えているか否かを判定する．シルエット・サイン陽性（＋）であれば，その輪郭は見えなくなっているという意味であり，輪郭が「シルエットアウトされている」と表現する．これはその臓器に隣接して何らかの異常構造（炎症，腫瘍など）が存在することを示す所見である．

第5章

核医学と看護

1 核医学とは

核医学とは，**放射性同位元素**＊（ラジオアイソトープ radioisotope；RI）をトレーサーとして医学利用した臨床分野であり，検査，診断，治療および各種の新陳代謝の研究，体液生理学の研究を行う医学である．核医学は単に医学のみならず，物理学，数学，工学，薬学といった関係諸分野から成り立っている．

> 放射性同位元素：放射性同位元素とは同じ位置にある元素という意味で，化学的に同じ性質をもっているが質量が異なるものを指す．

2 核医学の分類

核医学は以下のように分類することができる．

1）in vivo核医学検査：体外計測，試料測定

in vivo（インビボ）核医学検査では，放射性医薬品を体内に投与する．投与された放射性医薬品は何らかの疾患の有無や，生体機能に応じた動態をとる．体内から放出される放射線をガンマカメラやPET＊装置で体外から検出することで，疾患や生体機能を反映した画像を得ることが可能である．また，放射性医薬品を体内に投与してから血液などの試料を採取し，試料中の放射能を測定するものも存在する．

> PET：positron emission tomographyの略語で「ペット」と発音する．陽電子を放出するアイソトープを患者に投与し，その体内分布を画像化してトレーサーの分布・動態から悪性腫瘍などの診断を行う．

2）in vitro核医学検査

in vitro（インビトロ）核医学検査では，採取した生体試料の解析に放射性医薬品を用い，体内には放射性医薬品を投与しない．主に腫瘍マーカーやホルモンの測定に用いる．

3）治療（内照射療法）

核医学的治療として内照射療法がある．病変部に強く集積するような放射性医薬品を体内に投与することで，局所に集中させ，かつ健常部位には最小限の放射線を照射することができる．

3 放射性核種

原子核の構造上不安定な元素は，エネルギーの一部を放射線として放出

しながら安定な核種に変化する．この現象を放射性核種の壊変といい，α壊変，β壊変（β⁻壊変，β⁺壊変），軌道電子捕獲，核異性体転移が知られる．

4 放射線の特徴

1) α 線

α線はヘリウム原子核そのもので，α壊変部位の周辺だけに強い生物学的影響を及ぼす．臨床核医学には用いられない．

2) β 線

β線は原子核から放出される電子で，陰電子と陽電子（ポジトロン）が存在する．壊変にはβ⁻壊変とβ⁺壊変がある．β⁻壊変は核医学的治療に利用される．β⁺壊変で放出された陽電子は陰電子と結合して消滅し，このときに511keVのエネルギーを有する2個の光子を生じ（消滅放射線），互いに180°の方向に進行する．PET検査では消滅放射線を測定する．

3) γ 線

元素の壊変に伴って原子核内から生じる電磁波をγ線といい，透過性が高い．核医学検査に広く用いられている．

5 核医学で使用する単位

1) エネルギーの単位：eV（電子ボルト）

1eVは電子が1Vの電位差で加速されたときに得る運動エネルギーである．

2) 放射能の単位：Bq（ベクレル）

放射能は単位時間当たりの壊変数で表され，1Bqは毎秒1個の壊変を示す．補助単位として使われるキュリーとは以下の関係がある．

$$1Ci（キュリー）=3.7\times10^{10}Bq$$

6 半減期

半減期：放射能の強さが半分に減少するまでの時間で，炭素-11ならば20分で1/2，40分で1/4に減少する．

生体内に投与された放射性核種は，壊変だけではなく排泄によっても減衰する．放射性核種が壊変して1/2になるまでの時間を半減期*という．生体での放射性核種の減衰を考える場合には有効半減期が重要である．これは物理学的半減期と生物学的半減期により決定される．

1）物理学的半減期（Tp）

放射性核種に固有で，放射性核種が壊変して1/2になるまでの時間を指す．

2）生物学的半減期（Tb）

生体内の放射性核種が生物学的過程により半分になるまでの時間．

3）有効半減期（Te）

壊変および生物学的過程により，生体内の放射性核種が半分になるまでの時間．

これら3種の半減期の間には以下のような関係がある．

$$1/Te = 1/Tp + 1/Tb$$

7 放射性医薬品

1）定　義

放射性医薬品とは診療に使用される非密封の放射性核種およびその標識化合物である．

2）規　制

放射線医薬品を人体に投与して使用する場合には医療法の規制（注意事項の掲示，使用の場所等の制限，被曝防止，事故の場合の措置など）とともに，放射性物質として使用する場合の放射線障害防止法の規制も受ける．

3）特　徴

放射線を出すため取り扱いに注意を要する．一定の半減期で薬効が減少し，また，薬物量としては微量で薬理作用は無視できる．

4）各種放射性医薬品

放射性医薬品は目的とする臓器・組織に親和性を有し，その局在原理は生物物理的過程，代謝過程，薬理過程，免疫過程を利用するものがある（表5-1）．臨床検査として使用される放射性医薬品とその半減期を示す（表5-2，3）．

5）注意事項

放射性医薬品は注文する必要があるので，原則として検査の予約が必要である．また，放射性医薬品は高価な薬剤であり，検査の延期や中止が決まったときは速やかに検査室に連絡する．時間とともに放射能が消滅して

表5-1 ● 放射性医薬品の原理

集積の原理		放射性医薬品	適応
生物物理的過程によるもの	体腔内局在	^{99m}Tc-ヒト血清アルブミン（HSA）®	心臓,大血管,胎盤,血液プールシンチグラム
	イオン交換	^{201}Tl®	心筋シンチグラム，腫瘍シンチグラム
	能動輸送	^{131}I-ヒプル酸ナトリウム®	腎シンチグラム
	貪食作用	^{99m}Tc-スズコロイド	肝・脾・骨髄シンチグラム
	毛細管閉塞	^{99m}Tc-MAA®	肺シンチグラム
	化学吸着	^{99m}Tc-MDP®	骨シンチグラム
代謝過程によるもの	基質となるもの	^{131}I®	甲状腺シンチグラム
		^{11}C-パルミチン酸，^{11}C-脂肪酸	心筋シンチグラム
	基質類似体	^{131}I-アルドステロール®	副腎シンチグラム
		^{18}F-FDG®	脳PET，心筋PET，腫瘍PET
		^{11}C-コリン	腫瘍PET
		^{18}F-FLT	腫瘍PET
		^{18}F-FAMT	腫瘍PET
		^{11}C-メチオニン	腫瘍PET
		^{11}C-酢酸	腫瘍PET，心筋
		^{18}F-MISO	腫瘍PET（低酸素）
薬理過程によるもの	レセプター結合	^{67}Ga-クエン酸®	腫瘍シンチグラム
免疫過程によるもの	抗原抗体反応	抗CEA抗体	大腸癌，腺癌
		抗AFP抗体	肝臓癌
		抗ミオシン抗体	心筋梗塞
		抗CD20抗体	悪性リンパ腫

表5-2 ● 放射性医薬品と物理学的半減期

^{99m}Tc（テクネチウム）製剤	6.02時間
^{201}Tl（タリウム）製剤	73時間
^{67}Ga（ガリウム）製剤	78.3時間
^{123}I（ヨード）製剤	13時間
^{131}I（ヨード）製剤	8.06日
^{133}Xe（キセノン）製剤	5.25日
^{111}In（インジウム）製剤	2.83日
^{75}Se（セレン）製剤	118.5日
^{81m}Kr（クリプトン）製剤	13秒

表5-3 ● 放射性医薬品一覧

薬品	対象
^{99m}TcO4-®	甲状腺，唾液腺，異所性胃粘膜
^{99m}Tc-HMPAO®	脳血流
^{99m}Tc-ECD®	脳血流
^{123}I-IMP®	脳血流
^{111}In-DTPA®	脳脊髄腔
Na^{123}I®	甲状腺
Na^{131}I®	甲状腺，甲状腺癌
^{201}Tl chloride®	心筋，腫瘍，副甲状腺
^{99m}Tc-MIBI®	心筋血流
^{99m}Tc-tetrofosmin®	心筋血流
^{99m}Tc-アルブミン	心，大血管
^{99m}Tc-RBC	心，大血管
^{123}I-MIBG®	心筋交感神経
^{123}I-BMIPP®	心筋脂肪代謝
^{99m}Tc-MAA®	肺血流
^{99m}Tc-テクネガス®	肺換気
^{81m}Kr®	肺換気，肺血流
^{133}Xe	肺換気，肺血流
^{99m}Tc-フチン酸	肝臓，脾臓
^{99m}Tc-スズコロイド	肝臓，脾臓
^{99m}Tc-PMT	肝臓，胆道
^{99m}Tc-GSA	肝機能，形態
^{99m}Tc-MAG3®	腎尿路
^{131}I-OIH®	腎尿路
^{99m}Tc-DMSA®	腎尿路
^{131}I-アドステロール®	副腎
^{131}I-MIBG®	褐色細胞腫，神経芽細胞腫，甲状腺癌
^{99m}Tc-MDP®	骨
^{99m}Tc-HMDP®	骨
^{111}In chloride	造血骨髄
^{67}Ga citrate®	腫瘍，炎症
^{111}In-白血球	炎症
^{111}In-血小板	血栓

いくため，注射時間・検査時間は厳守するよう心がける．検査によっては食事制限，検査前の排尿・排便などの前処置が必要である．

使用は医療法・放射線障害防止法に定められた管理区域に限られる．

8 核医学体外計測

1）ガンマカメラ

体内に投与された単光子放出核種から放出される放射線はガンマカメラ（図5-1）で測定され画像化される．ガンマカメラはコリメーター，シンチレーター，光電子増倍管，位置計算回路，波高分析器，データ処理装置な

図5-1●ガンマカメラ

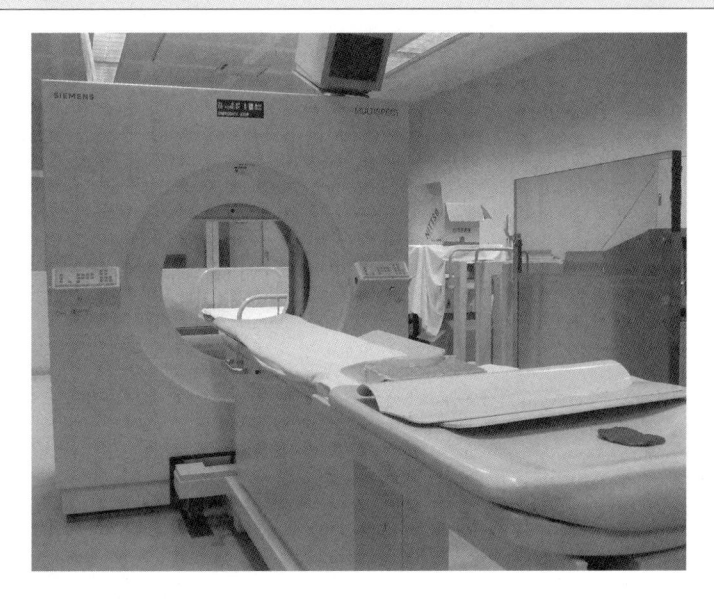

どからなる.

2）SPECT（スペクト）

SPECT（single photon emission computed tomography）は，単光子放出核種から放出される放射線を多方向から収集し，コンピュータを用いて断層像を得る．通常，複数の検出器を有するガンマカメラを回転させて投影データを得る．得られたデータより断層像を再構成する．図5-2にスペクト装置を示す．

図5-2●SPECT装置

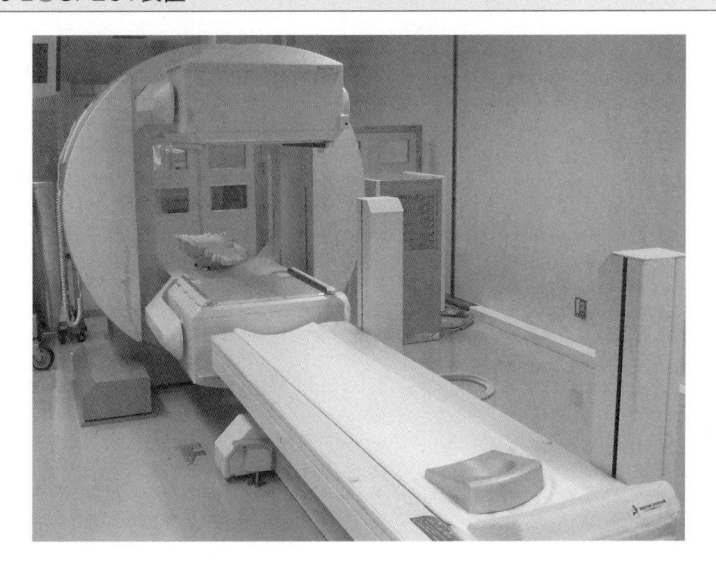

3）PET

　PETは陽電子放出核種を用いた断層撮影法である．SPECTよりも感度，分解能，定量性ともに優れる．図5-3，4にPET装置を示す．

図5-3 ● PET装置

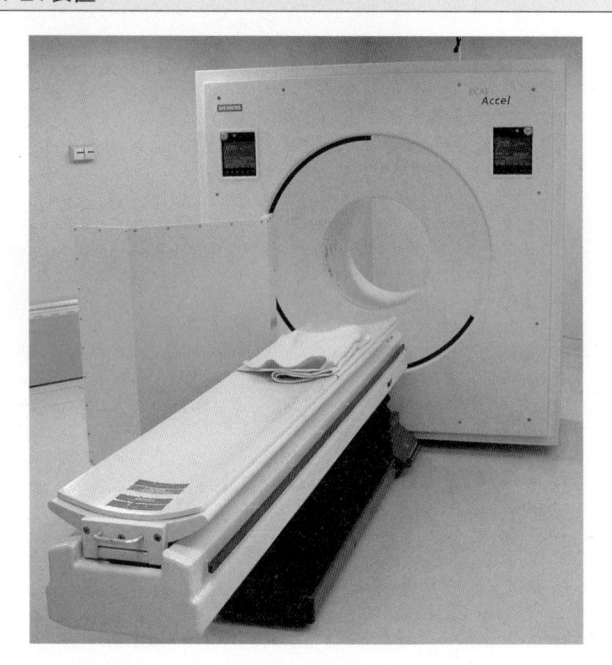

図5-4 ● PET/CT装置

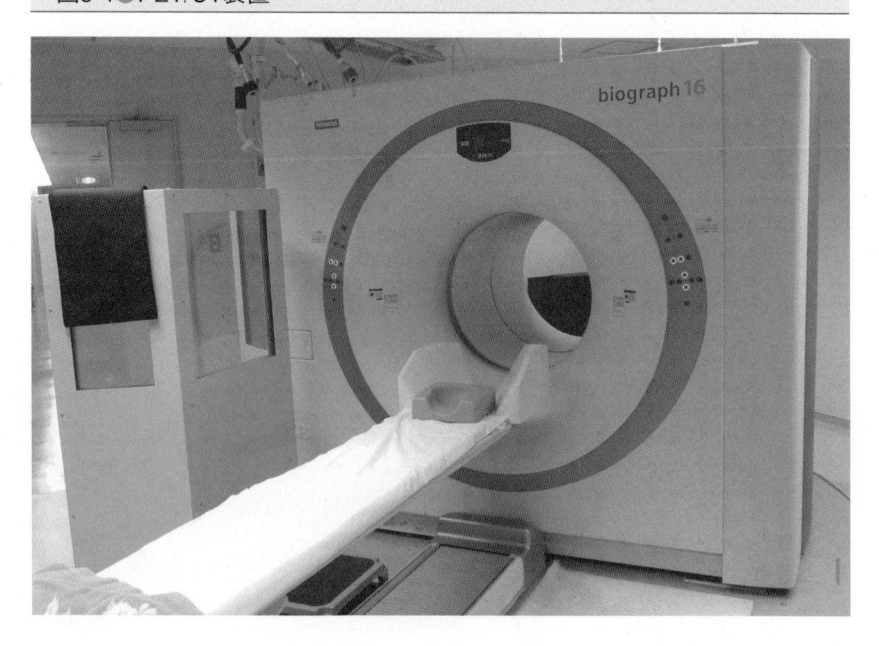

9 シンチグラム検査各論

1）骨シンチグラム

　骨の修復のために代謝や血流が亢進している部分に^{99m}Tcリン酸化合物のような標識化合物が集積する．静注後数時間で全身像（図5-5，6）とスポット像が撮像される．標識化合物は腎臓から尿中に排泄されるため，検査前に排尿させる必要がある．骨転移，骨髄炎，関節炎，骨折や種々の骨疾患の診断に有用である．

2）心筋シンチグラム

　心筋梗塞の診断に有用な検査である．テクネピロリン酸キットを使用する場合，壊死心筋細胞のカルシウム摂取量と相関し新鮮な梗塞部位にのみ集積が認められ，発症後7日以内の急性期の心筋梗塞の診断に有用である．

図5-5 ● 骨シンチグラム（正常例）

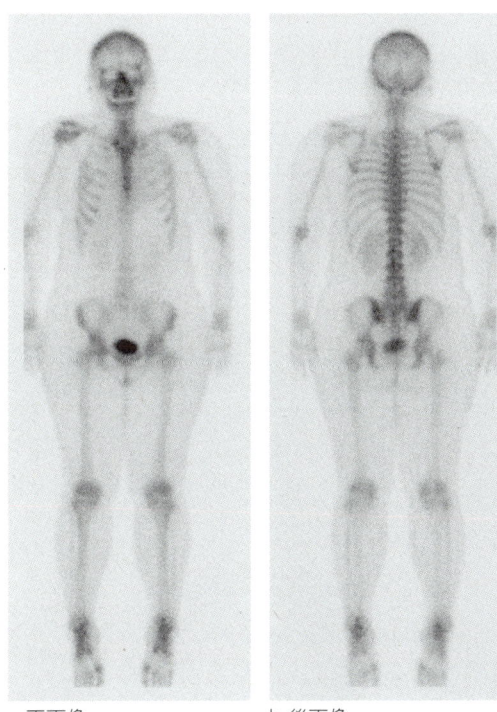

a 正面像　　b 後面像
50歳女性．全身の骨，副鼻腔，膀胱などへの生理的集積を認める．

図5-6 ● 骨シンチグラム（臨床例）

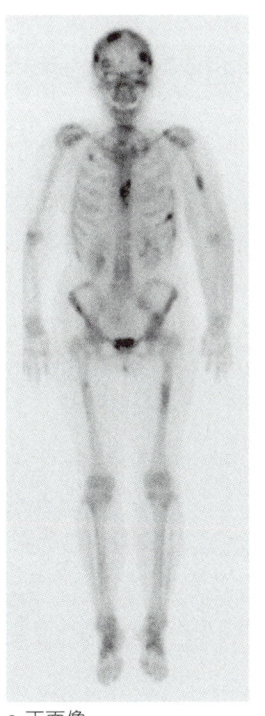

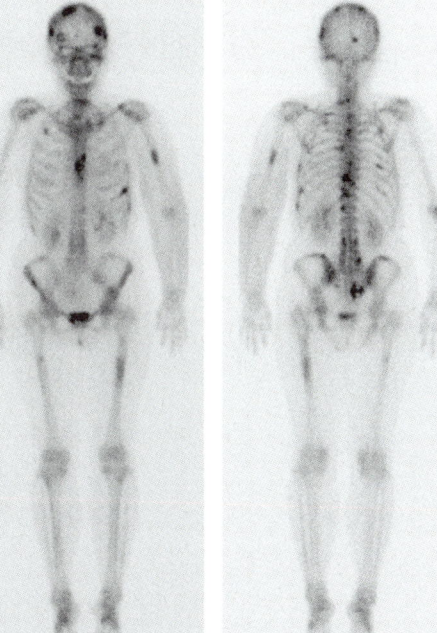

a 正面像　　b 後面像
55歳女性．乳癌多発骨転移．点状，結節状の異常集積を多数認める．

塩化タリウムを使用する場合，梗塞部位は欠損像として描出され，心筋の栄養血管や心筋膜細胞のATP（アデノシン三リン酸）機能に依存し，発症6時間以内のほとんどの異常を検出できる．

3）唾液腺シンチグラム

$^{99m}TcO_4^-$ ®は甲状腺，胃粘膜，上気道粘膜，唾液腺に分泌される．投与後，数十分から唾液腺，甲状腺が描出され，17時間後には胃粘膜の描出が鮮明となる．

4）甲状腺シンチグラム

ヨウ素は甲状腺に特異的に摂取され，甲状腺ホルモンの合成に利用される．ヨード123（^{123}I）は経口投与により甲状腺の大きさ・形態・位置を診断できる．甲状腺癌や腺腫様甲状腺腫は欠損像として描出される．検査前の注意として，2週間のヨード制限が必要である．

5）胆道シンチグラム

静注後，血中から速やかに消失して肝臓に集積し，続いて胆道系が描出され腸管に排泄される放射性医薬品を用い，肝胆道系疾患や胆汁排泄機能

図5-7●肺血流シンチグラム

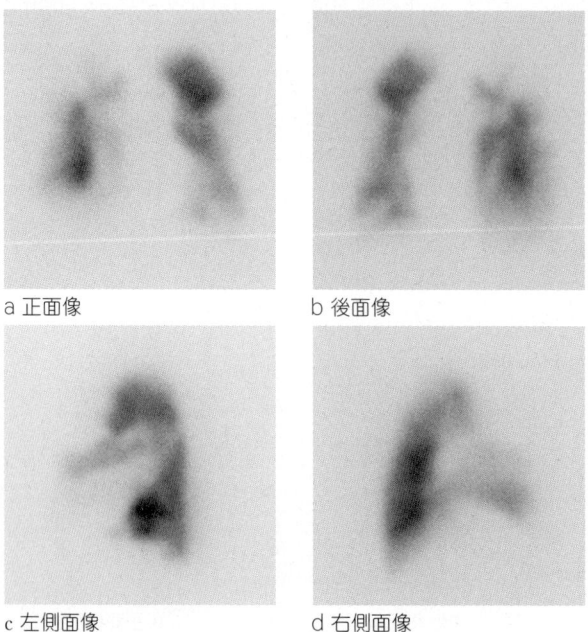

a 正面像　　b 後面像

c 左側面像　　d 右側面像

48歳男性．肺血栓塞栓症．大腸癌術後に突然の呼吸困難を生じた．血流の低下した部位に一致して集積欠損を認める．

の診断を行う．^{99m}Tc-HIDA®や^{99m}Tc-PMTが使用される．

6）レノグラム

　ヨウ化ヒプル酸ナトリウムは，静注後速やかに糸球体と尿細管の両方から排泄される．この過程を経時的にグラフに示すことにより，腎臓の機能を左右別に評価する方法をレノグラムという．閉塞性の泌尿器疾患，急性尿細管壊死，腎盂炎，移植腎の診断に有用である．

7）肺血流シンチグラム

　テクネチウム大凝集人血清アルブミンの20～50μmの粒子が静注後速やかに肺の毛細血管網にとらえられる．血流が閉塞されている肺梗塞，肺血栓塞栓症や動静脈シャントの多い肺炎や無気肺などでは欠損像として描出される（図5-7）．高度の低酸素状態や心臓に右→左シャントのある患者には禁忌である．

図5-8 ●ガリウムシンチグラム

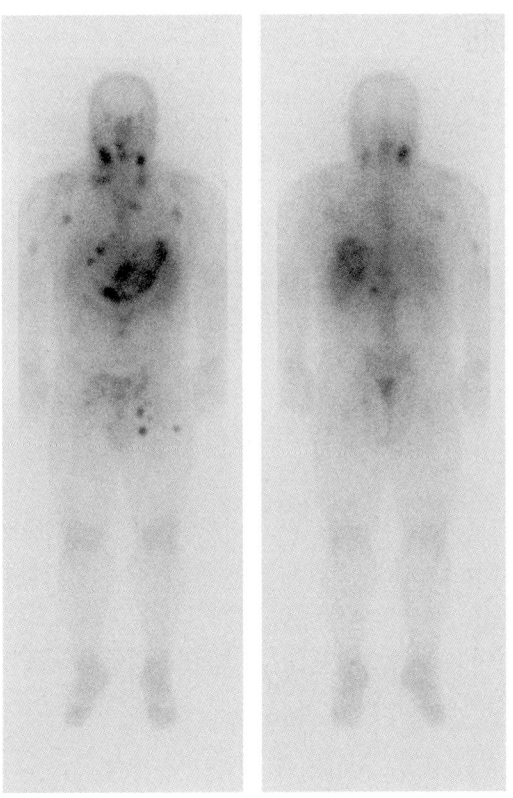

a 正面像　　b 後面像
46歳女性．悪性リンパ腫．鎖骨上窩，腋窩，縦隔，腹部，鼠径部のリンパ節に異常集積を認める．

図5-9 ●タリウムシンチグラム

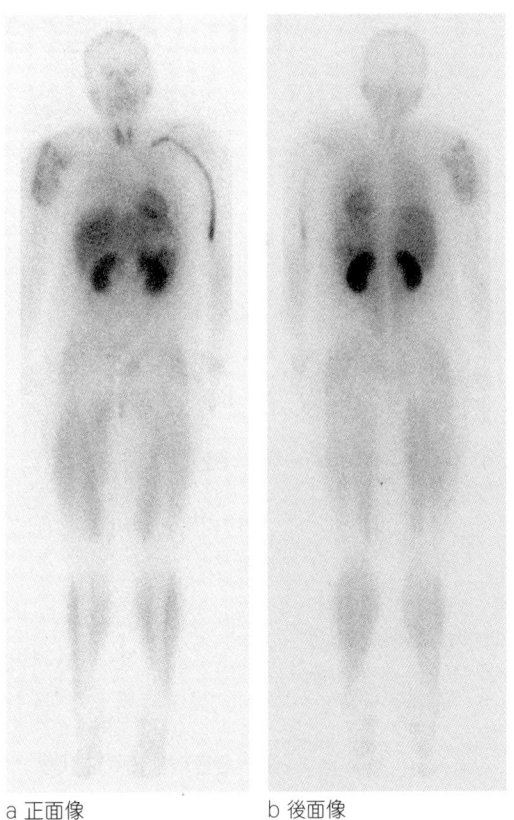

a 正面像　　b 後面像
26歳女性．悪性骨肉腫．右上腕の腫瘤に一致して異常集積を認める．

8）ガリウムシンチグラム

クエン酸ガリウムシンチグラムは悪性リンパ腫などに集積し，病期分類に有用である（図5-8）．炎症性病変にも集積する．静注されたクエン酸ガリウムの約10％は腸管排泄されるため，検査前に下剤や浣腸の必要がある．

9）タリウムシンチグラム

塩化タリウムは心筋シンチグラムで使用されるほか，甲状腺癌，副甲状腺癌，肺癌，骨軟部腫瘍などに集積する．これらの腫瘍細胞は正常細胞と異なり，細胞膜の構造が塩化タリウムを細胞内に取り込む構造に変化しているため，腫瘍の病巣が集積像として診断できる（図5-9）．

10）検査前の注意事項

各検査に特有の前処置がある．他の検査との順序などに配慮する必要もある．

10　PET検査各論

1）PET検査とは

PET検査は陽電子断層撮影法でＸ線ＣＴ検査のように断層画像を撮影する検査法である．陽電子を放出する元素はポジトロン核種といい，放射性同位元素である（表5-4）．ポジトロン核種の一つであるフルオロデオキシグルコース（^{18}F-FDG）を投与して撮影した画像はグルコースの代謝を画像に反映させている．

2）PET製剤

PET検査で用いられるポジトロン核種を標識した化合物は，^{18}F-FDGのほかにも多数知られている（表5-5）．PET製剤は半減期が短いため，専用の施設で合成される．サイクロトロン*（図5-10）でポジトロン核種を製造し，これを化合物に標識してPET製剤を合成する（図5-11）．純度試験や無菌試験を合格した製剤が実際に検査に用いられる．

サイクロトロン：原子核および素粒子の構造や相互作用などの研究に利用されるイオン加速装置のこと．

3）PET検査の被曝

PET検査ではポジトロン核種を標識したPET製剤を用いるため，わずかな放射線被曝がある．1回の^{18}F-FDGによるPET検査の場合，約2.2mSv

表5-4 ● PET検査に用いられる放射性核種

放射性核種	半　減　期
^{11}C	20分
^{13}N	10分
^{15}O	2分
^{18}F	110分

表5-5 ● PET製剤

ポジトロンで標識したPET製剤	剤　形	検　　査
^{15}O-酸素ガス	吸入剤	脳酸素消費
^{18}F-フルオロデオキシグルコース	注射剤	心機能，腫瘍，脳機能
^{18}F-フルオロドーパ	注射剤	脳ドパミン代謝
^{11}C-メチオニン	注射剤	アミノ酸代謝，腫瘍
^{11}C-酢酸	注射剤	心筋
^{11}C-メチルスピペロン	注射剤	脳ドパミン受容体
^{13}N-アンモニア	注射剤	心筋血流
^{15}O-水	注射剤	脳血流

図5-10 ● サイクロトロン

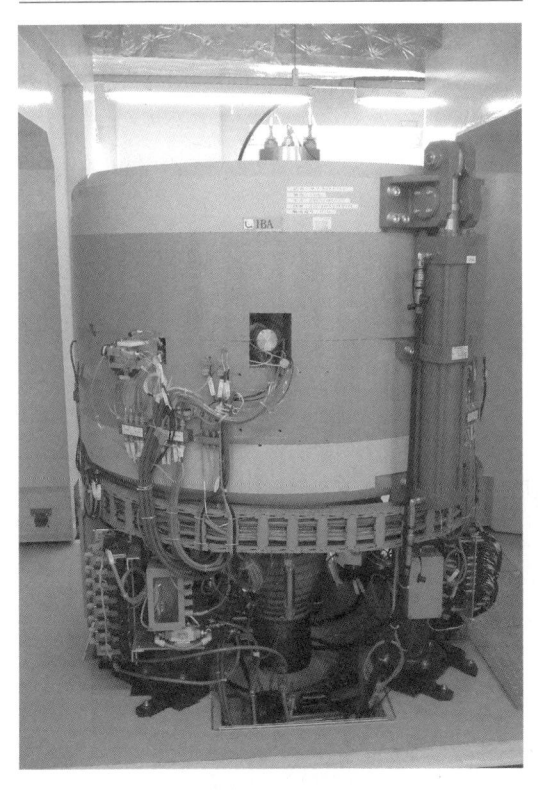

図5-11 ● 合成装置

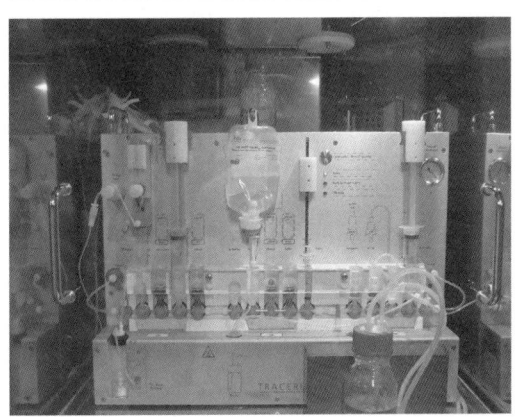

10 PET検査各論

（ミリシーベルト）になる．これは，人間が地球上で普通に暮らしていて，大地からの放射線や宇宙線，体内にある放射性元素によって被曝する平均的な線量である2.4mSvとほぼ同じ量である．

4）保険適用の疾患

2014（平成26）年1月現在，健康保険を適用できるのは以下の場合である．**①FDG-PET/CT検査**：すべての悪性腫瘍・悪性リンパ腫（早期胃がんを除く；他の画像診断により病期診断，転移，再発診断ができないとき），てんかん（外科治療のための病巣診断），虚血性心疾患における心不全（バイパス手術検討のための心筋バイアビリティ診断），心サルコイドーシスの診断，**②13N-アンモニアPETによる心筋血流診断**：他の検査で判断がつかない虚血性心疾患．

5）脳PET

脳の血流やエネルギー代謝は，神経細胞の活動が盛んな部位で高く，活動が衰えた部位では低くなる．脳PET（図5-12）は酸素代謝やブドウ糖代謝を反映し，脳の局所の機能や神経受容体の状態を把握できる．

6）心筋PET

心筋の血流やエネルギー代謝をモニターできるため，血流が低下していても糖代謝が亢進している虚血病変を把握することができる．

7）腫瘍PET

腫瘍細胞（癌細胞）は正常の細胞よりもブドウ糖代謝が亢進しているた

図5-12 ● 脳PET

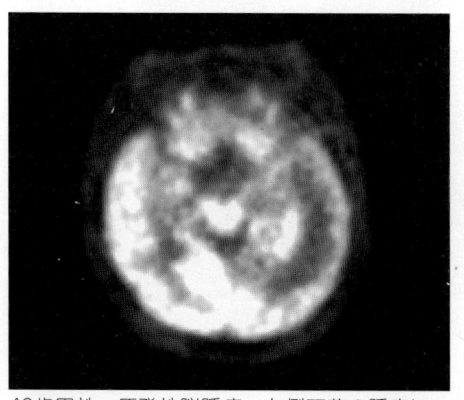

49歳男性．原発性脳腫瘍．左側頭葉の腫瘤に一致して，集積の低下を認める．

図5-13 ● 腫瘍PET

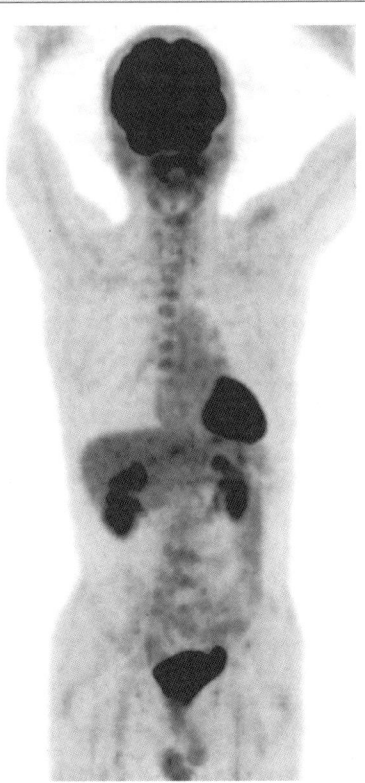

a 陰性例
脳，心臓，腎臓，膀胱などに生理的集積を認める．

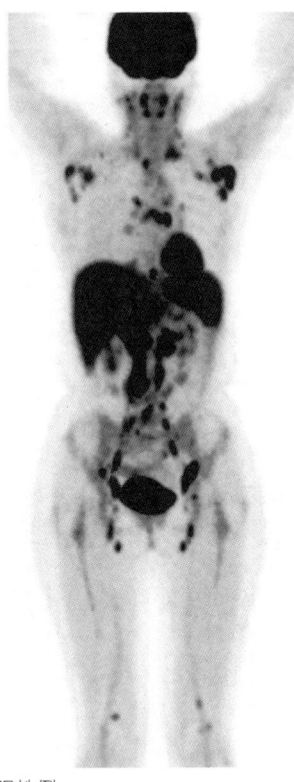

b 陽性例
44歳女性．悪性リンパ腫．胸部，腹部，骨盤部，鼠径部などのリンパ節に多数の異常集積を認める．肝臓と脾臓にも，腫瘍の浸潤のために強い異常集積を認める．

表5-6 ● 検査前の注意事項と対応

患者説明と情報収集	①感染症・アレルギーの有無 ②家族構成，連絡方法 ③来院時間 ④食事・服薬の制限，水分補給など
検査時の説明 （管理区域での行為）	①注射 ②安静 ③排尿 ④体位固定 ⑤撮影
急変時の対応	①救急処置用医療器具 ②薬品の種類と場所の確認
検査後の指導	①日常生活は普通に ②数時間は人混みを避ける ③妊婦や小児との接触は避ける

め，^{18}F-FDGをよく取り込む．したがって，腫瘍PET（図5-13）により腫瘍の存在やその範囲，正確な治療範囲を決定できる．

8）検査前の注意事項

検査前の注意事項と対応を表5-6に示す．

^{18}F-FDG PETの集積は血糖値に依存するので検査前6時間以上の絶食が望ましい．糖分を含まない水やお茶の類は問題ない．高エネルギー輸液など点滴に糖分が含まれている場合も同様で，検査当日は点滴内容を変更し調整する必要がある．糖尿病患者では偽陰性の原因となり検査精度は低下する．

図5-14 ● PET/CT（胸部）

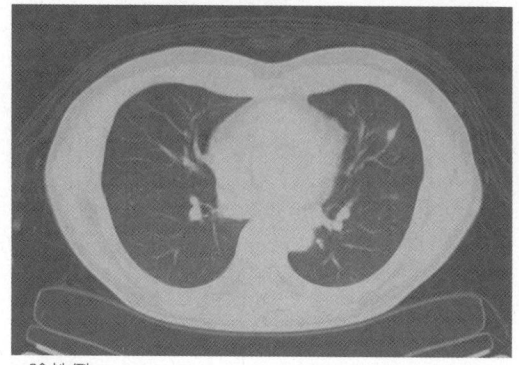

a 陰性例
50歳男性．左肺に小結節を認めるが，異常集積を認めない．

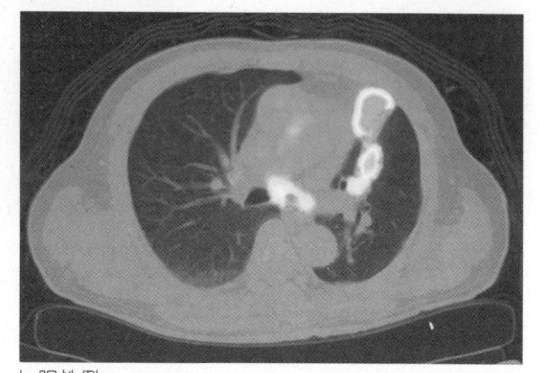

b 陽性例
70歳男性．左肺癌．左肺の原発巣，左肺門部リンパ節，縦隔リンパ節に転移による異常集積を認める．

図5-15 ● PET/CT（腹部）

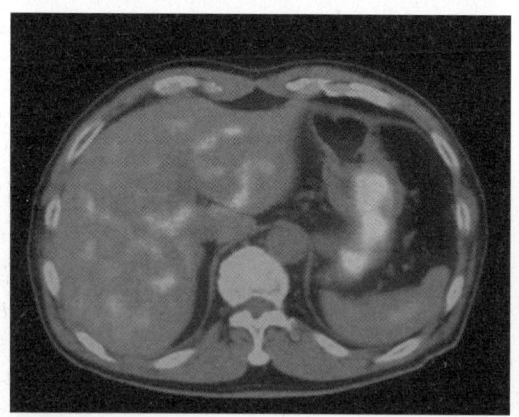

a 陰性例
40歳男性．胃，肝臓に生理的集積を認める．

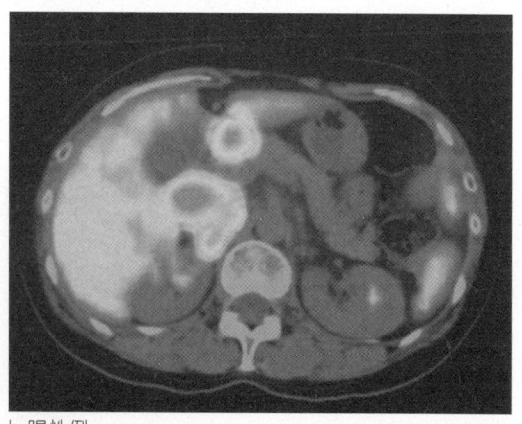

b 陽性例
図5-13bと同一症例．腹部リンパ節への異常集積を認める．

^{18}F-FDGの静注後はできるだけ安静に保ち，運動を控える必要がある．

9）PET/CT

同一ガントリー内にPET検出器とCT装置を配置し同一の幾何学的条件で融合画像（fusion image）を作成する（図5-14, 15）．PET画像のみでは不十分となる体幹部などでの解剖学的情報を得ることができる．

11 治療（内照射療法）

内照射療法は病変部に強く集積するような放射性医薬品を体内に投与することで，局所に集中的に照射することができ，甲状腺癌などの治療に使用されている．転移性骨腫瘍に対する内照射用薬剤として^{89}Sr（ストロンチウム）が知られている．

1）^{89}Srとは

最大エネルギー1.46MeV，物理的半減期約51日のβ線放出核種で，体内でカルシウムと類似した動態を示し，骨代謝の亢進している部位に高率に取り込まれ長時間保持される．代謝の亢進している悪性腫瘍の骨転移病巣部に集積するため有用性が高い．

2）治療効果

治療の目的は疼痛緩和にあり，抗腫瘍効果の有無については不明である．欧米での臨床試験により高い疼痛緩和効果が認められている．鎮痛薬の使用量の減少や中止が可能であり，末期癌骨転移患者のQOLの改善が期待できる．

3）適　　応

骨代謝の亢進しているすべての悪性腫瘍の転移例が適応になる．

《参考文献》
・久保敦司編：シンチグラムアトラス；正常像とピットフォール，金原出版，1997．
・鳥塚莞爾監，小西淳二編著：核医学ハンドブック：金芳堂，1996．
・西村恒彦，他編：クリニカルPET；一望千里，メジカルビュー社，2004．

〈付録：放射線医療・癌医療に関する情報を得る手段〉

1．放射線医療・癌医療に関する研修・教育を行っている施設
国立がん研究センターがん対策情報センター（独立行政法人）
　がん対策企画課において癌看護に関する計画研修カリキュラムを編成し，研修を行っている．URL：http://www.ncc.go.jp/jp/cis/index.html

放射線医学総合研究所（独立行政法人）
　重粒子線（炭素イオン）による治療が高度先進医療として所内重粒子医科学センターで行われているほか，「放射線医学総合研究所看護放射線教程」，各種研修・講習も看護師のみならず様々な分野の人を対象に行っている．放射線と人々の健康にかかわる総合的な研究開発に取り組む国内で唯一の研究開発機関．略称：放医研（NIRS）所在地：〒263-8555千葉市稲毛区穴川4-9-1　URL：http://www.nirs.go.jp/

日本アイソトープ協会（公益社団法人）
　わが国のアイソトープの利用知識・技術の普及と，供給に関する一貫体制を作っている．放射線の利用や防護に関して各種の講習やセミナー，研究発表会を開催している．所在地：〒113-8941東京都文京区本駒込2-28-45　URL：http://www.jrias.or.jp/

2．放射線医療・癌医療の研修・教育にかかわる学会・団体など
日本看護協会（公益社団法人）
　看護師の，より専門性が求められる時代のニーズにこたえ，専門看護師，認定看護師および認定看護管理者の資格認定制度を設けている．専門看護師の教育は日本看護系大学協議会で特定・認定された専門看護師教育課程をもつ看護系大学大学院修士課程で行われる．がん看護，急性・重症患者看護，在宅看護などが専門看護師教育課程11分野のうちに含まれる．認定看護師は日本看護協会が年1回認定審査を行って認定するもの（認定証有効期間は交付の日から5年）．「がん放射線療法看護」は2010年6月に認定が開始された．URL：http://www.nurse.or.jp/

日本がん看護学会（一般社団法人）
　癌看護に関する実践，教育，研究の発展向上を目的とする．1996（平成8）年の初の専門看護師6名のうち，4名ががん看護専門看護師であり，その実現に貢献した．放射線治療に関しては特別関心活動グループの1テーマグループとして活動している．事務局所在地：〒550-0001大阪市西区土佐堀1-1-23　コウダイ肥後橋ビル3階D号室　URL：http://jscn.or.jp/

日本放射線腫瘍学会（公益社団法人）
　放射線治療・放射線腫瘍学に関する研究・実践の向上を目的とする．認定医師，認定施設，認定技師などの認定を行っている．日本がん看護学会と共同で「がん

放射線治療看護セミナー」を開催している．略称JASTRO　事務局所在地：〒100-0003東京都千代田区一ツ橋１－１－１　株式会社毎日学術フォーラム内　URL：http://www.jastro.or.jp/

日本医学放射線学会（公益社団法人）
　放射線医学的研究の促進と連絡提携を図ることを目的とする．学術集会，講演会，認定審査，機関誌発行等を行っている．学会専門医の認定を行っている．略称：日医放（JRS）URL：http://www.radiology.jp/

日本診療放射線技師会（公益社団法人）および日本放射線技術学会（公益社団法人）
　診療放射線技師の職能団体および学術団体．学術集会，講演会などのほか，診療放射線技師のスキル認定，専門技師認定などを行っている．URL：http://www.jart.jp/（日本診療放射線技師会），http://www.jsrt.or.jp（日本放射線技術学会）

日本乳がん検診精度管理中央機構（NPO法人）
　マンモグラフィ乳癌検診の精度管理について検討し管理運営を行っている．URL：http://www.qabcs.or.jp/

日本医学物理学会（一般社団法人）
　医学における物理学，工学，情報科学および関連領域の学術発展を目的とする学会で，医学放射線分野とつながりが深い．医学物理士の認定は日本医学放射線学会（医学物理士認定委員会）と共同で試験を行い認定している．略称：JSMP　URL：http://www.jsmp.org/

3．一般向けガイドブック
　日本放射線腫瘍学会（公益社団法人）：「放射線治療を受けるあなたのために」学会サイトよりPDFを利用可能．
　がん研究振興財団（公益財団法人）：「知っておきたい放射線治療」URL：http://www.fpcr.or.jp/よりPDFを利用可能．
　患者団体「市民のためのがん治療の会」：URL：http://www.com-info.org/

4．放射線治療関係ガイドライン
　外部放射線治療におけるQuality Assurance（QA）システムガイドライン（JASTRO 2000），放射線治療計画ガイドライン（JASTRO 2012），体幹部定位放射線治療ガイドライン（JASTRO誌掲載2006および市販マニュアル2006），強度変調放射線治療に関するガイドライン（JASTRO他2008）などあるが，いずれも専門的である．

索引

あ

アーチファクト　232
RI　8
RFA　199, 210
IMRT　155
IVR　24, 193
悪性腫瘍　30
悪性神経膠腫　78
悪性リンパ腫　121
圧電振動子　223
アナーバー分類　121
α線　237
安全線量　11
安定　39

い

eV　237
イオン化　2
医学物理士　41
位置決め　52
位置決め装置　53
一時刺入　19
1次予防　33
医療用放射線　42
イレウス管留置術　202
インターベンショナルラジオロジー　24, 193
咽頭粘膜炎　96
院内癌登録　32
in vitro核医学検査　236
in vivo核医学検査　236
インフォームドコンセント　48

う

ウィルムス腫瘍　129
うつ病　163
うつ病の診断基準　164
運動照射　53

え

永久刺入　19
会陰部の粘膜炎　74

Sv　9
エタノール注入療法　198
X線　2
X線吸収　231
X線検査　8
X線CT　185
X線CTの副作用　187
X線診断　172
X線の特徴　65
エネルギーの単位　237
M　22
MRI検査　213
MRI装置　213
MRIの原理　213
遠隔操作式高線量率腔内照射法　58
遠隔転移　104
延命　41

お

嘔吐　73
横紋筋肉腫　130
悪心　73
オピオイドローテーション　159

か

開口障害　93
臥位撮影装置　173
外部照射　97
外部被曝　13
下咽頭癌　86
カウンセリング　164
核医学　236
核医学検査　8
核医学診断　6, 19
核医学の分類　236
核磁気共鳴現象　213
拡大局所照射　79
カッティング針　190
Kaplan-Meier法　39
カラードプラ検査　224
ガラスバッジ　8
ガリウムシンチグラム　246

癌　30
眼窩腫瘍　82
癌患者の痛み　157
癌患者の心理　162
癌患者の精神症状　163
眼瞼腫瘍　82
癌細胞　3
癌腫　30
癌診断　36
癌診療連携拠点病院　32
乾性皮膚炎　70
完全奏効　39
肝動脈塞栓術　24, 194
緩和医療　156, 199
緩和ケア　41, 156
緩和ケアチーム　156
緩和的治療　49
緩和的放射線治療　49
含嗽剤　95
がん対策基本法　41
がん対策情報センター　41
癌治療の評価法　38
ガントリー　232
眼内腫瘍　82
癌の告知　40
癌の治療目標　37
眼部腫瘍　82
ガンマカメラ　240
γ線　2, 237
ガンマナイフ　140

き

幾何学的管理　58
気管ステント　206
奇形児　10
急性期有害事象　44
急性反応　44
急性被曝　13
吸入　95
キュリー　7
キュリー夫妻　4
局所注入療法　198
局所治療　36

255

緊急止血術　197

く

空間分解能　231
腔内照射　59, 99
クーリング　69
クリニカルパス　49
グレイ　9
グレーブス眼症　135

け

経血管的治療　193
経口洗腸法　183
経皮的胃瘻造設　202
経皮的肝内門脈静脈造設術　204
経皮的針生検　190
経皮的胆管ドレナージ　203
経皮的動脈塞栓術　208
血管撮影　192
結腸癌　111
血流改変術　197
下痢　73
ケロイド　135
限局型小細胞肺癌　101
原発性脳腫瘍　78

こ

広域発癌　31
膠芽腫　78
口腔癌　85
口腔乾燥　91
口腔化粧品　95
口腔内保湿　90
口腔粘膜炎　88, 95
甲状腺シンチグラム　244
高線量率アフターローディング法　99
喉頭癌　86
肛門の粘膜炎　74
呼吸同期照射　155
告知　40
国立がん研究センターがん対策情報センター　252
個人線量計　8, 21
個人被曝線量　21
個人モニタリング　17
骨塩定量装置　175

骨シンチグラム　243
骨髄抑制　15
骨転移　107, 212
骨軟部悪性腫瘍　124
骨ラジオ波焼灼療法　201
固定具　50
固定照射　53
古典的ホジキンリンパ腫　124
根治的治療　48
コントロールバッジ　23
コンピューテド・トモグラフィ　230

さ

サーベイメーター　8
催奇形　13
サイコオンコロジー　162
再発　31
細胞採取　190
撮影装置　173
作用　2
3次予防　33
散乱線　18

し

GGA　232
GGO　232
Gy　9
CT　6, 185, 230
CTシミュレータ　57
シーベルト　9
シェル　50, 67
時間分解能　231
しきい線量　10
子宮頸癌　114
支持的精神療法　164
磁性体　213
自然放射線　22
実効線量　22
湿性皮膚炎　70
集学的治療　37
術後照射　143
術前照射　143
術中照射　143
上咽頭癌　85
上部消化管造影検査　183
静脈ステント留置　204

シュミレータ　53
腫瘍　30
腫瘍細胞　4
腫瘍生検　199
腫瘍塞栓術　193
腫瘍登録士　32
腫瘍PET　248
腫瘍マーカー　37
腫瘤性病変　177
消化管造影検査　181
小細胞肺癌　101
照射部位　66
照射部位の保護　68
照射方法　66
照射面積　66
症状緩和　199
小線源治療装置　58
小腸造影検査　183
小児腫瘍　127
小児脳腫瘍　79
short term palliation　49
食道炎　100, 104
食道癌　96
食欲不振　73
シルエット・サイン　233
侵害受容性疼痛　157
心筋シンチグラム　243
心筋PET　248
神経芽腫　128
神経障害性疼痛　157
進行　39
進行癌　36
信号強度　231
浸潤　30
深達度診断　36
シンチグラム検査　243
シンチレーション・カメラ　8
腎瘻　206

す・せ

髄芽腫　79
膵癌　108
SPECT　241
生検　190
生検針　190
正常細胞　3
精神療法　164

生存率　38
生物学的半減期　238
声門下部癌　86
声門上部癌　86
声門部癌　86
赤色骨髄　10
石灰化病変　177
前癌状態　135
全身照射　142
全身被曝　12
全脳照射　78
せん妄　165
せん妄の診断基準　166
専門看護師　168
専門診療放射線技師　41
前立腺癌　118
前立腺小線源治療　144
線量計の装着部位　21
線量限度　12

そ

造影剤　185
造影超音波検査　224
早期癌　36
臓器癌登録　32
造血幹細胞　142
造血幹細胞移植の原理　142
増殖死　2
総線量　67
装置出力管理　58
組織採取　190
組織内照射　59

た

ターミナルケア　156
体外式超音波検査　224
体外照射装置　53
体腔鏡手術　37
退形成性星細胞腫　78
体性痛　157
代替療法　67
大腸癌　111
大腸造影検査　184
唾液腺シンチグラム　244
唾液分泌低下　95
多重癌　31
多段階発癌　35

脱毛　81
WHOがん疼痛治療指針　158
WHOハンドブックの判定規準　39
タリウムシンチグラム　246
胆道シンチグラム　244
胆嚢ドレナージ　206

ち・つ

地域癌登録　32
チーム医療　25
治験コーディネーター　41
遅発性反応　44
中悪性度リンパ腫　124
中咽頭癌　85
超音波　223
超音波検査　224
超音波診断　223
腸瘻　202
直接X線　18
直腸炎　74
直腸癌　111
治療計画　51
治療計画画像　51
治療効果の判定　39
治療法の種類　37
鎮痛薬　72
椎体形成術　200

て

低悪性度神経膠腫　79
低悪性度リンパ腫　123
Te　238
TAE　208
TNM分類　37
定位手術的照射　141
Tb　238
Tp　238
定位放射線照射　140
定位放射線治療　141
適応障害　163
転移　30
転移性骨腫瘍　132
転移性脳腫瘍　78, 80
電子線の特徴　66
電子ボルト　237
電磁遮蔽　213

電磁波　213

と

頭頸部癌　31, 84
頭頸部癌放射線治療　87
動注化学療法　193
動注リザーバー　194
疼痛アセスメント　160
疼痛アセスメント項目　157
疼痛緩和の目標　160
疼痛コントロール　90
疼痛マネジメント　157
10日規則　14
トータルペイン　156
突出痛　159
トローチ剤　95

な

内視鏡手術　37
内照射療法　236, 251
内臓痛　157
内部被曝　13
鉛エプロン　20
軟膏　95
難治性腹水　212

に

肉腫　30
二重造影法　182
2次予防　33
ニボー　232
日本アイソトープ協会　252
日本医学物理学会　253
日本医学放射線学会　253
日本がん看護学会　252
日本看護協会　252
日本診療放射線技師会　253
日本放射線技術学会　253
日本放射線腫瘍学会　252
乳癌　104
乳腺撮影　176
乳房　176
乳房温存術　105
乳房温存術後照射　105
乳房撮影　176
乳房切除術後照射　105
認定看護師　169

ね・の

粘膜炎　71
粘膜炎の予防法　71
粘膜保護薬　72
脳腫瘍　78
脳転移　107
脳動静脈奇形　135
濃度分解能　231
脳胚芽腫　79
脳浮腫　82
脳PET　248
膿瘍ドレナージ　205

は

肺癌　100
肺癌の転移　104
肺血流シンチグラム　245
肺生検　190
肺臓炎　104
発癌のメカニズム　35
発癌要因　35
白血病　10
発生源管理　15
パノラマ撮影装置　173
バリウム　182
半減期　238

ひ

PEIT　198
Bq　9, 237
非経血管的治療　198
非小細胞肺癌　100
被曝区分　22
被曝線量　10
被曝の形式　12
被曝部位　10
皮膚炎　94, 100, 104, 107, 110, 113, 118, 121
非ホジキンリンパ腫　122
表在治療　58
疲労感　64
広がり診断　36

ふ

腹腔-静脈シャント造設術　204
副作用　39

副作用の対処法　62
副作用の予防法　62
腹部症状　111, 118, 121
腹部臓器の生検　191
物理学的半減期　238
部分奏効　39
部分被曝　12
ブラウン法　183
ブラッグピーク　152
プロテクター　18
prophylactic palliation　49
分解能　231
分子標的薬剤　37

へ

β線　237
ベクレル　4, 9, 237
PET　242
PET検査　246
PET/CT　251
PET製剤　246
便秘　73
扁平上皮癌　35

ほ

膀胱炎　74
放射性医薬品　238, 239
放射性核種　236
放射性核種の壊変　237
放射性同位元素　6, 236
放射性物質の量　9
放射線　2, 4
放射線医学総合研究所　252
放射線化学療法　136
放射線感受性　43
放射線源　15
放射線健康診断　17
放射線宿酔　64
放射線診断　6, 8
放射線診療　24
放射線性骨壊死　93
放射線治療　2, 8
放射線治療医　41
放射線治療関係ガイドライン　253
放射線治療計画　49
放射線治療計画装置　57

放射線治療の効果　42
放射線治療の副作用　42
放射線取扱主任者　16
放射線脳壊死　81
放射線の単位　9
放射線皮膚炎　65
放射線皮膚炎のケア　67
放射線防護　15, 19
放射線防護の基本　17
放射線防護の3原則　18
放射線防護のための3原則　25
放射能の単位　237
ポータブル撮影装置　174
ポータルグラフィー　57
ボーラス　66
ポケット線量計　8
保護オイルスプレー　71
ホジキンリンパ腫　123
ポジトロン核種　246

ま

マルチリーフコリメータ　53, 56
慢性期有害事象　44
慢性被曝　13
マンモグラフィ　176
マンモグラフィ検診精度管理中央委員会　253

み・も

味覚障害　91
味覚の変化　91
密封小線源　19
密封小線源治療　19, 58
味蕾　91
門数　66

や・ゆ

薬物有害反応　39
薬物療法医　41
有害事象　39
有害反応　39, 99
有効半減期　238

よ

ヨード131　19
ヨード125　19
I-125小線源　144

ヨード内服療法　19
翼状贅片　135
予防　33
予防的全脳照射　102

ら

ラジウム　4
ラジオアイソトープ　8, 19, 236
ラジオ波焼灼療法　199, 210

radical palliation　49

り

立位撮影装置　173
リニアック　53, 56
リモートアフターローディング　19
粒子線　152
粒子線治療　101, 151

良性腫瘍　30, 135
リンパ球優位型　124
リンパ節転移　104

れ

RECISTガイドライン　39
レノグラム　245
レントゲン　5

```
新体系 看護学全書  別巻
放射線診療と看護
```

2007年1月18日　第1版第1刷発行　　　　　　定価（本体2,600円＋税）
2022年2月4日　第1版第22刷発行

編　集　　池田　恢 ©　　　　　　　　　　　　　　　＜検印省略＞

発行者　　小倉　啓史

発行所　　株式会社 メヂカルフレンド社

https://www.medical-friend.co.jp
〒102-0073　東京都千代田区九段北3丁目2番4号　麹町郵便局私書箱48号　電話 (03) 3264-6611　振替00100-0-114708

Printed in Japan　落丁・乱丁本はお取り替えいたします　　印刷／(株)太平印刷社　製本／(有)井上製本所
ISBN978-4-8392-3253-5　C3347　　　　　　　　　　　　　　　　　　　　　　　　000653-049

本書の無断複写は，著作権法上での例外を除き，禁じられています．
本書の複写に関する許諾権は，㈱メヂカルフレンド社が保有していますので，複写される場合はそのつど事前に小社（編集部直通 TEL 03-3264-6615）の許諾を得てください．

新体系看護学全書

専門基礎分野

人体の構造と機能❶ 解剖生理学
人体の構造と機能❷ 栄養生化学
人体の構造と機能❸ 形態機能学
疾病の成り立ちと回復の促進❶ 病理学
疾病の成り立ちと回復の促進❷ 微生物学・感染制御学
疾病の成り立ちと回復の促進❸ 薬理学
疾病の成り立ちと回復の促進❹ 疾病と治療1 呼吸器
疾病の成り立ちと回復の促進❺ 疾病と治療2 循環器
疾病の成り立ちと回復の促進❻ 疾病と治療3 消化器
疾病の成り立ちと回復の促進❼ 疾病と治療4 脳・神経
疾病の成り立ちと回復の促進❽ 疾病と治療5 血液・造血器
疾病の成り立ちと回復の促進❾ 疾病と治療6
内分泌／栄養・代謝
疾病の成り立ちと回復の促進❿ 疾病と治療7
感染症／アレルギー・免疫／膠原病
疾病の成り立ちと回復の促進⓫ 疾病と治療8 運動器
疾病の成り立ちと回復の促進⓬ 疾病と治療9
腎・泌尿器／女性生殖器
疾病の成り立ちと回復の促進⓭ 疾病と治療10
皮膚／眼／耳鼻咽喉／歯・口腔
健康支援と社会保障制度❶ 医療学総論
健康支援と社会保障制度❷ 公衆衛生学
健康支援と社会保障制度❸ 社会福祉
健康支援と社会保障制度❹ 関係法規

専門分野

基礎看護学❶ 看護学概論
基礎看護学❷ 基礎看護技術Ⅰ
基礎看護学❸ 基礎看護技術Ⅱ
基礎看護学❹ 臨床看護総論
地域・在宅看護論 地域・在宅看護論
成人看護学❶ 成人看護学概論／成人保健
成人看護学❷ 呼吸器
成人看護学❸ 循環器
成人看護学❹ 血液・造血器
成人看護学❺ 消化器
成人看護学❻ 脳・神経
成人看護学❼ 腎・泌尿器
成人看護学❽ 内分泌／栄養・代謝
成人看護学❾ 感染症／アレルギー・免疫／膠原病
成人看護学❿ 女性生殖器
成人看護学⓫ 運動器
成人看護学⓬ 皮膚／眼
成人看護学⓭ 耳鼻咽喉／歯・口腔

経過別成人看護学❶ 急性期看護:クリティカルケア
経過別成人看護学❷ 周術期看護
経過別成人看護学❸ 慢性期看護
経過別成人看護学❹ 終末期看護:エンド・オブ・ライフ・ケア
老年看護学❶ 老年看護学概論／老年保健
老年看護学❷ 健康障害をもつ高齢者の看護
小児看護学❶ 小児看護学概論／小児保健
小児看護学❷ 健康障害をもつ小児の看護
母性看護学❶
母性看護学概論／ウィメンズヘルスと看護
母性看護学❷
マタニティサイクルにおける母子の健康と看護
精神看護学❶ 精神看護学概論／精神保健
精神看護学❷ 精神障害をもつ人の看護
看護の統合と実践❶ 看護実践マネジメント／医療安全
看護の統合と実践❷ 災害看護学
看護の統合と実践❸ 国際看護学

別巻

臨床外科看護学Ⅰ
臨床外科看護学Ⅱ
放射線診療と看護
臨床検査
生と死の看護論
リハビリテーション看護
病態と診療の基礎
治療法概説
看護管理／看護研究／看護制度
看護技術の患者への適用
ヘルスプロモーション
現代医療論
機能障害からみた成人看護学❶
呼吸機能障害／循環機能障害
機能障害からみた成人看護学❷
消化・吸収機能障害／栄養代謝機能障害
機能障害からみた成人看護学❸
内部環境調節機能障害／身体防御機能障害
機能障害からみた成人看護学❹
脳・神経機能障害／感覚機能障害
機能障害からみた成人看護学❺
運動機能障害／性・生殖機能障害

基礎分野

基礎科目 物理学
基礎科目 生物学
基礎科目 社会学
基礎科目 心理学
基礎科目 教育学